JN314635

アクティビティと作業療法

活用したい **45**のクラフトと段階づけ

アクティビティ研究会 編

三輪書店

著者一覧

池田浩二	帝京平成大学健康メディカル学部	高島次子	
犬木里恵	公設宮代福祉医療センター 六花	高橋 宏	羽田高齢者在宅サービスセンター
薄田千枝子	吉川市障がい福祉課	千島 亮	名古屋大学大学院医学系研究科
大熊 明	デイサービスセンターあおぞらケア・リハビリ	中里 創	介護老人保健施設イマジン
小内 聡	介護老人保健施設葵の園・大宮	奈良篤史	東京大学医学部附属病院
川崎治子	江東区枝川高齢者在宅サービスセンター	馬場 薫	八戸生協診療所通所リハビリテーション
小林絵理		林文理沙	みさと健和病院
小松崎里美	石岡市医師会病院	藤田 隆	川越リハビリテーション病院
在津昌宏	株式会社財舟(たからぶね)	松村 茂	東京都立多摩総合医療センター
佐藤 亨	柳原リハビリテーション病院	松山円香	
佐野 忍		村田倫子	介護老人保健施設春秋園
佐野聖子		泰山紀子	南千住西部地域包括支援センター
嶋瀬晶子	青梅三慶病院	山野井 勲	医療生協ケアステーションうらしん

(五十音順)

序

　アクティビティ研究会は，1992年に作業療法士を会員とする会として発足した．当時，作業療法士の養成校を卒業したばかりの作業療法士3人が集まり，「明日にでもすぐに活用できるアクティビティがあるといい」という会話が発端となって，作業療法士の輪が広がり勉強会をもつようになった．以来18年間，難易度や材料・道具，作業工程などをまとめた作業カードを基に，実践的なアクティビティの情報交換と事例検討を「定例会」で開催してきた．また，年1回の外来講師による「講演会」や実技講習を含めた「セミナー」，あるいは「体験学習」を年間の柱にして活動を重ねてきた．講演会では，矢谷令子先生をはじめとして，名だたる作業療法士の先生方にご講演をいただき，作業療法と認知機能など学術的な研鑽も深めていった．体験学習では，泊まりがけで行った信州での「シルクスクリーン」や群馬での「わらじづくり」，山梨での「草木染め」などが印象深い．何より，新人の作業療法士としては，定例会の会場を持ち回りで担当したので，他の作業療法の施設を見学することができて随分と参考になった．また，定例会では持ち回り会場の作業療法士が，担当した事例を報告した．他の職場の作業療法士，他の領域の作業療法士と意見を交わすことは気分も一新し，「明日からまた頑張ろう」という気持ちにさせてくれた．会員も急性期病院や回復期病院，老人保健施設，保健センター，訪問リハビリテーションなど多岐にわたり，そして発表された実践報告の中の活動を，今度は自分たちの臨床で応用していくところに意義が深かった．

　研究会での楽しみは，研鑽に励むだけではなく，その後に催される懇親会にもあった．懇親会は，持ち回りの担当者が探してきた地域の「お勧めの店」で行われた．このおかげで，随分と地域の名店を知ることができ，その後も何度か通った店がある．また，もう一つの楽しみは，番外編として行っている体力づくりと銘打った"山登り"である．作業療法士はなんといっても体力が重要である，というかけ声のもとに，年に1回山に登っていた．このおかげで，大菩薩岳や両神山など日本百名山のいくつかに登ることができた．しかし最近では，会員も齢を重ねることとなり体力低下がうかがえ，登っている最中に前後の者の息切れが目立ち，登る山も次第に低くなり，山の温泉が目当てになりつつある．

　さて，話を本題の著書に戻せば，この書籍は1997年4月から作業療法ジャーナルに連載した「ユースフル・アクティビティ」を基にしており，これに他の雑誌などで発表したアクティビティを加え，あらたに全体を書き起こしたものである．研究会の18年間の足跡を，なんらかの形でまとめておこうという思いで企画された．最近では，医療や保健，福祉の領域を問わず，個別の機能訓練が重視されるなか，直接的・従手的なアプローチが主となり，クラフト（手工芸）を用いた作業活動が少なくなった．しかし，アクティビティ研究会で個々の作業療法士の実践を尋ねてみると，クラフトを用いて一生懸命にアプローチしている場面に出会った．時代の流れを憂えるだけではなく，作業活動としてしっかりとクラフトに目を据えていくことも重要であると考え，研究会会員が協働して本書の企画を推進していった．

　本書が世に出るにあたっては，作業療法士のアクティビティに理解が深く，何より当時の作業療法ジャーナル編集担当者だった，現在の三輪書店　青山智社長のご尽力をいただい

たことが大きい．また，多くの著者の原稿をとりまとめ，奔走し，一冊の書籍に昇華させてくれた書籍編集室の濱田亮宏氏の力添えがあってのことと，感謝申し上げる次第である．

最後になるが，18年間という月日は，私たちに多くの楽しさと喜びを与えてくれた．しかし，一方で歳月の悲しみというものも体験することとなった．このアクティビティ研究会の事務局として長年にわたり力を尽くしていただき，本書の企画にも当初から関わってくれていた，作業療法士の小林啓司氏が，2年前の夏に若くして急逝した．定例会で一緒に勉強し，体験学習を共にし，山へも一緒に登った仲間である．もう言葉をかけることはできないが，刊行された本書を彼に捧げ，彼のつないでくれた多くの縁を大切にしていきたい．

2010年5月吉日

アクティビティ研究会
著者を代表して
大熊　明

目　次

第1章 アクティビティの重要性と実践
大熊　明 2

第2章 実践場面別のアクティビティ導入

1. 急性期病院
   奈良篤史 16
2. 回復期リハビリテーション病棟
   佐藤　亨 25
3. 老人保健施設
   馬場　薫, 山野井　勲 31
4. 特別養護老人ホーム
   泰山紀子 36
5. 通所リハビリテーション
   在津昌宏 44
6. 通所介護
   高橋　宏 50
7. 訪問リハビリテーション①
   小内　聡 59
8. 訪問リハビリテーション②
   犬木里恵 65

第3章 アクティビティの活用と実践

アクティビティの見方
―各項目の説明と構成 70

1. 紙ふぶきの桜
   馬場　薫 72
2. 園芸―1・2年草の育て方
   小松崎里美 76
3. 抜き絵―ピッカージュ
   佐野　忍 81
4. 藍の生葉叩き染め
   高島次子 84
5. 花紙ボールの貼り絵
   泰山紀子 87
6. パステル画
   大熊　明 91
7. 和紙の花瓶
   奈良篤史, 千島　亮 95
8. 寄せ木コースター
   佐野聖子, 高島次子 98
9. ロールピクチャー
   中里　創 102
10. 水性ニスのステンドグラス
    松山円香 105
11. 和紙の箸置き
    佐野聖子, 大熊　明 108
12. りんごジャムづくり
    川崎治子 112
13. 板じめ絞り
    泰山紀子 116

- 14. 絵手紙
  林文理沙, 佐藤 亨 ... 120
- 15. ビーズのキーホルダー
  小林絵理, 佐藤 亨 ... 123
- 16. テーブルカバー・アート
  泰山紀子 ... 126
- 17. チラシのビーズ
  佐野 忍 ... 130
- 18. 西洋陶芸
  中里 創 ... 133
- 19. 二種類の造花づくり
  高橋 宏 ... 137
- 20. お手軽ネット手芸
  高島次子 ... 141
- 21. でんでん太鼓
  高橋 宏 ... 144
- 22. 和の小物袋
  高島次子 ... 147
- 23. 三つ編みを使った帽子
  池田浩二 ... 151
- 24. モザイク瓶
  佐野聖子 ... 154
- 25. 厚紙デコパージュ
  高島次子 ... 158
- 26. 絞り染め
  大熊 明, 泰山紀子 ... 162
- 27. 文化刺繍
  薄田千枝子 ... 165
- 28. ビーズのれん
  嶋瀬晶子 ... 168
- 29. 割り箸細工の写真立て
  松村 茂 ... 172
- 30. 紙版画
  泰山紀子 ... 176
- 31. 牛乳パックでつくる小物入れ
  犬木里恵 ... 180
- 32. ステンドアート
  松山円香 ... 184
- 33. 革でつくる動物
  犬木里恵 ... 187
- 34. 銅板細工
  大熊 明 ... 191
- 35. 荷造り用紙バンドを使ったかご
  藤田 隆, 佐藤 亨 ... 195
- 36. 牛乳パックを使ったリリアン編みマフラー
  犬木里恵 ... 199
- 37. はりこのお面
  高島次子 ... 203
- 38. 和紙のうちわ
  奈良篤史 ... 207
- 39. ウールアート
  嶋瀬晶子 ... 210
- 40. コサージュ
  泰山紀子 ... 214
- 41. 折り紙でつくるクリスマスオーナメント
  小松崎里美 ... 218
- 42. 六角マット
  村田倫子 ... 223
- 43. ウィンド・ベル
  大熊 明 ... 227
- 44. 和綴じ本
  佐藤 亨 ... 230
- 45. ハサミで切り出すバードカービング
  奈良篤史 ... 234

【装丁】関原直子

第1章
アクティビティの重要性と実践

アクティビティの重要性と実践

Ⅰ．はじめに

一般的に，アクティビティ（activity）は，action あるいは living, working などと同様の意味をもち，「活動」と訳される．さらに推し量っていくと「行動する」あるいは「積極的に働きかける」といった主体的な動きのあるものとしてみえてくる．これらを考えると，人が日々生活していくためのすべての活動を指し示すことになる．とりわけ，作業療法場面では「作業療法で用いる活動」，つまり「作業活動」をアクティビティの意味として捉え，現在では日常生活活動（ADL：activities of daily living）や手工芸（クラフト）などを含めた人間の行動すべてが「作業活動」であるという捉え方をしている．

そして，「作業をすることは人間性そのものであり，生活を構成しているものは作業である」という観点に立ち，作業活動そのものだけに焦点をあてるのではなく，「人」と「作業」と「環境」といった相互の関係性の中で，作業が遂行されるといった考え方を示している．

作業療法の歴史をみると，その誕生から今日に至るまで手工芸は作業療法と深い関わりをもってきた．手工芸や芸術的な活動をアクティビティとして捉え，支持的作業療法や機能的作業療法という形で盛んに用いられた時期がある．しかし現在では，医療の現場において効率化，短期集中化が求められるようになり，また医療以外の介護の現場でも，医療保険から介護保険へと社会保障費の負担をシフトすべく政策がとられ，かつての「アート・アンド・クラフト」という芸術工芸運動の流れの中で手工芸を用いた作業療法の実践は影が薄くなっているといえる．

しかし，手工芸に相対することは作業療法の歴史に触れることであり，今ひとたび，作業活動の実践場面で用いられる手工芸に目を向けて，「作業療法の核」を問うことは，現在の作業療法にとって意義深いものと考える．多くの課題を抱えながらも，今日でも医療や保健，福祉，介護の現場で手工芸に目を向けて作業活動を実践している作業療法士が多数いる．その実践に触れ，あらためて手工芸はアクティビティの一つであり，関わる作業療法士の指向が鍵を握っていることに気づかされる．

Ⅱ．作業療法の核にふれて

日本作業療法士協会 25 周年記念誌に「シリーズ作業療法の核を問う」がある[4]．この中で作業療法の歴史に触れながら，「作業療法士とは何か」を深く問うている．作業療法士が専門職として独立する以前の歴史をみると，紀元前においてその萌芽があり，すでに工芸，スポーツ，音楽などが障害をもつ人々の回復に役立っていたことがわかる．これを原点として，「作業

療法士は本来，人間の健康的側面を強調するものとして発達し，患者の障害と健康面のギャップを埋める数少ない医療専門職」と捉え，「障害部の回復よりも患者の残存機能やもっている能力を最大限に伸ばしていくことである」と述べられている．また，「今日まで医療の中心は疾患や障害そのものに対しての治療への挑戦であり，医療技術は病理的アプローチを主としてきた」とも述べられ，「ある種の患者にとっては，自分にも何かができる，あるいは作り出せる，ということの発見や確認が本当に大切であり，作業療法の場でそれをできることがある」と述べられている．その上で，「あえていうならば，今までの作業療法の歴史の中で一つ不足していたものがあると筆者は感じます．それは，どんな障害に対し，どんな作業を，どのように指導したら有効かという具体的事実の検証です」と結んでいる．

作業療法とは何か．この問いに対する明解な答えをもって仕事にあたっている作業療法士は数少ないと思う．しかし，この作業療法の核に対する問いかけこそが，作業療法の奥行きの深さを物語り，その質を高めてきた原動力だったともいえる．時代とともに中枢性の疾患が増えるなど対象疾患や障害の変化が生じ，検査・測定や評価方法，治療・訓練アプローチ，福祉用具の活用や住環境整備などその関わり方も変わってきているが，作業療法の枠組み自体は今も昔も大きく変わるものではない．大きく変わってきているのは，社会的な要因から生じている作業療法の臨床の場の変化である．老人保健法の施行により機能訓練事業が始まり，老人保健施設が創設され，老人訪問看護ステーションも創設された．そしてこれらの事業も介護保険法が新たに施行されると再編成され，事業転換が余儀なくされた．機能訓練事業は通所リハビリテーションや通所介護に移行され，新たに回復期リハビリテーション病棟の制度も創設された．こうした一連の社会保障制度の変遷の中で作業療法の提供される場にも変化が生じた．決して作業療法の枠組みや実践的効果が発展してもたらした変化とはいえない．今必要なことは，単に既成の作業療法サービスをその場で提供することではなく，「その臨床現場に応じた作業療法を検証し構築する」ことである．作業療法は，対象者に作業療法という枠組みをもってその臨床現場で接するところから始まる．その意味では非定型的であり，作業療法の核を問いながら臨床現場や対象者を中心に，柔軟に思考し活動することが重要といえる．作業療法が明確かつ具体的に定型化されたものであったなら，一つの専門職として硬直化してしまい，時代の変化に対応することが困難となり，これからの介護予防や健康へのアプローチに対応できないであろう．時代の要請に応えることも，専門職として重要なことといえる．

III．アクティビティと作業療法

アクティビティという言葉が，作業療法場面だけではなく，広く保健・福祉・医療の現場で用いられるようになった背景には，2001年に世界保健機関（WHO：World Health Organization）で提唱された国際生活機能分類（ICF：International Classification of Functioning, 図1）がある．保健や医療，福祉の領域の違いを越えて，共通した分類と用語を用いて，活動を制限している各種の要因を共に克服していこうとしたものである．ICF以前は，「国際障害分類」という名称で提唱されていたものであるが，「障害」の捉え方が生活に対してネガティブであり，活動制限の考え方が十分ではないという反省のもとに新たに提唱されたものである．以前の障害分類では，能力障害も社会的不利益も，疾患や障害から派生しており，それらを除去するためには，

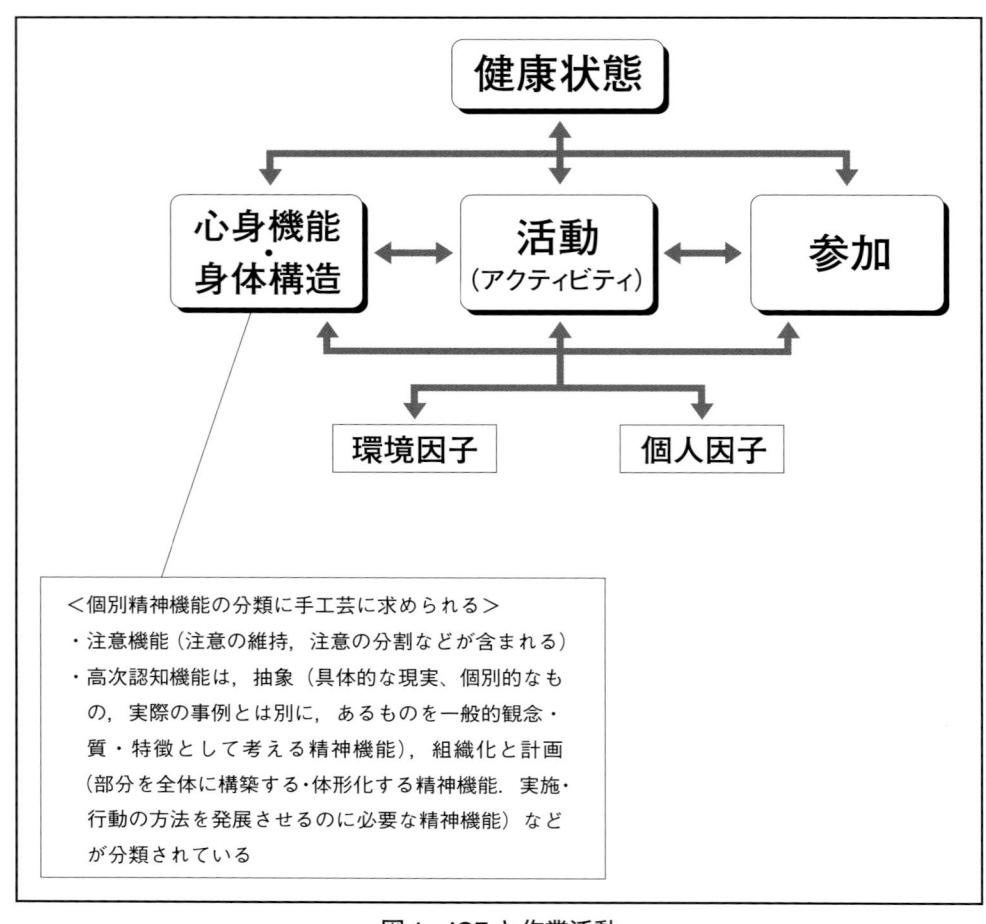

```
                    ┌──────────┐
                    │ 健康状態 │
                    └────┬─────┘
         ┌───────────────┼───────────────┐
    ┌────▼─────┐    ┌────▼─────┐    ┌────▼─────┐
    │ 心身機能・│◄──►│   活動   │◄──►│   参加   │
    │ 身体構造 │    │(アクティビティ)│    │          │
    └────┬─────┘    └────┬─────┘    └──────────┘
         │          ┌────┴────┐
         │     ┌────▼───┐ ┌───▼────┐
         │     │環境因子│ │個人因子│
         │     └────────┘ └────────┘
    ┌────▼──────────────────────────────────┐
    │＜個別精神機能の分類に手工芸に求められる＞│
    │・注意機能（注意の維持，注意の分割などが含まれる）│
    │・高次認知機能は，抽象（具体的な現実，個別的なも│
    │ の，実際の事例とは別に，あるものを一般的観念・│
    │ 質・特徴として考える精神機能），組織化と計画 │
    │ （部分を全体に構築する・体形化する精神機能．実施・│
    │ 行動の方法を発展させるのに必要な精神機能）など│
    │ が分類されている                        │
    └────────────────────────────────────────┘
```

図1 ICFと作業活動

病気の治療や障害の克服がなされないと問題解決のスタートに立てない，という積み上げ式の思考展開であった．そのため病気や障害をもちながらも生活をしていく，という観点からは，活動制限のマイナスイメージが強くなってしまっていた．今回のICFではそうした点に着眼し，「障害」という表現ではなく，「生活機能」という言葉を用いて表現し，生活のプラスイメージを出し，とりわけ「活動（アクティビティ）」を中心に据えて，そこを基軸として健康や障害を捉えるものとなっている．アクティビティの活性化は，社会的にも国際的にも重要な課題となっており，他の職種とも連携をなすキーワードとなっている．

作業療法で用いられる作業活動をまとめると，「日常生活活動」「仕事・生産的活動」「遊び・余暇活動」に大きく分けられる．これは，作業を遂行するという考え方に基づいた「アクティビティの領域」ともいえる．また，アクティビティ・カード・ソート（ACS：activity card sort）という考え方とツールがあるが，そこではアクティビティを「手段的日常生活活動（IADL：instrumental activity of daily living）」「社会文化的活動（social cultural）」「軽度な身体活動を伴う余暇（leisure low physical）」「高い身体活動を伴う余暇（leisure high physical）」の4つの領域で分類し（**表1**），それぞれのアクティビティの場面がピクチャー化されてカードで分

表1 4領域におけるアクティビティの分類 (文献6)より引用)

Appendix Classification at Activities Into Four Areas			
IADL (21 Items)	Social Cultural (21 Items)	Leisure Low Physical (27 Items)	Leisure High Physical (19 Items)
Shopping for groceries	Visiting family/Friends who are ill	Reading the Bible	Recreational shopping
Doing dishes	Table games	Computer	Hiking
Laundry	Parties/Picnics	Reading books/Magazines	Bicycling
Taking out the trash	Family gatherings	Reading newspaper	Horseback riding
Cooking meals	Visiting with friends	Creative writing/Journal	Yard games
Mending	Eating out at restaurant	Letter writing	Camping
Ironing*	Volunteer work	Studying for personal advancement	Canoeing/Boating
Preserving food	Activities with children/Grandchildren	Crossword puzzles	Fishing
Household maintenance	Storytelling with children	Playing a musical instrument	Dancing
Fixing things around the house	Marriage/Relationship	Sewing	Yard maintenance
Driving	Entertaining at home	Quilting	Walking
Getting gas	Visiting cemetery*	Handcrafts/Needlework	Going to the beach*
Car maintenance	Child care	Knitting*	Swimming
Paying bills	Shopping in a mall	Flower arranging	Woodworking
Managing investments	Taking care of a pet	Resting	Golf
Using postal services*	Museums	Spectator sport	Running
Talk on the telephone	Attending concerts	Collecting	Exercise
Beauty/Barber shop	Attending theatre	Puzzles	Traveling
Using ATM machine*	Attending movies	Photography	Tennis
Preparing hot beverage*	Attending dance performance*	Drawing/Painting	
Using public transportation*	Going to synagogue/Mosque/Church	Bird watching	
		Watching television	
		Listening to music	
		Sitting and thinking	
		Cooking as a hobby	
		Gardening/Growing flowers	
		Interior decorating	

*Items added in Israeli culture; IADL＝instrumental activities of daily living

類されている．クライエントはこのカードの中からアクティビティを選択し，その活動が評価される．ここでは，手工芸関係は「軽度な身体活動を伴う余暇」に含まれている．

作業療法の対象となる脳血管障害の例をみると，その作業活動のプログラムの中に手工芸が用いられている．その作業の意味からは，麻痺している上肢を補助手として用い，非麻痺側の巧緻性を高める．あるいは上下に編んでいくための構成能力や間違いに気づき修正することが可能かといった注意機能など，心身機能の改善に視点をあてている．そして，何日かの作業活

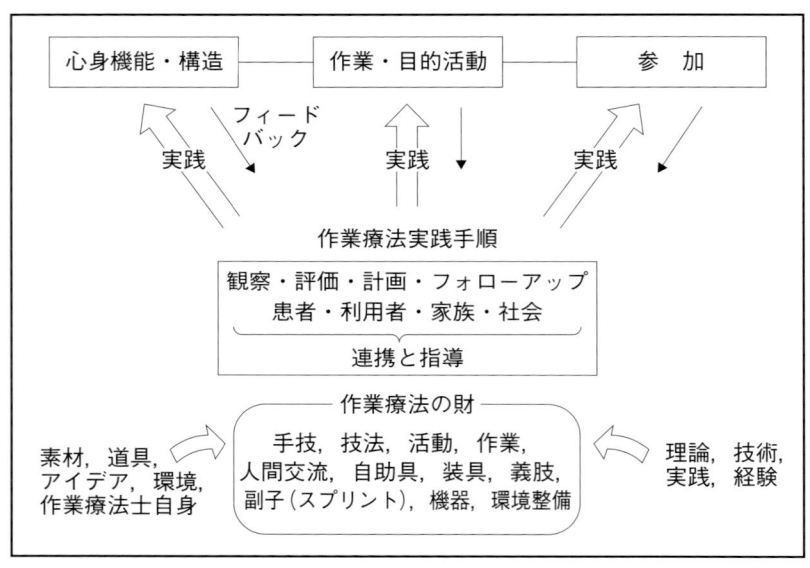

```
┌─────────────────────────────────────────────────────────┐
│  ┌──────────┐    ┌──────────┐    ┌──────────┐          │
│  │心身機能・ │────│作業・目的│────│  参  加  │          │
│  │  構造    │    │  活動    │    │          │          │
│  └──────────┘    └──────────┘    └──────────┘          │
│       ↑ フィード    ↑      ↓     ↑      ↓              │
│    実践 バック    実践          実践                    │
│              作業療法実践手順                           │
│         ┌──────────────────────────┐                   │
│         │観察・評価・計画・フォローアップ│                │
│         │患者・利用者・家族・社会  │                   │
│         ├──────────────────────────┤                   │
│         │       連携と指導         │                   │
│         ├──────────────────────────┤                   │
│         │      作業療法の財        │                   │
│ 素材，道具，│手技，技法，活動，作業，│ 理論，技術，      │
│ アイデア，環境，│人間交流，自助具，装具，義肢，│実践，経験 │
│ 作業療法士自身│副子(スプリント)，機器，環境整備│          │
│         └──────────────────────────┘                   │
└─────────────────────────────────────────────────────────┘
```

図2 作業療法のフレーム（文献4)より改変引用）

動の時間により作品が完成し，そのプロセスの中で心理的・身体的な面での再構築がなされ，本人もできないと思っていたことができた，という達成感や満足感が得られると考えられる．そこでは生産性や産業と結び付くことは少ないが，でき上がった作品が生活の中で使われるといった実用性も生まれてくる．

疾病や障害をもつ人が手工芸を行うということは，治療・訓練としての意味があるが，さらに広くいえば，その素材や道具，作業工程を通して，自分自身（心身機能を含めて）がいかに環境を含めた「対象」と上手に付き合うか，というプロセスにほかならない．そして自らの現状を理解し，人生の再構築の了解を成すことといえる．

IV．アクティビティの実践的枠組み—手工芸の視点から

保健・医療・福祉の現場では，作業療法士以外にも介護福祉士やヘルパーなど多くの介護職が関わっており，セラピストが機能訓練に関わることが多くなっている現状では，むしろその比率は高まっている．したがって，介護職だけが関わる手工芸と作業療法士が関わる作業活動としての手工芸の違いを明確に示す必要がある．この最も異なる点は，作業療法士は「作業療法の枠組み」をもって手工芸にあたることといえる．これは文字どおり，幼児から高齢期までさまざまな作業療法の領域において行われ，情報収集から始まり検査・測定を含む「評価」，そして「治療・訓練・指導援助」「フィードバック」といった構造的な枠組みといえる（図2）．この枠組みにおける評価の担い手は，医学モデルに代表される専門家（セラピスト）だけではなく，対象者（当事者）も含まれ，むしろ手工芸を用いた作業活動では，その中心を成すといえる．

しかし，実際の臨床場面では作業療法士だけが手工芸を行う対象者に関わるということは少なく，介護職など他の職種との協働が重要になってくる．施設においては，一人の優秀な作業療法士がいるだけでは意味が薄く，施設の職員全体のレベルが上がらなければ，本当の意味でケアの質の向上は図れず，作業活動のレベル

も上がってこない．したがって，連携のためには情報把握を含めた評価の共有化が重要である．**表2**は作業の認知レベルに焦点をあてた評価尺度で，誤りの気づきと修正能力について，自立の程度が低いものから高いものへと5段階の評価点で表している．すなわち誤りがあるか，あればその誤りをどのような形で修正が可能か否かを評価するものである．この評価尺度を用いて，作業活動の工程ごとに評価点を記載し，合計点から作業遂行能力をみる「手工芸評価表」がつくられる[5]．これらの結果をもとに，作業療法士と他の職種との対象者に対する認知レベルの共有化，作業活動の把握ができ，同じケアの質を保った対応が可能になるといえる．

この「作業療法の枠組み」を用いる際に留意すべきことは，その臨床場面における作業の意義をしっかりと捉えることである．作業の目的が「治療訓練」なのか，「生活技能の獲得」なのか，あるいは「共生」なのか，によって作業療法の具体的なアプローチが異なってくる．その意味で，作業活動として同じ手工芸を用いても，その実践される「臨床の場」の違いによってもアプローチや結果が異なってくる（第2章を参照）．その同じ手工芸が異なる他の臨床場面で，道具の工夫や，作業工程の考慮によって，効果にどう影響したかを検証し合うことが重要である（**表3**）．手工芸を用いた作業活動は，臨床の「場」の違いや作業療法士の介在により変化するものである．作業療法士がおかれている臨床現場によって手工芸に対する視点や用い方が異なり，分析にあたっても，作業を「運動（学的）」に分析するか「動作」で分析するか「作業工程」で分析するかの比重は，その臨床現場によって異なる．急性期の医療機関と回復期のリハビリテーション病棟あるいは維持期の老人保健施設などでは，その用い方が異なってくる．急性期など治療・訓練が目的となる場では，「運動

表2　認知機能と作業活動

手工芸の習熟度による評価基準（修正能力）
1　多くの手助けをしても修正できない
2　多くの手助けで修正できる（言語的指示を含むデモンストレーション）
3　多少の援助で修正できる（見本，説明書，言語指示）
4　援助なしで修正できる
5　誤らずにできる

（北里大学 浅井憲義：認知機能と作業活動．Activity研究会 第1回講演会の資料より一部改変）

（学）」的に分析することが多く求められ，回復期では「動作」で分析することが求められる．維持期においては「作業工程」で分析することが多く求められ，これらは，それぞれの作業療法士が対象者と関わる時間との関係がある．入院期間が短ければ，素材や道具が多岐にわたり，作業工程も複雑で長期にわたる作業活動でのアプローチは困難といえる．医学モデルが基本となる医療現場では，治療目標が優先となり，その目標達成のための具体的なアプローチが求められる．また，回復期においては，ADL，IADLに主眼をおいたアプローチが求められる．しかし，医療の場で手工芸を含む作業活動を用いることができるのは，作業療法士にほかならない．これは医療職の立場からしてみると特異的な存在といえる．いずれの病期であろうとも，人を全体的に捉え，人と作業と環境に目を配り，その人を中心とした主体的な活動を見出し援助するのは，作業療法士のみであり，あらためてその重要性に気づかされる．必要なことは，手工芸にあたる場合でも，自分の臨床の場の目的と役割機能を的確に捉え，作業の意義を把握し，「作業療法の枠組み」をもって作業療法にあたることである．

表3 アクティビティ研究会 実践報告様式

アクティビティ実践報告
うちではこうした，こうなった

活動名＿＿＿＿＿＿＿＿＿＿＿＿＿＿＿＿＿＿＿＿
施設名＿＿＿＿＿＿＿＿＿＿＿＿　氏名＿＿＿＿＿＿＿＿

1. 対象
   主な対象疾患，障害＿＿＿＿＿＿＿＿　グループの規模　　　名：集団　個別

2. どうして今回，その活動を選んだか・目的

3. 作業工程別の関わり・工夫（各作業工程で対象者とどのように関わったか記入してください）

工程	関わり方・工夫

4. 対象者の反応，変化

5. その活動を選んだ狙いに対してどうだったか，目的達成度

6. 段階づけ

V．人とアクティビティと環境

「人は作業する存在である」という考え方に基づいて作業療法が実践され，作業活動はその実践される場面によってありようが異なる．急性期の医療機関や回復期のリハビリテーション病棟，あるいは老人保健施設，デイケアセンターなどでは，その目的と機能，関わる期間やスタッフなどが異なり，必然的に具体的な作業療法アプローチも異なってくる．また，作業活動のありようは，対象となる個人によっても異なり，関わる作業療法士が及ぼす影響によっても異なってくる．したがって，作業療法士は関節可動域や筋力，感覚などのその人の身体的機能，半側空間無視や注意機能などの高次認知機能といった精神機能を評価するだけでなく，対象者の生活史や現在の生活背景を把握し，作業活動において何を問題として，何を希望し，どの程度満足しているか，常に振り返りながら実践に

あたる必要がある．これは医療の場といえども同様である．

　また，デイケアにおいて音楽活動を行い，その結果と効果についてインタビューを用いた質的研究がある．その報告によれば，音楽によい反応を示した利用者は，その人の今までの生活の中で，よい音楽的経験（上手だとほめられたり，学校でみんなと楽しく歌ったりした経験など）を多くもっており，そうした利用者ほど音楽活動の効果も高い，という結果が示されていた．

　手工芸やレクリエーション活動に用いるアクティビティ用品や材料にもさまざまなものがあるが，これらと対象者との反応を「脳の活性度」という客観的な指標から捉えた研究報告がある．光ポトグラフィーという検査器具を用いたこの結果により，脳が活性化しやすいゲーム用品や手工芸が示されたが，さらに詳細な分析では，同じ用品を用いても対象者や介在する人の関わり方により，微妙に結果が変化することも把握された．当然のことではあるが，どのように優れたアクティビティやアクティビティ用品があったとしても，重要なことはそれを介在する「人のありよう」であることがわかる．

　単に機能的な側面だけでなく，その人を中心として考えて，何が重要であり満足するものであるか，そのための生活機能を把握し，「作業活動ができること」を支援していくことが作業療法士の役割として重要といえる．

VI. 手仕事の視点

　アクティビティ研究会の実践例を通してみると，その多くが「手仕事」と共通していることがわかる．また，わが国の生活や産業の歴史を振り返ると，その生産性が手仕事によって成り立っていたことがわかる．ここでいう手仕事は文字どおり生産活動であり，生活の主要な仕事

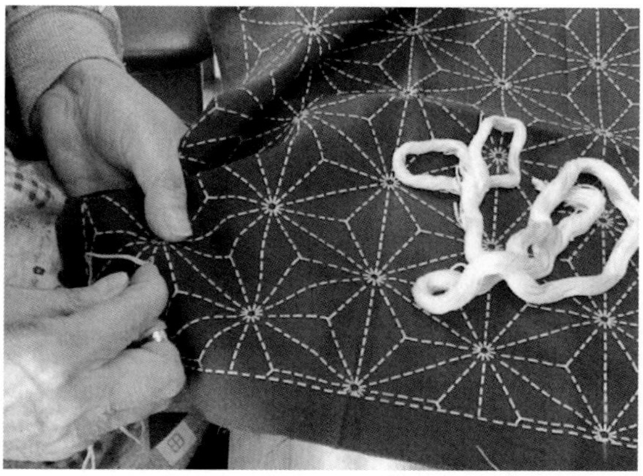

図3　作業活動と手仕事

であったといえる（図3）．かつて第一次産業が主体であった暮らしでは，人は動物を捕ったり作物をつくり，その物を入れたりするためのかごを編み，そのかごの材料となる竹や草を刈ってきた．人々の暮らしの中の多くの作業が関連をもって構成されていた．生産的な活動は手仕事によってつながり，人々の生活は自然と一体に近かった．

　こうした文化は，機械化による産業の発展と効率化を求める時代の波の中で衰退していった．しかし，作業療法の臨床場面では，かつての手仕事につながるような籐細工や組みひも，マクラメ，紙細工，木工作業など多くの手工芸が残り実践されている．その作業活動の中で，心身機能の改善が図られ，でき上がった作品は生活の中で使われるような実用性が生まれる．そして，本人もできないと思っていたことができた，という達成感や満足感が得られている．ここでは，生産性に結びつく手仕事の広がりとまではいかないが，手仕事のもつ素材の重要性や道具の使用，作業工程の工夫，生活場面での実用性という点では「手仕事」と共通するものがある．かつて，「手仕事」によって生活や活動が成り立っていたことを考えると，手工芸を作業療法に用いることは，生活の再構築を目標と

するリハビリテーションに力を与えるものであり，そのアプローチは，作業する存在としての人間に有用であるといえる．

VII. 素材の重要性から作品づくりへ

例えば，植物ほど人の暮らしに役立てられてきた天然素材はない．これまでの人の暮らしは，植物からつくる生活道具に支えられてきたといえる[1]．木や草が暮らしに役立てられていた背景には，木や草を刈ってもまた再生してくるという力が活用されており，自然への恩恵と自然を守り続けてきた古人の知恵がある．作業療法で用いられる手工芸を例に取り上げてみると，最も多く用いられている活動が「紙細工」である（表4）．紙が素材として最も使われているが，紙の原料を考えると，これもまた植物であり「みつまた」や「楮（こうぞ）」にまでさかのぼっていく．活動をこのように広げて捉えると，植物を育てる「園芸」や「作物の収穫」なども作業活動の視野に入り，その広がりがみえる．保健センターの庭や病院のプランターで種をまいて，藍染めのために「藍を育てる」活動を実践した例もある．染色を例にとっても，化学染料を使わなければその染料となる素材は花や草木となり，その染め上げる布もまた綿や絹といった植物となる．作業療法の場面で藍染めや草木染めを作業活動に用いる例も多くみられる．そこでの作業活動は広がりをもち，自然とのつながりが深いものとなる．革細工を例にあげても，素材となる革は動物であり，生物（界）との関わりをもった作業といえる．また，銅板細工や陶芸は，鉱物（界）との関わりである．人間がつくったプラスチックなど人工のものと自然界にある生物や鉱物を素材とした活動では，その広がりと応用に大きな差があり，生物界に関わる素材は，人間が取り扱うものとしてなじみやすさがあるといえる．作業療法士はこうした素材を十分に熟知し，作業工程を工夫し適応を図る．また，実用性や生産性につながるよう完成度に配慮しなければならない．さらに，素材のもつ可変性や意外性（神秘性）に着目し，それらを体験してもらうことも作業療法がもたらす効果の一つになる．

一方，作品づくりを作業活動の工程分析の視点から捉えると，運動機能や動作，作業工程の分析過程といえる（表5）．どのような素材がどのような運動をもたらし，動作に結びつけることができるのか，またどのような工程上の工夫があれば作業の遂行が容易となるか，あるいは作品として成り立ち日常生活に役立つのかをみる．手工芸を例にあげれば，作品づくりは作業工程そのものである．つくられた作品の多くは「縦」と「横」の組み合わせや織りで成り立ち立体を構成している．糸を織り上げて布の作品となり，籐は籐芯を編みあげて籐かごになっていく．籐の代わりに紙バンドを用いてつくる手工芸や割り箸など細木のスティックを「縦」「横」に組み上げていき，鉛筆立てや花瓶入れをつくる「スティック（細木）細工」（図4）などもある．あるいは格子状になっているネットを土台にして，その穴に毛糸を上下に縫っていく「ネット手芸」などがあげられる．

VIII. クラフトにおける道具の重要性

われわれは，すでに生活をするために多くの道具を用いている．かつては手づくりによる道具が多く，道具そのものにも，知恵と工夫が宿っていた．「日本の生活道具は，そんな作り手の顔がみえる道具たちである」とも述べられている[1]．しかし，機械化とともに道具も電気や燃料を使う機器に代わっていった．例えば，昔は洗濯する時にタライと洗濯板を使っていたが，

表4 紙細工の実践例（文献7）より引用）

作業種目	作業内容	効果・留意点
①和紙の箸置き	厚紙や紙バンドなどを芯にして，友禅和紙などをボンドで貼り合わせて包み込む．最後に中央で一つに結び，ニスで仕上げる	色柄の箸置きは見た目に美しく，女性の受け入れがよいクラフトである．身近な実用品であり使う楽しさがある
②紙を用いたモビール	ケント紙，ピアノ線を材料として，デザインナイフ，ハサミ，目打ちなどの道具を用いる．切り絵の要素も求められる	図案づくりから始めることができ，作業の計画性を含め手指の巧緻性など，幅広く作業遂行能力をみることができる
③片面ダンボールでつくる鍋敷き	片面ダンボールを材料として定規やカッターナイフ，ハサミなどを用い，木工用ボンドなどを使い，スパイラル（渦巻き）状の巻いたものをいくつかつくってつなげ，ラッカーで仕上げる	帯幅は対象者の機能に合わせて変えることができる．失敗することは少なく，作品としての完成度や実用性は高い
④手づくり封筒で手紙を出す	包装紙や白い紙などを材料として，ハサミや鉛筆，定規などの道具を用いて折り線をつけて，のりを貼って封筒をつくる．その封筒を使って手紙を出す	包装紙を集めておくところから活動が始まり，書字訓練も行え，実際に郵便物として投函するなど活動の広がりがもてる
⑤マーブリング染め	ハガキや和紙，ファイバークラフトペーパーなどを材料として，マーブリング液に染める作業．染め上がった紙を材料として貼り絵やランプシェードなどの作品をつくる	染色に際しては立位姿勢にて上肢の動きを引き出すことができる．染め上がりは意外性があり興味を引き出しやすい
⑥障子紙の絞り染めと紙漉き	マーブリング同様，染めの作業である．和紙の中でも安価な障子紙を材料とし，うちわや貼り絵などの作品をつくることもできる．パルプ材をちぎり紙漉きの要領で紙をつくり，その紙を染色することもある	折り込みを繰り返して板じめ絞りをするなど，染色方法による段階づけが可能である．模様が複雑になれば難易度も高くなってくる
⑦牛乳パックでつくる小物入れ	牛乳パック，和紙，紙工芸用糊，ボンド，ニスなどの材料とハサミ，はけ，筆，定規などの道具を用いる．牛乳パックを広げ，大・中・小に分けて三角柱や四角柱のパーツをつくり，和紙を貼って組み合わせて小物入れにする	和紙の絵柄を選ぶのは着物を選ぶ感覚に似て，高齢者に親しみやすい．パーツの組み合わせにより容易に形を変えられ，段階づけが可能である
⑧ロールピクチャー	画用紙程度の柔らかい紙を一定の紙の大きさに切って指先で丸めて，ロール（円筒）状の物をつくる．そのロールを下絵に沿って配置し，接着することにより絵が完成する	手指の高い巧緻性が必要とされる．正確に置いて接着したり，下絵の図の認知が必要とされる．大きな作品をグループで制作することも多い
⑨マガジンペーパーアート	雑誌や広告のチラシを丸棒で巻き，ロールピクチャーのロールよりも長い棒をつくり，その棒を貼ったり編み込んでいく．作品としては筆立てや額縁，かごなどがある．ニスなどを塗って仕上げる	コーティング液の商品名から広くアンデルセン手芸として知られている．手指を伸展して丸棒を前に転がす動作は，両手の協調性と屈曲肢位とならないように肘関節の伸展を強化する

参考資料：SIG：アクティビティ研究会資料集．2002

現在では電気洗濯機を使わない家庭はない．作業療法のADL訓練でも洗濯板を使った訓練は行われない．むしろ，車いすに座ったままでいかに洗濯物を洗濯槽に入れるか，洗い終わった洗濯物をどのようにして干すかなどの，道具や方法に指導が注がれる．ここでは洗濯板に代

表5　作業の工程分析的な視点 （文献2）より一部改変引用）

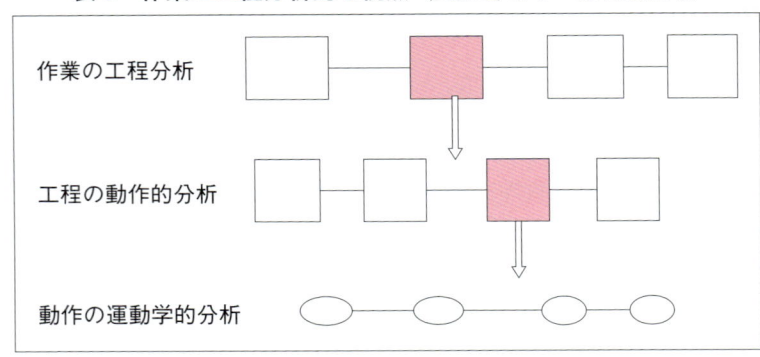

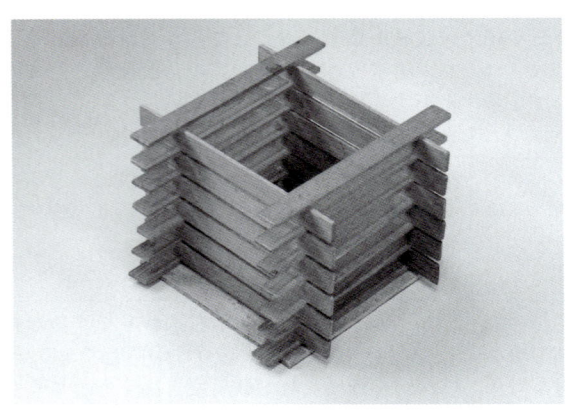

図4　スティック（細木）細工

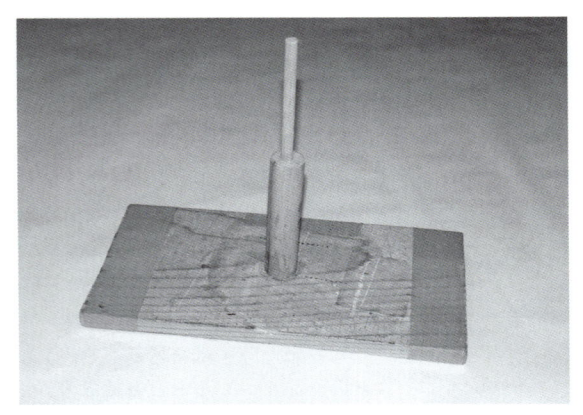

図5　絞り染めの台

わってリーチャーの活用や室内での洗濯物干しの道具が活躍する．これと同様に，手工芸においても道具や機械は時代とともに変容し，足踏み式のミシンは使われなくなり，電動ミシンが使われている．しかし，作業療法の場面では，まだ多くの手工芸において，手で縫い合わせたり材料を手で組み合わせたりして作品をつくっている．手を使った作業工程に変わりがなく，作業を進めるための道具を作業療法では考える必要がある．例えば「染色」の作業において，片麻痺がある対象者の場合には，片手で絞り上げる布を固定するための台がつくられる（図5，6）．また，「組みひも」を行う際には，手づくりの作業台が用意される（図7）．作業療法の場面は，人の暮らしの原点に近いところで作業が考えられるので，手仕事として残っているものが多く，その道具の工夫が求められる．

IX．手工芸が作業活動でもたらすもの

作業療法の歴史をみると，かつては「アート・アンド・クラフト」といって，手工芸や芸術的な活動も主要なアクティビティとして捉えられ，心身の健康維持や回復と深い関係にあった．現在でも，「作業は健康の決定的要因である」「作業はバランスと満足の源泉である」「作業は意味の源泉である」など，心身の両面に働きかける作業の主要な特性が唱えられている〔1997年：カナダ作業療法士協会（CAOT：Canadian Association of Occupational Therapists）〕．

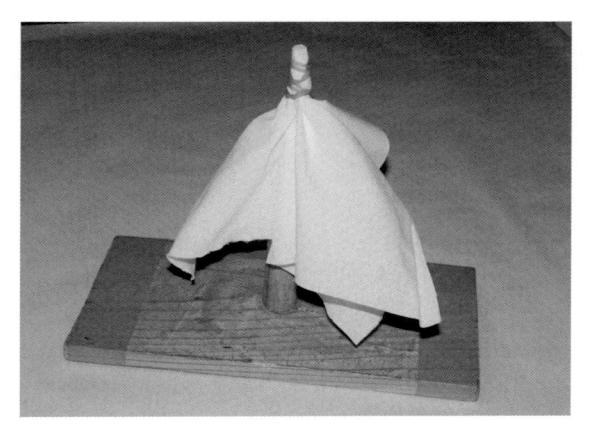

図6　布をかけてくくっている

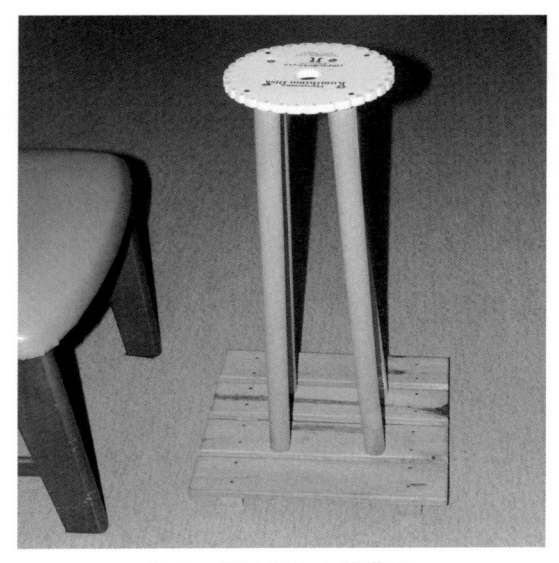

図7　組みひもの作業台

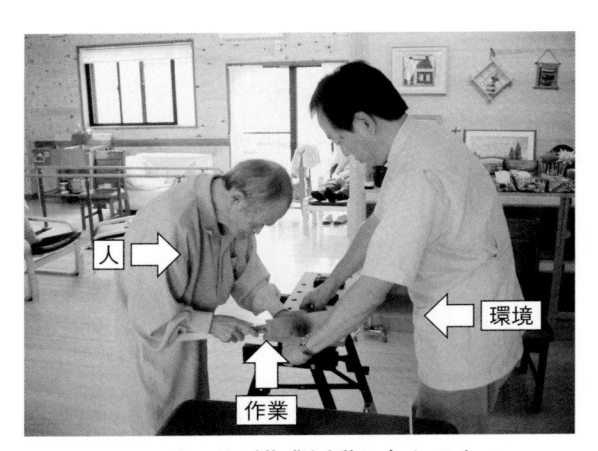

図8　手工芸が作業活動に与えるもの

　単に身体機能だけに働きかけるのであれば，運動機能訓練のほうが効果的であり，感覚機能だけに働きかけるのであれば感覚トレーニングのほうが有効である．
　手工芸を用いた作業活動は，対象者の身体的な機能を呼び起こし，物を形づくっていく認知機能や構成能力といった精神的な機能に働きかけ，作業工程を理解しながら作業を遂行していく．この心身ともに働きかけられるものは，作業活動を用いた作業療法にほかならない．作業療法の大きな意義は，この身体と精神を有する人間に同一に働きかけることができるということである．つまり，人間が本来活動すべく「生活世界」における全人的な活動に意味をもたらすものといえる．現代はともすれば，効率化の名の下に機能を分化し，短時間に効果を得ようとしている．しかし，現実の生活世界に暮らす人間にとっては，統合された生活や活動につながる効果こそが求められている．この点において手工芸は，分化している素材から全体性をもつ作品づくりという統合化の方向性をもち，手仕事から生産・生活に役立つ物づくりへと進化するプロセスを有している．その意味でも，作業活動として用いる手工芸を大切にし，手工芸を分析することは重要といえる．この手工芸の分析を間違えると，患者や利用者の作業活動は意味を失い，目の前に現れた作品は，対象者自身への失望感と生活世界での無用感を生じさせてしまう．
　作業活動は「人が何かを作り出す」といった人間側の主体的な面がある一方で，作業自体も「人に何かを成す」という主体としての面がある．作品を作り上げていくそのプロセスにおいて，作業の有する素材や道具，作業工程が対象者に語りかけ，精神的・身体的・心理的な面に

も働きかけるのである．作業活動場面では，主体的にあるいは対象化して素材や道具に向き合っているように思えるが，実はものいわぬ素材や道具が語りかけてくる部分も多い（**図8**）．主体と客体とは常に入れ替わり相互に働きかけ合っている．作品のイメージはすでに素材の中に隠されており，人がそれを削り出したり，形づくっているといっても過言ではない．陶芸を上手にやろうとすれば，自分の手と土を同一化し，土の性質を自分の身体で了解することが重要である．同じように紙の場合も布の場合も，「対象と一体化する」ことが重要であり，自然に近い素材はそれを可能とする「なじみやすさ」をもっている．人が何かをつくる，活動するということは，主体的に何かに関わっているだけではない．主体的に関わっていても，対象と向き合った時，目にはみえないが，対象との関係性が相互に流れている．作業療法士の仕事は，この関係性を的確に捉え，「作業ができること」を支援することでもあるといえる．

文　献

1) 藍野裕之：ずっと使いたい，和の道具．地球丸，2006
2) 日本作業療法士協会（監）：基礎作業学—改訂第2版．協同医書出版社，1999
3) カナダ作業療法士協会（著），吉川ひろみ（監訳）：作業療法の視点—作業ができるということ．大学教育出版，2000
4) 日本作業療法士協会25年記念誌—作業療法の核を問う．日本作業療法士協会，1992
5) 浅井憲義，他：試作した作業活動評価尺度の紹介と実用性の検討．作業療法　**27**：180-183，2008
6) Noomi K, et al：Participation in Occupational Performance：Reliability and Validity of the Activity Card Sort. *OTJR*　**23**：10-17, 2003
7) 日本作業療法士協会（編）：作業—その治療的応用　第2版．協同医書出版社，2003

第2章
実践場面別のアクティビティ導入

1. 急性期病院

I. 急性期病院の特徴

　急性期病院での作業療法は，積極的な医学的治療・管理が必要である患者がほとんどであり，このため個々の疾病，治療，リスクに合わせた医学的リハビリテーションをベースに展開されることが多い．筆者の勤務先は特定機能病院でもあり，対象患者の特徴には，この医学的な治療と管理が要求される急性期が多いこと，そして特定の疾患・障害に集中しているわけではなく，幅広い診療科から依頼があることが特徴としてあげられる（図1）．

　このため，作業療法実施前に留意する点として，患者の原疾患の症状や重症度予後に由来する注意点，手術や投薬，放射線療法など併用・実施されている治療内容，そして廃用症候群の重症度などから，禁忌や中止基準，安静度をそのときどきにおいて適切に把握することが求められる．

　日々の作業療法場面では，事前に当日の血液検査値の確認や医師・看護記録の確認が必要である．訓練時には血圧などのバイタルサインや意識レベルの変調の把握，運動麻痺，高次脳機能障害の変化の程度，転倒や外傷のリスク，疲労の程度を考慮して，適切に実施する必要がある．

　急性期病院では，入院期間が長くなるにつれて診療報酬が引き下げられる入院費の定額払い制（DPC：diagnosis procedure combination）の影響により入院期間の短縮化という特徴があげられる．現在，リハビリテーションなどの診療報酬項目については出来高払いで算定されているが，厚生労働省は2010年4月から入院初期の点数を引き上げる方針を中医協の分科会に提案し，大筋で了承されている．このことは一定期間が経過した後は現状より診療報酬が引き下げられることになるため，DPCを採用している病院では平均在院日数の短縮がさらに促進されることが予想される．2008年4月1日には534病院，そして同年7月現在で718病院[1]とDPCを採用する病院が急増していることからも，今後もこの傾向はより広がる見込みである．

　このような流れは，急性期病院で実施されるリハビリテーション，そして作業療法においても，より早期から積極的な介入を求められることになる．疾病治療が短期間で集中的に行われるため，患者は自宅や社会復帰をより短い期間で選択するか，継続してリハビリテーションの適応があるのならば早い段階での回復期リハビリテーションへの転院という流れが，さらに促進されることになるであろう．

　以上のようなことを総括すると，急性期病院の作業療法の特徴としては多様な疾患，そして高度な医学的リスク管理が必要な状況下で，早期からの心身機能の廃用予防とADL訓練を目

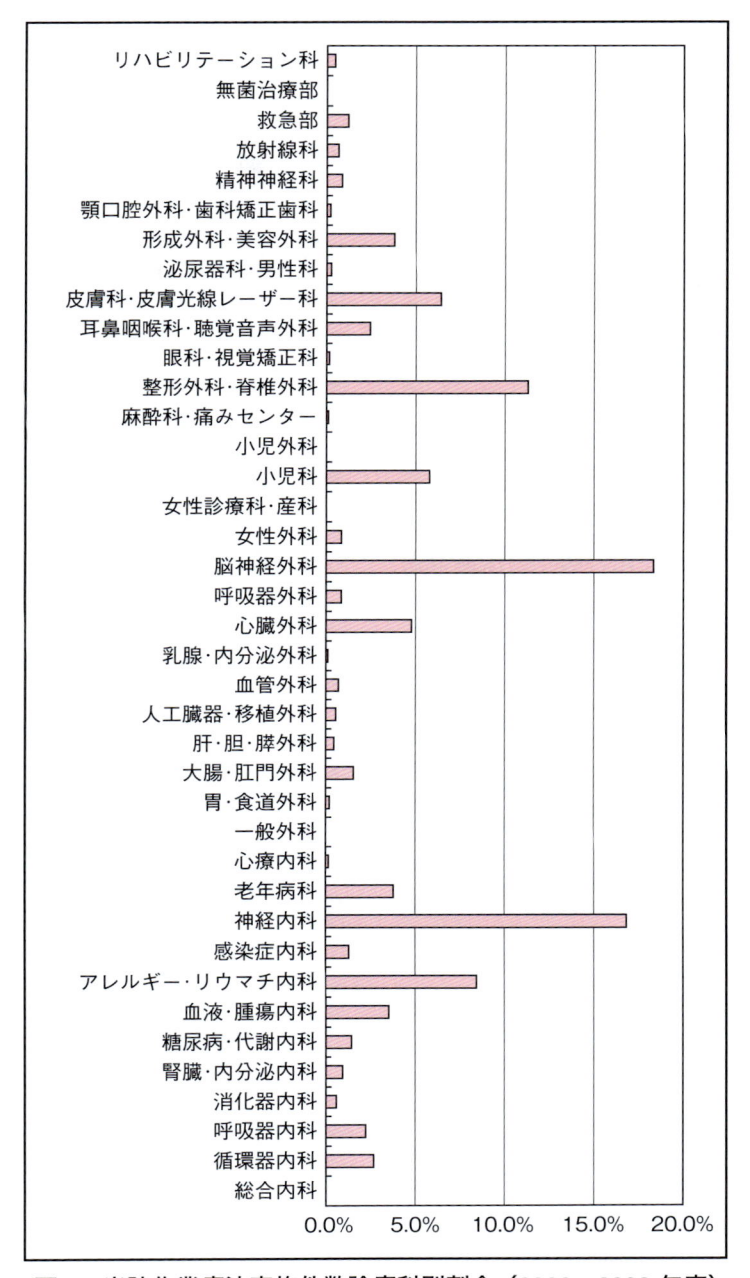

図1 当院作業療法実施件数診療科別割合（2006〜2008年度）

的とした介入を短期間で効果的に行う必要があるといえよう．

II．アクティビティの導入目的，方法，経緯と適応

1．導入目的

前述した特徴から考えると急性期病院では，入院期間の短縮化，意識レベルや運動機能などの心身機能が低い状態の発症間もない患者が多

く，アクティビティの適応のある対象者は限定的と考えられる．一方で医療の進歩により，より厳密な医学的管理下のもとで放射線治療や化学療法が行われたり，臓器移植待機そして移植後の感染症などへの対策が必要となる患者も存在している．

このような患者は，安静度あるいは感染症などのリスクから個室管理下あるいは限定的な空間での（単調な）生活を余儀なくされることが少なくない．患者全員が対象になるわけではないが，なかにはこれらのリスクに配慮した作業活動（アクティビティ）と作業環境を準備することで，廃用症候群の重度化の防止や機能改善に加え，入院生活の質の向上が期待できる．

2．導入手順

まず対象者の疾病，生活機能と障害の把握が必要である．アクティビティの導入はあくまでもこの作業療法評価を実施後，その治療方針に沿った治療項目として関与できそうな場合に検討されるべきで，当然アクティビティが先にあるのではない．

一般的な作業療法評価・治療方針立案方法についての詳細はここでは記載しないが，アクティビティを導入する場合に，判断材料となった情報には，疾病の一般的な治療経過と予後，実際に行われている主科での治療目標とその経過および今後の転帰の見通しが，まずあげられる．具体的に例示すれば免疫機能および多剤耐性菌などの保有状況，特定物質へのアレルギーやワルファリンカリウムなどの投薬による動作制限や易出血性の程度などのリスク管理に関する情報と，今後の入院期間の予定や患者が利用可能な生活空間の指標となる安静度などといった情報は必須である．そして，患者の感覚・運動機能，作業耐久性，意識レベルや高次脳機能障害の程度などの心身機能の状況，アクティビティなどへの興味・関心，今までの生活歴などが加わることになる．

最終的に治療目標を達成する手段としてアクティビティが適切と判断されれば種目を検討する．その際にアクティビティを実施する場所の特性（音やにおい，道具の利用制限があるなど），作品の作成期間，材料や準備状況などを改めて考慮する．そしてできるだけ複数の種目を候補として検討・選定し，上位から順に対象者に説明し，実施の同意が得られたアクティビティを導入することになる．

3．導入条件について

アクティビティ候補の選定を始める前に必要な条件があると考えている．一つには用意できるアクティビティの種類を把握しておくことである．アクティビティを行うためには物と場所が必要である．例えば，陶芸であれば粘土やろくろ，折紙であれば折紙や代用となる紙などの材料と道具を，導入しようとする日時までに実施する場所を含めて用意できることが重要であり，アクティビティ候補を検討する前提条件になる．

もう一つは，提供側である作業療法士が親しんでいるアクティビティをもっていることが前提条件になる．

つまり，アクティビティを実施するために必要な道具および材料，作業環境と，担当作業療法士がその作業種目の工程の特徴や注意ポイントを知っているという作業療法士側の条件を満たすアクティビティのみが導入候補となる．言い換えれば，その作業療法士が提供できるアクティビティ治療技術の引き出しの数ともいえる．

この作業療法士に求められる条件が何であるかを考えてみると，作業手順からみた最低限必要となる作業工程時間の目安，個々の工程段階

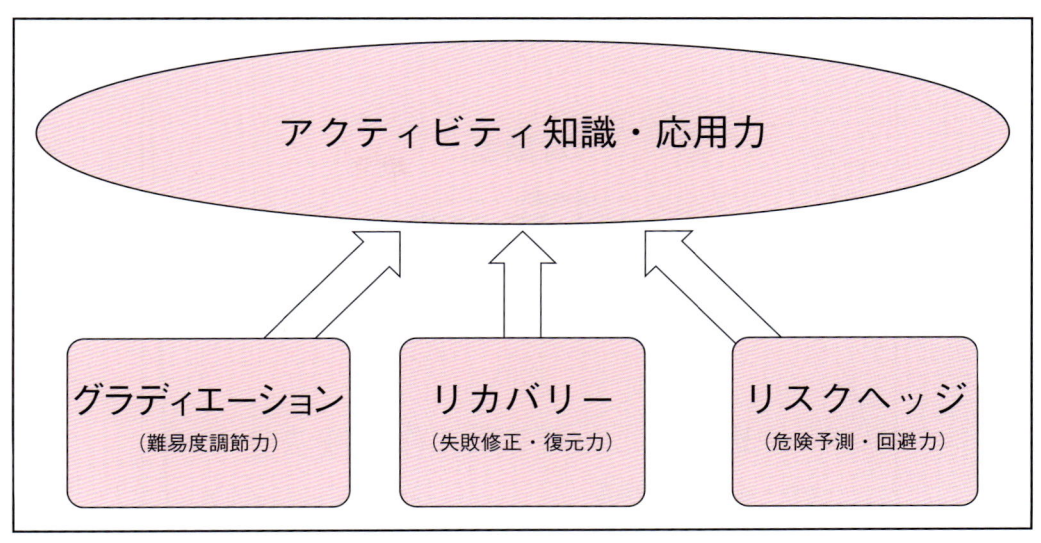

```
┌─────────────────────────────────────────────────┐
│           アクティビティ知識・応用力              │
│                  ↑    ↑    ↑                    │
│   ┌──────────┐ ┌──────────┐ ┌──────────┐        │
│   │グラディ   │ │リカバリー │ │リスクヘッジ│       │
│   │エーション │ │(失敗修正・│ │(危険予測・│       │
│   │(難易度調節力)│ │復元力)  │ │回避力)  │       │
│   └──────────┘ └──────────┘ └──────────┘        │
└─────────────────────────────────────────────────┘
```

図2　作業療法士のアクティビティ提供力

で要求される肢位・姿勢や体力，手指の巧緻性からみた難易度などのアクティビティにまつわる一般的な知識がまず該当する．

そしてより大切なのは，その作業の難易度を調節できるような手段〔使用する道具や治具，そして別法による作業課題の簡易・複雑化，および必要とされる連続作業の短縮化（休憩の取りやすさ）〕などの難易度調節力（グラディエーション）や，失敗してしまった時の修正や復元のしやすさと実際に対応する作業療法士の対応力（リカバリー），そしてアクティビティの作業工程ごとに考慮すべき外傷や感染，運動負荷などのリスクとそれに対する危険予測・回避力（リスクヘッジ）があげられる．この3つの力によって成り立つアクティビティの知識・応用力が作業療法士のアクティビティ提供力になると考えている（図2）．

これらを統合し比較・検討して，アクティビティを決定することになる．つまり，アクティビティを導入・展開する要素としては，「対象者」の要素に加え，実施できる「環境」と提供する「作業療法士」の因子によって構成され，条件づけられていることになる（図3）．

これらの条件を満たしたのちに，アクティビティの説明や試行を経て，最終的な種目決定と実施について患者の同意を得て実施する必要がある．

4．事　例

実際にアクティビティを導入した事例について紹介する．

24年前に関節リウマチ（RA：rheumatoid arthritis）を発症した50代，女性である（表1）．好中球減少性発熱の治療目的にて入院し，クリーンルーム対応でアイソレータ管理下にあった．胸部CTにて肺野病変は認めないものの呼吸苦の訴えがあり，これについても原因が精査されていた．

入院前には在宅酸素療法が導入され，作業療法開始時には左膝関節痛を伴うがトイレ動作は自立レベルにあるなど，入院前ADL自立度と比べて大きな低下はなかった．しかし今までに関節リウマチ教育などを受けていないこと，関節痛を伴う動作がADL場面でみられること，アイソレータ個室管理下での廃用などの問題があった．このため関節保護および呼吸苦の少な

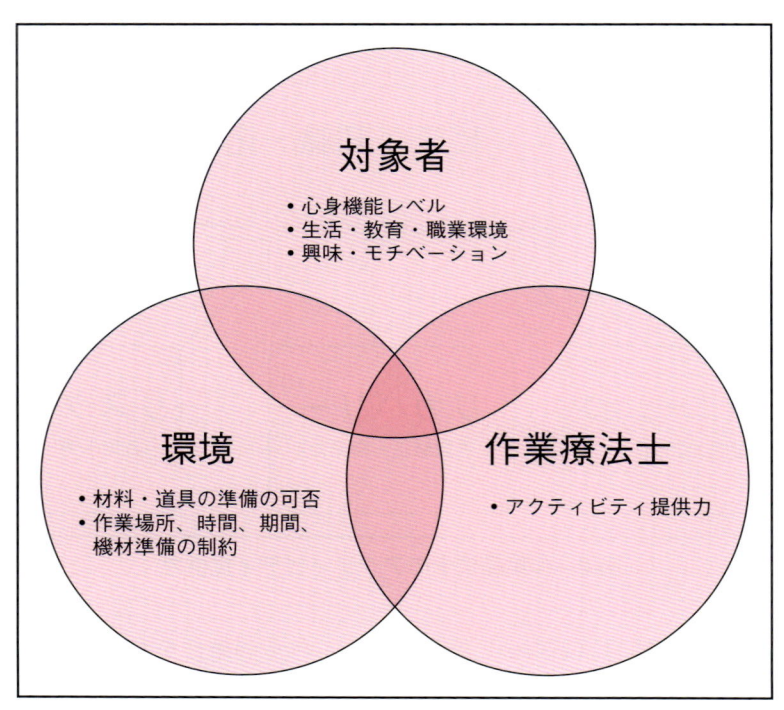

図3 アクティビティ導入の構成条件

- 対象者
  - 心身機能レベル
  - 生活・教育・職業環境
  - 興味・モチベーション
- 環境
  - 材料・道具の準備の可否
  - 作業場所、時間、期間、機材準備の制約
- 作業療法士
  - アクティビティ提供力

い ADL 動作指導を福祉用具導入も含めて実施，同時に上肢・手指機能訓練をまず作業療法で行う方針とした．介入後，個室管理下で制約が多い生活にならざるを得ない状況では精神的にもストレスが高い状況にあったため，アクティビティについて話題を提供してみた．「可能であればやってみたい」という希望が確認できたため，具体的な種目と導入方法を検討した．クリーンルームであること，ステロイドの大量投薬療法などを受けていたことから，外傷のリスクが少なく，個室に持ち込みが可能で特別な器具を必要としない，そして現状の能力レベルから製作時に介助などを特には必要とせず，疲労に合わせて作業の中断や再開が容易と考えられた「和紙のちぎり絵」を紹介した．患者から当作業活動に同意が得られたので，余暇時間の有効化，心理的な支持，体力の維持を図る目的で開始した．

アクティビティ開始時は，基本的な手順や身体機能に見合った方法で，一回当たりの実施時間や作業工程などを説明した．慣れてくると作業療法時間以外の週末などを利用して，本人が自主的に行うようになった．

次の事例は壊死性筋膜炎により，減張切開術を行った 60 代の女性である（**表2**）．壊死性筋膜炎は，「劇症型溶血性連鎖球菌感染症（通称人食いバクテリア）」ともいわれ，広範な壊死組織切除が必要となる．作業療法開始時においても皮膚の欠損部が広範なため，関節可動域訓練を行う際には皮膚への応力負荷を限定的かつ愛護的に行う必要があった．包帯・ガーゼで創部を保護しているため，皮膚への負担が確認しにくい．そのため自動介助運動（active・assistive ex）をプログラムの中心に据えて，徐々に負荷量を探りながら上肢機能訓練を展開していった．その後も段階的に皮膚の閉鎖および皮膚移植などの手術が行われ，皮膚の定着状態の確認，および消毒などの処置が一定期間で，4 週間程度の

表1　24年前に関節リウマチを発症した50代の女性

作業療法実施計画書（OT計画書）　OT実施5回目　　　　　　　　　　入院／外来

| ID ○○○○○○ | 氏名 ○○○○ | 年齢 ○○歳 | 性別 男・女 | 依頼科 血液内科 |

診断名　①関節リウマチ，②無顆粒球症，③自己免疫性肝炎・肝硬変 既往歴　①食道静脈瘤破裂（50代），②難聴（左のみ小学校のころから）	現病歴 ○○年　RAにて当院アレルギーリウマチ内科初診 ○○年　○月 38度台の熱発頻回，呼吸苦のため近医にて在宅酸素療法が導入された 　　　　○月末より熱発・下痢持続，○月○日当院血液内科紹介受診．WBC 600/μl（seg 0%），好中球減少性発熱と診断され同日緊急入院 　　　　無顆粒球症に抗生剤（MEPM 1 g×2），個室アイソレーター管理．精査にて白血病・骨髄異形成症候群の可能性は低く，G-CSFが開始される．約15 cmの段差のある個室トイレまでの移動が困難なため，トイレ動作の自立を目的としてリハビリテーション依頼があり，○月○日リハビリテーション部初診．○日からOT（PT）開始
禁忌・リスク・中止基準・安静度 SpO₂＜85%で休憩して改善なければ中止．sBP＜80 mmHgで中止	
OT評価 【心身機能と構造】 ①関節変形 ②筋力低下 ③呼吸機能低下 ④体力低下 【活動と参加】 ①基本動作 　起居：自立 　移動：病室内は自立．酸素チューブを持ち点滴台を押して室内独歩可．入院前は室内の段差に対応するために杖を使っていた ②活動 　食事：セッティングされれば右手でスプーン，フォークで自立 　整容：歯みがき，洗顔はぬれタオルで自立．他は介助 　更衣：一部介助．体調がよければ着脱はボタン以外できる 　排泄：自立（昼夜とも）．点滴のため1～2時間に1回トイレに行く．便座からの立ち上がり時に右膝関節痛があり，反動をつけて立ち上がる 　入浴：清拭介助 　コミュニケーション：会話は成立．書字も日常生活で実用レベル 【背景因子】 ①兄弟・親戚との4人暮らし．2階一戸建ての1階を使用．入浴や調理は家族が担当 ②手帳：身障手帳1級（上肢・下肢各2級） ③介護保険：要介護3．訪問看護，車いすレンタル利用	
	OT評価総括と方針 20数年前にRAを発症した50代，女性．今回は好中球減少性発熱の治療目的に入院し，現在アイソレーター管理下にある．胸部CTにて肺野病変は認めないものの呼吸苦の訴えがあり，原因が精査されている 入院前から在宅酸素療法を導入，OT開始時には左膝関節痛を伴うがトイレ動作は自立レベルにあるなど，入院前ADL自立度と比べて大きな低下はない．ただし，今までにRA教育を受けていないこと，関節痛を伴う動作がADL場面でみられること，アイソレータ個室管理下での廃用などの課題に対して，可能な範囲で自助具紹介および動作工夫を関節保護＋呼吸苦の少ないADL動作指導を実施し，加えて上肢・手指機能訓練をOT場面で行う．またアクティビティなどの導入をして，余暇時間の有効化，心理的な支援を図る
	長期目標（LTG） ①在宅一部介助生活（入院前生活） 短期目標（STG） ①ADL自立度向上（関節保護・自助具の利用） ②上肢手指機能および体力維持 ③余暇時間の有効化
	OT治療プログラム　開始日／頻度／終了日 【Pr.1　ADL】 ①ADL動作指導，自助具紹介（RA教育），補高便座・ボタンエイドなどの導入，呼吸苦の少ない動作など 【Pr.2　上肢・手指機能訓練，体力向上】 1．関節可動域訓練　2．筋力訓練 【Pr.3　Activity】 ②和紙のちぎり絵など
	署名　　　　　　　　　作業療法士 　○○○○年○月○日　　　　　　○○○○

注：実際の作業療法計画書を一部改変して掲載

表2 壊死性筋膜炎を伴った60代の女性

作業療法実施計画書（OT計画書）　OT実施4回目　　　　　　　　　入院／外来

ID　　氏名 ○○○○　　年齢 ○○歳　性別 男・女	依頼科　血液内科
診断名　①壊死性筋膜炎, 左前腕（○○年発症）, ②蜂窩織炎（○○年発症） 既往歴　躁うつ病（15年前より，現在服薬コントロール中）	現病歴 ○○年　左肘に疼痛，腫脹出現し，熱発 ○○年　近医受診し，クラビット内服 ○○年　体調不良となり，当院救急搬送．緊急手術．左前腕屈側筋膜減張切開，伸側皮膚減張切開術，抗菌薬加療 ○○年　リハビリテーション部初診．翌日よりOT開始
禁忌・リスク・中止基準・安静度 　右前腕皮膚欠損にて皮膚への応力に注意．気分の変調に注意	
OT評価	OT評価総括と方針
【心身機能と構造】 ①関節可動域制限 ②筋力低下 【活動と参加】 ・基本動作 　起居：自立 　移動：病棟内歩行自立 ・活動 　食事・整容・更衣・排泄：自立 　入浴：清拭一部介助（創部管理を主に介助要） 　家事：炊事等困難 【背景因子】 ①夫との2人暮らし．夫は定年退職で年金生活．息子が重度知的障害にて施設生活 ②マンション2階	壊死性筋膜炎により，減張切開術を行った60代女性．壊死性筋膜炎は，「劇症型溶血性連鎖球菌感染症（通称人食いバクテリア）」ともいわれ，広範な壊死組織切除が必要となる．OT開始時においても皮膚の欠損部が広範なため，関節可動域訓練は皮膚への応力負荷が限定的になるように実施する必要がある．またガーゼなどの保護材による制約もあるため，active・assistive exを中心に上肢機能訓練を進める 　主科の治療方針は，今後皮膚移植などが予定されている．入院期間の長期化も予想され，余暇時間の有効利用や心理的支持に対する対応も必要と考えられるため，軽負荷のアクティビティの導入について検討をすすめる．アクティビティ導入について同意が得られたため，両手動作が中心となる「マクラメ」を開始する
	長期目標（LTG） 　主婦業復帰 短期目標（STG） ①左上肢機能改善 ②余暇時間の有効化および精神機能賦活（追加）
	OT治療プログラム　開始日／頻度／終了日 【Pr.1　右上肢機能訓練】 ①関節可動域訓練　②筋力訓練 【Pr.2　Activity】 ①マクラメ，平結びを覚えてから作品作成へ
	署名　　　　　　　　　　作業療法士 　○○○○年○月○日　　　　　　○○○○

注：実際の作業療法計画書を一部改変して掲載

入院が必要になると見込まれた．また，コントロール中ではあるが躁うつ病も既往歴としてあるため，上肢機能訓練および心理的なサポート支援の目的で，訓練内容にアクティビティの導入を検討した．アクティビティは創部への汚染などのリスクが発生しにくく，失敗しても修正が可能で作業ペースのコントロールや休憩が適宜入れることができること，ある程度の筋力や巧緻性を必要とし，両手動作が必要になる「マクラメ」を選択した．既成の作品紹介などを行った後，同意が得られたので導入することになった．アクティビティ開始当初は，作業手順や工程の理解が進まなかったため，繰り返し作業工程を説明したり，一度にやりすぎないように指

示した．また，大きな結び間違いにならないようにミスを早めにみつける必要があることから，一緒に作品を作り上げるような形で開始した．徐々に手順の学習，ミスの減少がみられ，前腕の負担に合わせて作業時間を段階的に延長した．手順ミスの自己修正がほぼできるようになり，皮膚自体の症状改善やオーバーワークなどのリスクが軽減したため，最終的には病棟などでの自己訓練として，本人の強い希望もあり，空き時間や作業療法の時間外に適宜実施してもらった．

アクティビティの導入により得られる利点は，身体的な運動・認知機能の向上や作品の完成による対象者の達成感などがあげられる．これに加えて，治療に自ら積極的に取り組むモチベーションが楽しみとして高まること，病院生活の中で一時的にではあるが作業に没頭することによりストレス解消効果があること，作品の作成の過程で作業療法士を含む医療スタッフや他の入院患者とのコミュニケーション材料になること，作品作成により他者からの社会的な評価が高まることなどがあげられる．前述した2人の患者にも，このような効果が認められたと筆者には感じられた．アクティビティのもたらす効用には治療主体の病院生活の中での潤いの一助になる効果があると考えている．

III. 道具・材料の購入および請求の仕方などのポイント

当院の場合，道具や備品，材料などの消耗品の購入は診療運営費として病院の部署予算から執行される．原則として，材料の現金による直接購入は行えないため，病院と取り引きのある仲介業者などを介して指定した，あるいは仕様に合う材料を購入している．原則として材料費については疾患別リハビリテーション料に治療費として含まれると考え，直接の患者負担をお願いすることはない．ただしこちらで準備できるものではなく，患者側で特別に希望する材料などがある場合などに限り，直接用意していただくことで対応している．また材料購入時には，必要に応じ事務側に利用目的などを説明し，理解を得るようにしている．

IV. 今後の課題

アクティビティの導入には，その人その人に見合った適応のある種目を導入する必要がある．そのためには事前の評価や考察に加え，材料の準備，道具の準備や管理，作成中の作品の保管など，莫大な労力と費用，時間がかかる．そして何より作業療法士自身が普段からアクティビティに親しみ実施しようとしていなければ治療的な応用や展開は難しいように感じられる．また医療機関，特に急性期病院という臨床場面での導入には，そのときどきに対象となる患者本人や家族への説明だけではなく，普段から他の医療スタッフへの啓蒙や支持を得られるような働きかけも必要であろう．

これらの理由から，一般的により適用の幅が広く，訓練の導入準備もそれほど必要としない，いわゆる医療機関になじむ機能訓練やADL訓練のみを作業療法場面で選択される傾向が主流になりつつあるように思われる．

しかしながらそれらでは得られない，アクティビティならではの効果もまた存在することも臨床場面で実感している．他のコメディカルスタッフの中で，やはり作業療法士を特徴づけているものには，アクティビティが大きい部分があるように感じられる．作業活動について鎌倉[2]は1975年のシンポジウムにおいて以下のような発言をしている．「（前略）その一つは，作業活動の能力を得るには，段階的作業活動が必要だ，ということです．一つの作業能力は，関節の屈伸や，筋の強さや，耐久力からだけ生

まれるものではありません．情緒的安定や知覚・行為の問題はいうまでもなく，たとえ身体面だけをみても，物体の操作における身体を物体の対応関係という要素は，ひとたび侵されれば，物体との対応体験なしに学べるものではありません．(中略) 第2は，ほんとうに治療として役立つのは作業の内容と方法が綿密に選び抜かれた場合に限る，ということでした．(中略) 第3は，ある種の患者にとっては，自分にも何かができる，あるいは作り出せる，ということの発見や確認が本当に大切であり，作業療法の場でそれをできることがある，ということでした．それは作業を機能の改善に役立てようとする見地とは違った，むしろ1800年代の moral treatment に一脈通じる質のものであるように思います」．

急性期病院では制約が大きい部分もあるが，今後も必要な場面では適切なアクティビティが円滑に提供できる体制を整えておく必要がある．

文 献

1) 厚生労働省（2008年5月9日）：平成20年度 DPC 対象病院の進捗状況等について．http://www.mhlw.go.jp/shingi/2008/05/dl/s0509-3g.pdf
2) 矢谷令子：社団法人日本作業療法士協会25周年記念誌—シリーズ作業療法の核を問う．日本作業療法士協会，1992, p5
3) 日本作業療法士協会（編）：作業—その治療的応用 第2版．協同医書出版社，2003, pp69-78
4) 石川齊，他（編）：図解作業療法技術ガイド 第2版．文光堂，2003, pp261-289

2. 回復期リハビリテーション病棟

I．施設の紹介（図1）

　柳原リハビリテーション病院（以下，当院）は病床数100床（回復期リハビリテーション病棟60床，障害者一般病棟40床）のリハビリテーション専門病院である．「生きていく力」を支援することを理念に掲げ，急性期と地域ケア・社会参加支援をつなぐことを目指している．

　入院リハビリテーションに従事するスタッフは医師5名，看護師35名，介護職21名，理学療法士23名，作業療法士23名，言語聴覚士3名である．20床を1ユニットとして，合計5つのユニットに作業療法士・理学療法士を4～5名ずつ配置するユニット担当制を敷いているのが特徴であり，病棟訓練・諸活動を取り入れながら自立促進を図っている．円滑な退院支援を提供するために，複数回の退院前訪問・指導を実施し，地域ケアスタッフとの連携に努めている．また，通所リハビリテーション施設，訪問リハビリテーション施設を併設し，地域ケア利用者における維持期リハビリテーションのニーズにも対応している．

　当院がある柳原地域（東京都足立区千住東南

```
柳原リハビリテーション病院（100床）
 回復期リハビリテーション病棟（60床）・障害者一般病棟（40床）
 〔医師5名，看護職35名，介護職21名，医療ソーシャルワーカー6名〕
 【入院リハビリテーション】          【外来リハビリテーション】
  理学療法士23名，作業療法         理学療法士2名，作業療法
  士23名，言語聴覚士3名           士1名，言語聴覚士1名
  ユニット担当制（5ユニット）        【通所リハビリテーション】
                              理学療法士1名，作業療法
                              士1名
  地域リハビリテーション            【訪問リハビリテーション】
  支援センター                   理学療法士2名，作業療法
                              士3名

        〔関連施設〕
 柳原病院（85床・急性期）         老人保健施設千寿の郷
 ・訪問看護ステーション            ・地域包括支援センター
 ・訪問介護事務所                ・居宅介護支援事業所
 ・通所介護・通所リハビリテーション事業所  ・福祉用具レンタル事業所
 ・小規模多機能施設              ・他
 ・グループホーム
```

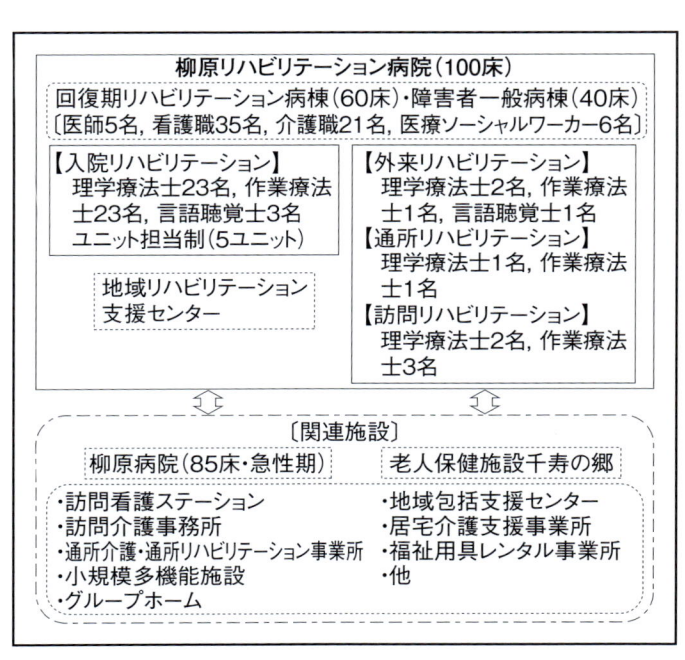

図1　部門・スタッフ構成と関連施設

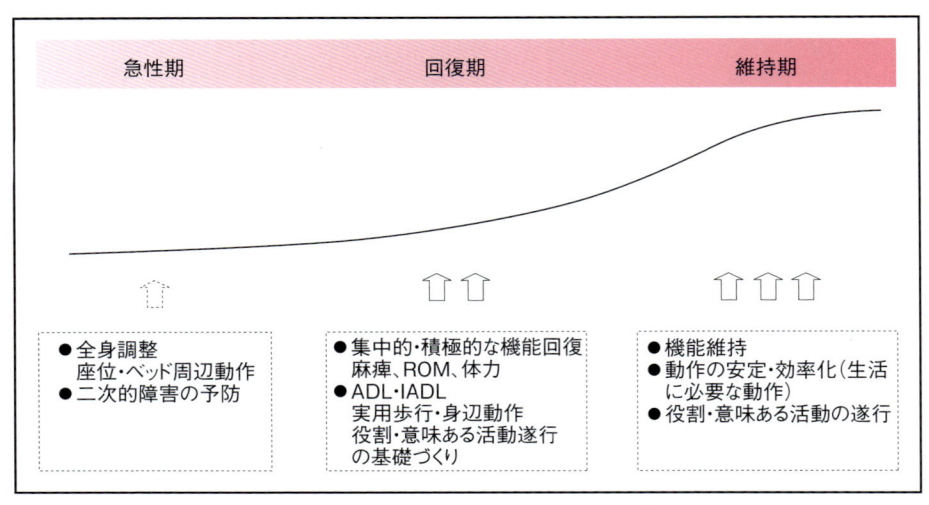

図2 各時期のリハビリテーションと主体性支援

部，人口3万人，高齢化率27%）は，関連施設である柳原病院（85床）を中心に古くから在宅医療を重視してきた地域である．そのため，在宅医療の利用者約300人という地域リハビリテーション支援のニーズが高い地域であり，2007年に東京都から地域リハビリテーション支援センターの指定を受け，多職種の相互理解に基づく連携，顔のみえる関係を重視した地域のネットワークづくりを進めている．

II. 回復期リハビリテーション病棟におけるアクティビティの捉え方

1. 回復期リハビリテーションの役割

回復期は，急性期治療により傷病の状態が安定したのち，心身機能の回復，ADL・IADL能力の向上を促進するために集中的にリハビリテーションが実施される時期として位置づけられる．この役割を中心的に担うのが回復期リハビリテーション病棟であり，自宅退院の促進と地域ケアへ切れ目のない支援を提供する「要」となる機関である．

この時期の利用者は，心理的には身体機能の回復には追いつかず，身体と心はバラバラの状況にあることが多い．そのため，介護を受けながら生活を送ること，これまで果たしてきた役割を喪失することに対する不安・葛藤は想像以上に強い．本人の役割や大切にしていることが遂行できるようになるには時間がかかるものではあるが，退院後の生活が主体的に送れるように，この時期から身体と心の支援を意識的・発展的に提供していく必要がある（図2）．

2. 病棟におけるアクティビティの意義

回復期リハビリテーション病棟の多くが，ADLやIADLの介入を訓練室から病棟に転換している．その理由は退院後の生活に定着させるための方策として推奨されているからである．アクティビティは作業療法室（利用者の状態によってはベッドサイド）で行われることが一般的であるが，生活機能の獲得を支援するためには，むしろ生活の場に近い病棟でアクティビティを実施するほうが自然ともいえる．

III. アクティビティ導入の経緯

当院では，その人がその人らしく生きていく

表 1 病棟活動

活動種目	時間帯	内容
ラジオ体操*	7:30～7:50	起床,朝食前の体操
ダンベル体操	9:20～9:40	ペットボトル(水で重量を調整)を使っての体操
珈琲活動	9:40～10:20	豆から挽いたコーヒーを楽しむ,テーブルを囲んでの歓談準備や後片付け
ストレッチ体操*	11:00～11:20	いすに座ってできる体操,手すりを使っての起立練習など
脳トレ	13:00～13:30	計算,読み書き,推論などのトレーニング用紙を使った知的活動やゲーム
園芸活動	13:30～13:50	草木のプランター栽培と室内の飾り付け,収穫した野菜の調理(収穫祭)
歌の会(A)	13:40～14:00	頸部・肩の体操と歌って発声や呼吸器系の運動を促す
歌の会(B)	14:00～14:20	季節の歌,童謡,歌謡曲などを歌う(歌うことそのものを楽しむ)
クラフト活動	14:00～14:40	季節ごとに題材を決め一つの作品を共同して作成する
調理活動	15:00～16:00	「男の料理教室」や「おふくろの味」
ステップ台運動*	16:20～16:40	昇降台(高さ10 cm)を使っての昇降
口腔体操*	17:40～18:00	夕食前の時間に摂食・嚥下の準備体操を行う

*理学療法士、病棟スタッフによる活動

ための支援として生活機能の向上を図り,最終的に参加(ICF)を達成できることを目標に取り組んでいる.つまり,機能回復・能力向上と並行して,これまでの生活や生き方と今の自分を照らし合わせつつ,身体や心の準備状態を高めるプログラムを提供しようとするものである.

その一環として,作業療法士が企画・運営の中心となって「病棟活動」を実施している.もともと離床促進を目的とした体操中心のプログラムであったが,最近では日常の諸活動や創作活動を取り入れている.

IV. アクティビティの実践例

1. 当院でのアクティビティの概略

アクティビティは訓練室(作業療法,理学療法)と病棟デイルームで提供され,前者は個別訓練として,後者(病棟活動)は看護・介護職と協働しながら集団活動として行っている.利用者のニーズに応じて,両者を適切に組み合わせることで相乗効果を期待するものである.また,1日をどのように過ごすかを利用者自らが考え,アクティビティを選択するといった参加型の形態をとっている.

アクティビティは次のことを目的として実施している.

①基礎的な姿勢や運動,認知機能の改善.
②離床の促進と生活に必要な体力・気力の増進.
③生活のリズムづけと日課の遂行(自宅での暮らしのシミュレーションと自信づけ).
④他者との交流とコミュニケーションスキルの向上(助け合い,共に語り・考える関係).
⑤達成感と意味ある活動の促進(趣味や役割活動の模索・獲得).

2. アクティビティの実践例—全体

病棟活動は全部で12種目あり,このうち作業療法士が中心に実施しているアクティビティが8種目ある(表1).普段の生活時間を配慮して朝から夕方までに,それぞれのアクティビティがスケジュールされているので,選択した

	導入	継続（定着）
機能活動	基礎的運動，姿勢，認知，行為 ADL，APDL（要素的）	生活に必要な機能，活動 趣味，役割（実用性）
心理関係性	受身的 支持	能動的 対等
介入量	多い	少ない
介入者	作業療法士	看護師，介護職
場所	訓練室（個別）	デイルーム（集団）

図3　アクティビティの提供の仕方

アクティビティの時間帯を外して作業療法・理学療法室での訓練を計画するようにしている．所要時間はおおむね30分以内とし，クラフト活動のみ40分程度の時間を充てている．

評価の視点として，利用者にとって適切な訓練量となっているか，過負荷となっていないかなどを定量的に捉えておくことが重要である．利用者に1日のスケジュール表をつくってもらい，臥床と活動時間を定量化し，疲労などの主観的な評価も加えて状態を把握するようにしている．スケジュール表は1カ月ごとに作り直し，変化の度合いを経時的に評価している．このことで利用者自身が活動度を認識し，どのように変化しているかを確認できることで生活への動機づけにもなっている．

アクティビティを提供する際に，次のことに留意しながら進めている．作業療法室では，できるだけ道具使用を含めて動作要領を改善させて，できることを増やし，指導・介助を減らしていくようにする（図3）．こうすることで，個別対応から集団で行う活動の場への移行が容易となる．同時に，利用者が自主的にアクティビティを行うこと，一人でできないことは手助けを求めることができるように，介入者と対等な関係を築けるように支援することを重視してい

る．また，利用者同士の交流を促進する雰囲気づくり，教わる立場から手本を示す，あるいは相談に応えるような立場を経験できる交流にも配慮している．

3. アクティビティの具体的実践―クラフトを中心に

クラフトは，作業療法室の個別訓練とクラフト活動（病棟活動）双方で用いているが，活用していくうえで意識的に使い分けていくことが必要である．作業療法室では，上肢機能，高次脳機能，作業耐久性などの機能改善に重点をおき，利用者が有する機能水準に比べ相応またはそれ以上の水準の作業負荷となるようなクラフトを選定するよう配慮している．一方，クラフト活動では機能改善目的以外のニーズ，特に趣味，他者との交流，生活リズムなどを勘案した活用を心がける必要があり，作業療法室で使用するものとは異なるアクティビティを用いることも少なくない．

アクティビティの選定に関しては，作品づくりの視点から分類したものを共通の認識として作業療法士が共有している．アクティビティの具体例と前述した目的を達成するための工夫を以下に示す（**表2**）．

表2 作品づくりからみたアクティビティの分類と具体例

作品づくり	具体的なアクティビティの例
①材料が入手しやすく日常的によく使われる作品づくり	折り紙（折り込み広告を使った小箱），紙ひも細工（小物入れ），和紙を貼った花瓶，絵手紙，ひも巻きの鍋敷き，ハガキづくり（牛乳パックを使った），木工（木片を使ったカレンダー）など
②特定の作業工程が一人でできれば満足感が得られやすい作品づくり	革細工（模様づけと染色），籐細工（かごなどの底以外の編み），銅板細工（凹凸をつける），ネット手芸（ティッシュカバーなどの模様の編み込み．ただし，組み立てを除く），寄せ木細工（コースター，ペン立てなどの木片の接着），ビーズ手芸（腕輪，キーホルダーの糸通し）など
③装飾などに使われる作品づくり	ロールピクチャー，ロールすだれ，ちぎり絵，モザイクアート，紙ボールの貼り絵，モビール（紙，粘土，木），小枝やどんぐりを使った壁掛けなど
④施設行事に使う用具づくり	七夕の飾り付け（短冊，紙の輪），運動会のチーム別横断幕（貼り絵）・ボンボンなどの応援グッズ，クリスマスの飾り付け（模造紙のツリー，レリーフ），新年会（福笑い，百人一首）など

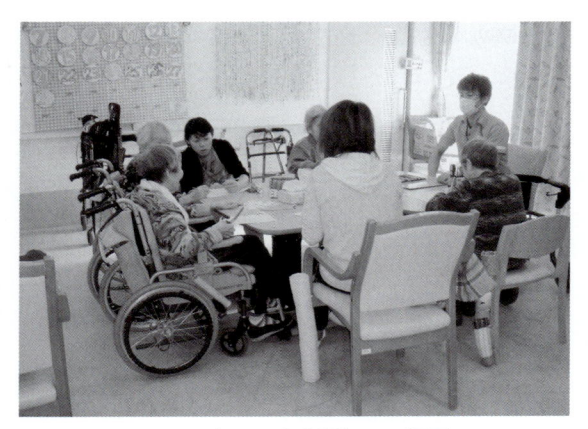

図4 クラフト活動の一場面

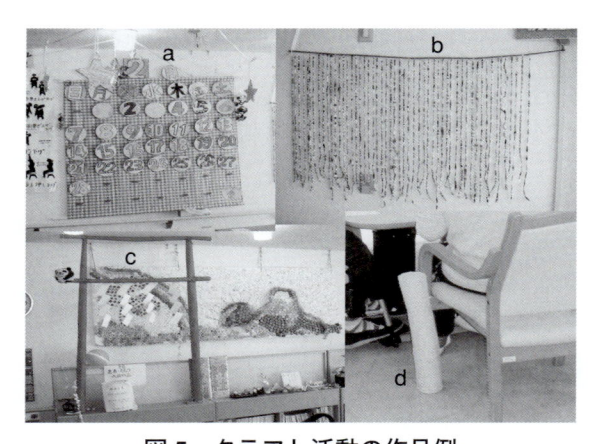

図5 クラフト活動の作品例
 a．付け替えカレンダー
 b．ビーズのれん
 c．初詣セット（鳥居，おみくじ，お賽銭箱，キャップでつくった富士山）
 d．杖スタンド（エコクラフト）

①材料を入手しやすく日常的によく使われる作品は，手軽に作製できて実用性がある点で動機づけしやすい．例えば，折り紙（折り込み広告を使った小箱），紙ひも細工（小物入れ），和紙を貼った花瓶，絵手紙などがある．

②作業工程全般が複雑であっても，特定の工程が比較的簡易で，利用者が一人で遂行できるという満足感を得られやすいアクティビティである．手助けが少なくて済むので病棟活動としても用いやすい．例えば，革細工の模様づけと染色の工程，籐細工のかごなどの底以外を編む工程などがある．

③施設内の装飾に使用できる作品は，飾られることによって利用者の励みになったり，達成感を得られやすい．また，複数名で共同して作製するアクティビティとしても利用しやすい．例えばロールピクチャー，モザイクアート，モビールなどがある．

④施設行事に使う用具を作製することで，作

品への愛着と行事への参加意識を促すことに役立つ．複数名が共同して作成することもでき，同じチームやユニットの構成を配慮すると連帯意識を引き出しやすい．例えば，七夕の飾り付け（短冊，紙の輪），運動会のボンボンなどの応援グッズ，クリスマスの飾り付けなどがある．

Ⅴ．アクティビティの現状と課題

1．アクティビティにかかる材料費

利用者から徴収していないため，できるだけ安価となるような工夫が求められる．手工芸の材料の中にはインターネットなどで安価に入手できるものもあるので活用するとよい．家庭で不要となった材料などを募ると，生地やひも，紙類などの余りものなどが意外に多く持ち込まれるので，協力を求めるとよいであろう．

2．適切なアクティビティの提供に関わる評価

興味や習慣，役割を重視しCOMPなどを用いて定量的に測定することも試みているが，どの程度適切なアクティビティを提供することができたのかは検証できていない．作業療法士の立場から評価の精度を向上させることが課題となっている．

3．集団活動の課題

制度上の制約により集団活動が行いにくいのが実情ではあるが，他者との交流から期待できる生活機能を獲得するために，アクティビティの集団的活用は有用と考える．看護・介護スタッフとの協働を通して，より積極的な集団活動を図っていきたい．

3. 老人保健施設

Ⅰ. 老人保健施設の概要と当施設の特徴

　老人保健施設（以下，老健）は要介護状態となった高齢者の生活機能を維持・向上させ自立を促し，家庭への復帰と在宅生活の継続を目指して総合的に支援する介護保険施設である．入所の対象は，病状が安定し入院治療を必要としない要介護度1～5（短期入所は要支援1，2を含む）でリハビリテーションを必要とする人となっている．

　老人保健施設さんとめ（以下，当施設）は2001年6月に埼玉県内に同法人の病院に隣接して開設し，入所定員は100床（一般50床，認知症対応50床，そのうち約20床が短期入所）である．現在，通所リハビリテーション（定員100名），訪問リハビリテーションと居宅介護支援事業所を併設し，市から地域包括支援センターを委託されている．リハビリテーション職員は，リハビリテーション専門医1名（施設長），理学療法士3名，作業療法士5名，言語聴覚士1名で，入所，通所，訪問のリハビリテーションを提供している．

　当施設はこの地域で古くから在宅医療に取り組んできた医療生協が運営する老健として，在宅復帰と在宅継続の支援を理念とし，家庭や地域社会との結びつきを大切にしている．近隣の老健に比べてリハビリテーション職員が多く，認知症を含むリハビリテーション機能が充実していること，短期入所や通所リハビリテーションの利用を多く受け入れており，訪問リハビリテーションや居宅介護事業も提供していることで，在宅生活のニーズに幅広く対応しているという特徴がある．

Ⅱ. アクティビティ導入の目的・方法・経緯・適応など

1. 老健でのアクティビティ導入の目的と方法

　当施設の利用目的は，退院後のリハビリテーション継続と家庭復帰への準備，在宅継続のための療養（季節ごとの利用）や在宅での介護困難などであり，主な疾患として脳血管障害やパーキンソン症候群，認知症，内科および整形疾患，廃用症候群など，複数の疾患をもつ人が多い．現在，入所者の平均年齢は83.5歳（8割が女性），平均要介護度3である．利用者は高齢化や重度化する傾向があり，入所が長期になる場合もある．その一方で，入院日数の短縮などにより整形疾患や脳血管障害の回復期後期で比較的年齢の若い人や肺炎など，内科疾患の治療直後の入所も増えている．

　利用者は入所当初，自分自身の変化に加えて施設での生活に戸惑いや不安を感じて抑うつ的になりやすく，認知症があれば混乱することも

表1 選択的なクラブ活動の例

活動名	さくら会	籐細工クラブ	予防体操クラブ	書道クラブ	造形クラブ	手工芸クラブ	料理クラブ
概要	認知症の人を中心とした作業療法士によるクローズドグループ．月ごとに，季節にあった作品を完成させる	介護職との協同のオープングループ．基本的に希望者が参加して4〜7回で籐細工の作品を完成させる	施設内歩行が自立の人を対象とした介護職によるクローズドグループ．歩行能力維持のために体操を行い，月1回の評価はリハビリテーション職と協同で行う	希望者が自由に参加できるボランティア講師による書道教室．短期入所の人も参加可能である	療養棟内の装飾を主にペーパークラフトで協同制作するクラブ．継続的な参加者により毎月作品を完成させ季節感を演出している	希望者が自由に参加できるボランティアによる手工芸のグループ．編み物，刺し子，パッチワークなどで短期入所の人も参加可能である	自立度の高い人を中心とした料理教室．栄養士が講師を務める．生きがいや役割の再獲得を目的とする
頻度	週1回	週1回	週2回	週1回	週1回	週1回	月2回
人数	10名程度	10名程度	10名程度	10名程度	5名程度	5名程度	3名程度
実施者	作業療法士	作業療法士 介護職 ボランティア	介護職 作業療法士 理学療法士	ボランティア 介護職	介護職	ボランティア	栄養士 介護職

多い．そのために，①まず安心して過ごせる時間や居場所を提供すること，②作業活動を通して自分の能力や感情に向き合うことで不安や混乱を軽減し新しい環境への適応を促すこと，を目的としてアクティビティを導入している．また，③作業過程での交流を通した仲間づくり，④作品を介したフィードバックにより他の利用者および家族とのコミュニケーションや関係を良好にする，⑤作品が完成した達成感や成功体験で自信を取り戻す，⑥新たな趣味や役割を再発見し，生きがいをもち生活を豊かにする，⑦継続することで活動性を保ち健康と生活機能を維持する，などを目的としてアクティビティを活用している．

老健では，可能な限り家庭への復帰と在宅生活の継続を念頭において「施設サービス計画」を作成し，看護・介護・リハビリテーション・栄養・相談の多職種がサービスを提供している．利用者・家族のニーズは，安定した療養生活や在宅復帰に向けたリハビリテーションが多く，サービス計画の内容も健康管理と食事・入浴・排泄などの生活援助，機能訓練やADL向上のリハビリテーションが中心になっている．しかし，生活援助とリハビリテーションで療養生活が成り立っているわけではなく，それ以外の余暇時間の充実が不可欠である．そのため療養棟では毎日の日課として，集団体操（歌体操や嚥下体操），ゲームや歌などのレクリエーション，お茶の時間などが設けられている．

当施設では，選択的に参加できる小集団での活動を「クラブ」と呼び，定例化して継続的に実施している．クラブには手作業を用いたプログラムが複数あり，リハビリテーション職，介護職，栄養士，ボランティアなどが協力して運営している．現在，療養棟で行っているクラブ活動の例を**表1**に紹介する．

2. 老健でのアクティビティ活用の実践例（経緯や適応など）

当施設における作業療法士によるアクティビ

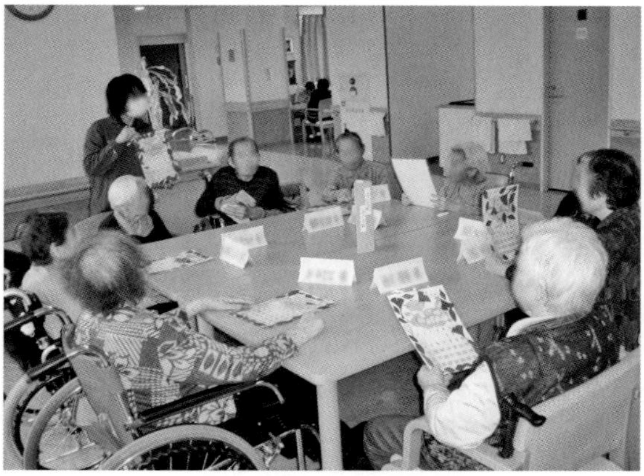

図1　さくら会の様子

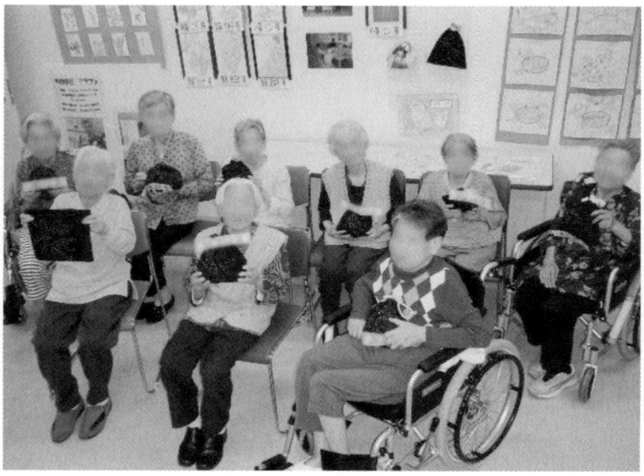

図2　施設内のミニ文化祭に出品

ティは，老健という特性を活かして主に集団活動として行っている．それは，個別リハビリテーションでは機能訓練やADL向上を求められることが多く，場所やマンパワーの問題から個別にアクティビティを提供しにくいという面もあるが，①アクティビティに加えて集団の効果も期待できること，②個別リハビリテーション対象以外の利用者にも幅広く提供できる，という利点がある．クラブという場を活用することで，③個別介入から集団活動へ段階的な移行や，④場への参加から始めてアクティビティを導入することもできる．

療養棟で作業療法士が行っているアクティビティを使ったグループ活動を紹介する．

1）さくら会（作業療法士による認知症の集団作業グループ）

a．対象と目的

環境変化による不安や意欲低下，対人交流の狭小化がみられる認知症の人を対象とし，新規入所の中から作業療法士が作業や集団への適応を評価して参加を促す．安定した療養生活と対人交流の促進や不安の軽減を目的としている．定期的に評価して，不安の軽減や生活場面での対人交流が構築された人は卒業とする．

b．方法

10名程度のクローズドグループで週1回，談話室にて60分程度の活動を作業療法士が2名で担当して行う．季節にあったテーマのアクティビティを選択して1カ月単位で作品を完成させる．

【作業種目の例】

6月：紫陽花カレンダー（散歩で花を摘む→押し花づくり→カレンダーに仕上げる）．

7月：ちぎり絵．

8月：塗り絵（暑中見舞い）．

9月：パッチワーク．

10月：刺し子．

11月：巾着袋（刺し子の布を使って）．

12月：ステンシル（さくら会の看板と年賀状）．

c．評価項目

活動ごとに東大式観察評価スケールで交流や感情表出を測定する．3カ月ごとには改訂長谷川式認知症スケール（HDS-R：Hasegawa Dementia Scale Revised）とN式老年者用精神状態尺度（NMスケール）およびN式老年者用日常生活動作機能力評価尺度（N-ADL）で認知面と行動面を評価し，日常生活場面での変化も観察す

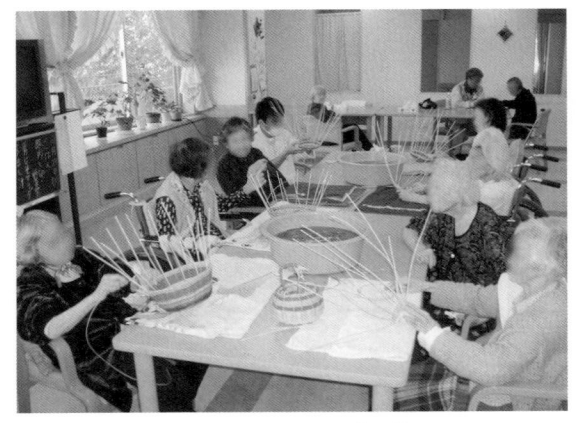

図3 籐細工クラブの様子

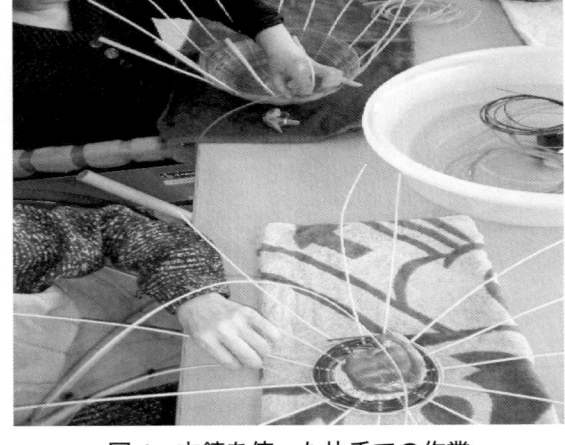

図4 文鎮を使った片手での作業

る．

d．種目の選定と工夫など

散歩など気楽に参加できるものから始め，簡単な作業を導入して段階的に複雑な作業工程を含む種目を取り入れる．毎月最後の週は互いに作品を見せ合って完成の喜びを共有する．作品は療養棟で使えるような実用品や家族に出せる年賀状などを選択したり，施設内の文化祭などに展示することで，達成感やフィードバックが得られるようにしている．

2）籐細工クラブ（介護職と協同の作業グループ）

a．対象と目的

対象は限定せず，籐細工に興味があり一定の作業理解と耐久性がある利用者に，余暇時間の充実や新たな趣味活動の獲得，対人交流の促進を目的に行っている．短期入所やお試しの参加も可能である．

b．方法

10名程度のオープングループ．デイルームにて週1回，60分程度の活動を作業療法士，介護職，ボランティアの2～3名で行う．参加者の希望や能力にあった編み方，または大きさになるように職員が助言して作業中も必要な援助を行う．4～7回ほどの活動で一つの作品を完成させている．

c．作業の特徴と工夫など

籐細工は特別な道具がいらず，臭いや音が出ないため場所を選ばずに作業できる．繰り返しが多く，やり直しが可能で失敗がないため導入しやすく，実用的な作品ができるため達成感が得られやすい．編み方や作業工程による段階づけができ，色や大きさなど作品にバリエーションがつけられるため，他のクラブに比べて継続的な参加者や男性利用者が多い．

オープングループのため片麻痺から認知症の障害まで，さまざまな利用者がいるので，参加者の能力や耐久性などを評価して，適した作業内容となるように作業工程や方法，用具の工夫をしている．

3．アクティビティ実践のポイント

1）施設や集団の特性を活かす

①共有空間で行うことで，家族や職員，他利用者からのフィードバックが得られる．
②集団で作業することで，居場所づくりやモデルの提示ができ，対人交流も促進される．
③作品発表（展示や文化祭）の機会を設けることで達成感や満足感をさらに高められる．

2）種目の選択について

① 共有空間で実施する場合，準備に時間がかからず音や臭いが少なく，危険がないものを選ぶ．
② 幅広い対象に提供するには，繰り返し作業が多く修正ができるもの，段階づけやバリエーションがつけやすいものを選ぶ．
③ 完成作品は実用的で見栄えがよく，自分で使ったりプレゼントできる種目が好まれる．

III．道具・材料の購入および費用など

　当施設には専用の作業療法室はなく，アクティビティに使用する道具の多くは療養棟と共有している．画材や文房具，裁縫道具などは各フロアの倉庫や備品棚に保管している．それ以外は大工道具やミシン程度で特別なものはないが，リサイクル品の活用や職員がつくるなどの工夫をしている．材料は安価で入手しやすくするため，カタログでの一括購入や割引のある画材店，100円ショップなどを使っている．家族や地域の人からの寄贈品を使用することもある．

　材料費については，個別リハビリテーションや導入段階で使用した場合は，基本的サービスに包括するものとして特に請求はしていない．選択的グループ活動に継続的に参加される場合は，事前に利用者・家族に了解を得て，クラブ活動費（実費）として月単位で150円～500円程度を請求している．

IV．今後の課題

　老健では，多職種が協力して生活場面でのリハビリテーションに取り組むことで，生活機能の維持・向上に効果を上げている．しかし，セルフケアやリハビリテーションは療養生活のごく一部にすぎず，それ以外の時間をどのように過ごしているかに「その人らしさ」が現れているように思われる．一人ひとりの「その人らしさ」が保障できるような充実したサービス計画を作成し，提供することを全職種の課題として共有していきたい．高齢になろうと，障害があろうと，生活の場がどこであろうと，自分らしく豊かな人生を送るためには，良質のケアやリハビリテーションとともにアクティビティも大切な要素となるだろう．

　今後の課題として，老健は一定期間を過ごした後に退所する中間施設なので，①自宅や他の施設に移った場合にも継続できるようなアクティビティ（道具や材料が入手しやすい，場所や時間を気にせずにできる）の種目を増やすこと，②日常的に行えるように一人ひとりにあった種目を選択し，作業工程が習慣化できるような個別の支援にも取り組みたい．

　「その人らしさ」を支えるアクティビティを提供するためには，心身機能や耐久性に加え，興味や関心を含めた評価を行い，適切な種目を選択して導入し実施すること，それを他職種や家族にも伝えて継続できるように支援することが，生活と作業の専門職である作業療法士の役割だと考える．

4. 特別養護老人ホーム

I. 場の解説

1. はじめに

特別養護老人ホーム（以下，特養）とは，「老人福祉法に規定する特養であって，当該特養に入所する要介護者に対し，施設サービス計画に基づいて入浴，排泄，食事等の介護，その他の日常生活上の世話，機能訓練，健康管理及び療養上の世話を行うことを目的とする施設」である．全国で約6,015施設あり42万2,703人が生活している（厚生労働省：平成20年介護サービス施設・事業所調査）．

施設内のすべてが「生活の場」であり，措置制度から介護保険に変わり，利用者主体となるサービスを追及することとなった．しかし，特徴としては利用者の平均年齢の伸びとともに介護度の重度化が目立っている．また，利用者のほとんどがなんらかの疾患をもっているが，病院や老人保健施設（以下，老健）などに比べ医療的関与が少ない（例えば，常勤医師がいない，看護師が少なく夜勤は介護職員のみで対応する施設が多いなど）状態である．

特養でのリハビリテーションは介護保険における「個別機能訓練加算」という名称で，機能訓練指導員の常勤専従の配置（入所100名に対して1名以上），3カ月ごとの個別機能訓練計画書の作成と本人・ご家族への説明（同意）を行い，計画に基づいて実施している場合に一人あたり1日12単位の加算ができる．もちろん計画書は，医師，看護師，介護職（ケアワーカー），相談員などと協同で作成しなければならず，実施記録は担当者だれもが閲覧できる状態であることが明示されている．

機能訓練指導員には，作業療法士，理学療法士，言語聴覚士，看護職員，柔道整復師，あん摩マッサージ指圧師の6資格がなることができる．現在，特養で働く常勤の作業療法士は「機能訓練指導員」という位置づけで働いている人がほとんどであると考えられる．

2. 当苑の紹介

特別養護老人ホーム渋谷区けやきの苑・西原（以下，当苑）は，渋谷区ではじめて開設された特養として平成3年6月に誕生した．定員120床（ショートステイ2床）で，ユニット型ではなく大きな2フロアーの形態で，4人床を中心とした構成である．平均年齢86.6歳で，50代の入所者から100歳を超える人は4名と幅広い．入所期間は数日から開苑当初から入所している人までおり，平均は約4年2カ月となる．

主な疾患としては，認知症，脳血管疾患，パーキンソン病（症候群），大腿骨頸部骨折を代表とする骨折や整形疾患，関節リウマチ，廃用症候群に加え，統合失調症などの精神疾患があげられる．また，高齢の女性に多い骨粗鬆症を合併

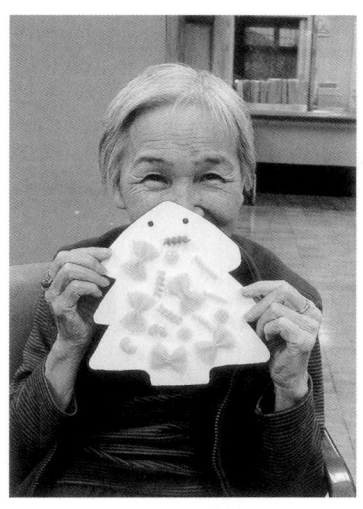

図1 マカロニを貼ったクリスマスツリーの作品とともに

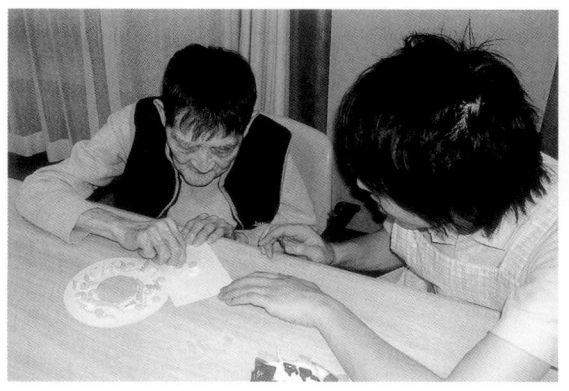

図2 本人のペースでマカロニのリースをつくる

している場合も多い．

リハビリテーション関係の職種は，理学療法士1名，作業療法士1名，非常勤の作業療法士1名（週1回），言語聴覚士（月1回），音楽療法士（週1回）で，特養，デイサービス（通所介護），ショートステイ（短期入所）に関わっている．

II. アクティビティ導入のポイント

1. 当苑におけるアクティビティの活用

特養の入所者は，年齢層が広く，体力や身体機能に幅がある．個性や好みもいろいろとある中，その一人ひとりの機能や能力に応じて生活を構築・支援している（図1, 2）．支援の一側面として創作活動を含むアクティビティの活用は重要となる．

当苑には毎月の季節行事のほかに，クラブ活動がある．そのほかに，作業療法士が運営する「フロアーOT」や「カレンダー塗り絵」，介護職による日々のレクリエーション内で創作活動を行うこともある．メンバーの決まったクラブ活動（クローズドグループ）から自由参加のクラブ活動やレクリエーション（オープングループ）まであるので，精神面の安定や心身機能の維持向上目的など，介護職や作業療法士の見立てで参加を促すことがある．活動には，必ず介護職が参加し，様子を観察して記録に残している．

①書道クラブ：地域の書道の講師が来苑し，指導する．約45分間．参加者は決まっている．月に1度．

②手芸クラブ：地域の手芸の先生と手芸好きな住民が来苑し，指導する．約45分間．参加者は決まっている．月に1度．

③陶芸クラブ：地域の陶芸の講師が来苑し，指導する．約45分間．参加者は決まっている．月に2度．

④民謡クラブ：地域の民謡の講師が来苑し，一緒に歌う．約45分間．参加者は自由で各フロアーにて行う．月に1度．

⑤リハビリ舞踊クラブ：地域のリハビリ舞踊の講師が来苑し，歌い踊る．約45分間．参加者は自由でフロアーにて行う．月に1度．

⑥フロアーOT：作業療法士が各フロアーにて実施する．季節感のある創作活動．約1時間．参加者は自由．月に1度．

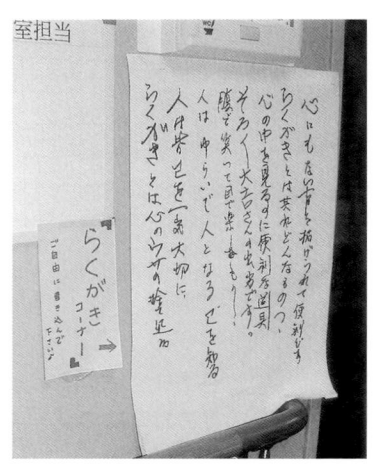

図3　らくがきコーナー

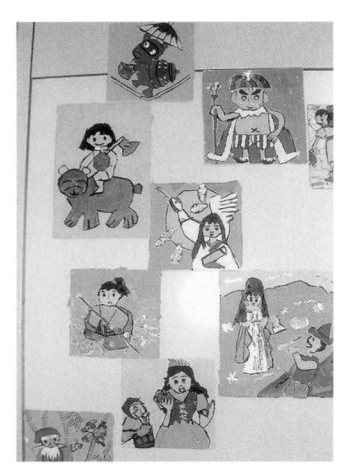

図4　ストーリーのある
　　　貼り絵

⑦毎月のカレンダー塗り絵：作業療法士は毎月2種類（簡単な絵と複雑な絵）のカレンダー塗り絵を作成する．介護職室に置き，レクリエーションの一環として時間のある時に実施することになっている．

⑧個別アクティビティ支援：本人や家族の希望，目的に応じた関わりの中で個別にアクティビティを提供している．練習的側面から自主的に行える趣味活動の範囲のものまである．随時関わりをもつ．

2．アクティビティ活用の実践例

1）暴力行為を軽減させた折り紙細工（80代，男性）

精神的ストレスからか他入所者やスタッフに暴言・暴力を繰り返し問題となっていた男性．他利用者からは恐れられ，フロアーの雰囲気が悪くなっていた．精神科受診をし，服薬コントロールを行うと同時に作業療法士へ「何か本人ができることはないか」と声がかかった．何度となく一緒に練習し，折り紙細工を習得した．本人は日中数時間自室で行うようになった．結果として暴力行為は軽減され，折り紙細工の作品を通して作業療法士や介護職との交流が増し，精神的にも安定して笑顔が増えていった．入所期間は約10年となり，当初から関わっていた作業療法士が退職しても作業は続いた．

2）らくがきコーナー（80代，男性，図3）

書道を趣味としていた男性．苑内の書道クラブだけでは飽き足らず，廊下の作品やカレンダーなどに車いすで徘徊しつつ，らくがきをしては困らせていた．とても達筆な字のため，犯人がすぐわかってしまう．そこで，本人が自由に書いてよい「らくがきコーナー」を設置した．すると，その場所だけにらくがきをするようになり，俳句や川柳のような言葉を生み出しては記入するようになった．

3）ストーリーのある貼り絵（70代，女性，図4）

知的機能は保たれ，今までいた老健では折り紙の箱づくりなどに明け暮れていた女性．当苑に入り「やることがなくて暇だ」「話す人もいない」と嘆いていた．手先が器用なので貼り絵を提案するととても喜んで作成した．数百枚ほど作成した後，下絵と完成品に若干の差異が表れることに気づいた．紙を貼っているうちに何(どんな絵)を貼っているのかわからなくなってしまうようである．そこで，貼り絵の内容を記憶

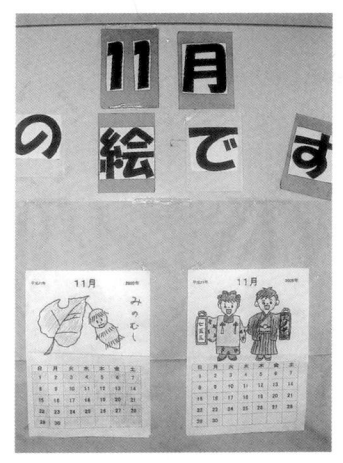

図5 カレンダー塗り絵

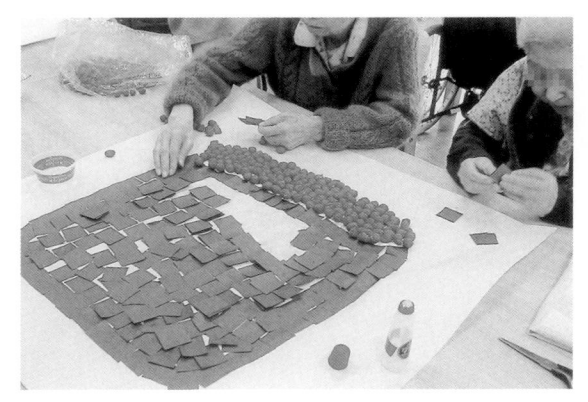

図6 フロアーOTの場面より

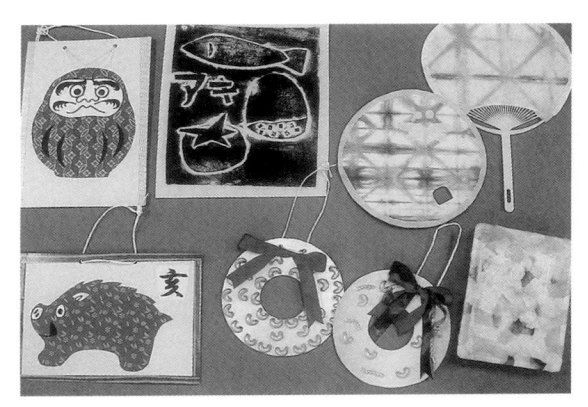

図7 フロアーOTの作品より

しやすいように，日本の童話やグリム童話などストーリー性のある貼り絵の下絵を描いて提示し「今回は鶴の恩返しですよ」と声をかけ，記憶力の訓練も兼ねるようにした．

4）左手で行うジグソーパズル（60代，男性）

右片麻痺および失語症を10年来もっている男性．当苑に入所され，言語聴覚士の評価を受けると理解力は単語も難しいレベルとわかった．一人で立ち歩いたりと注意が守れず，行動を制限されてストレスが溜まってきていた．まず，言語聴覚士と協力し本人の能力にあった自主トレーニングドリルを用意してもらい，日々実施するようにした．ある時，他利用者の創作活動をのぞき込んでいる場面に遭遇した．家族に聞いてみると若いころはパズルをよくやっていたと情報を得た．簡単なジグソーパズルからスタートし，徐々にピース数を増やした．今では数千ピースを日中一人で行っている．また，まれに集団での創作活動にも参加してくれるようになった．自分の時間をつくれるようになりマイペースに過ごせるようになった．

5）日付を意識するカレンダー（80代，女性，図5）

精神的にもろく何かあると居室に引きこもる女性．入所時は見当識を維持していたが，高度の難聴もあり，入所して半年で日付などの見当識があいまいとなった．日めくりカレンダーをつくったりと工夫したが続かなかった．そこで毎月，作業療法士の作成するカレンダー塗り絵を勧めると喜んで行うようになった．今では，自分から来月のカレンダーを催促するようになり，リハビリテーションやお風呂などの予定を自分で記入するようになった．

6）フロアーOT（図6，7）

季節感のある創作活動を当日体調のよい人を集め実施する．貼り絵から壁画づくり，うちわづくりからクリスマスのリースまで活動の幅は広い．準備はすべて作業療法士が行い，当日は介護職が一緒に実施する．壁画はフロアーの食

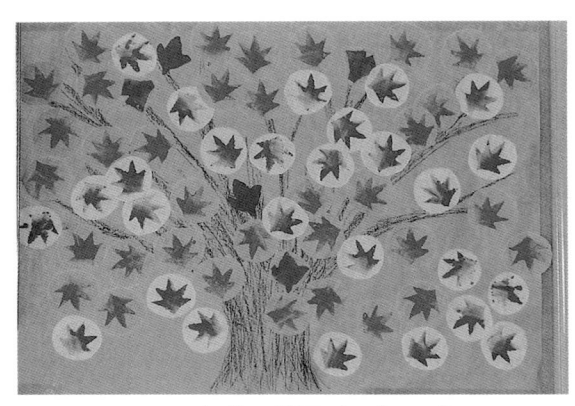

図8 紅葉の壁画（スタンプ）

堂など目立つ場所に飾り，参加していない人も共に楽しんでいる．個人の作品は，一時廊下に飾った後，自室に飾るようにしている．個人の作品には必ず自ら名前を書いてもらっている．

3．アクティビティ導入の目的

特養の入所者は，年齢層が広く，体力や身体機能に幅がある．その一人ひとりの機能や能力に応じてタイミングよくアクティビティを導入していかなければならない．

事前に，利用者の心身機能，体力，高次脳機能の程度，心肺機能を評価し，施設サービス計画（ケアプラン）の方向性を確認する．アクティビティへの本人の興味・関心の有無と特技なども情報として得ておくと有用である．例えば，頻回に排泄へ通う人は短時間の活動からスタートし，指示入りが困難な人には，単純作業を繰り返し行う作業工程を選ぶ．日々の生活パターン（睡眠状態・排尿間隔・情動の変化など）を知ることは重要で，アクティビティ導入の大きなヒントが隠されている．

アクティビティ導入の目的は，10人いれば10通りあるように，多くの目的がある．そのいくつかをあげてみる．

①心身機能の活用と低下の予防として．
②体力や作業耐久性の獲得．
③生活のリズムづくりとして．
④楽しみの場の提供として．
⑤刺激を入れて活性化する．
⑥他者との接触をつくる．
⑦共通の話題をもち，コミュニケーションを促通する．
⑧周囲とのいきいきとした交流づくり．
⑨自分らしさを表現する．
⑩個性や潜在能力の発揮．
⑪日常生活における充実感や有用感を得る．
⑫自信の回復や達成感をもたらす．
⑬ストレス発散として．
⑭徘徊や頻尿など行動障害の減少（抑制）．
⑮寄り添い・場を共有する．
⑯能力の日常性への汎化．

どんなに重介助の人でも生活している．目的や介助・介入の工夫によっては，アクティビティの導入対象となりえる．「参加する」ことを援助し，最終的には自分らしく生活できるための支援を心がけている．また，アクティビティを実施した後に残る作品は，利用者を過小評価しやすい家族や介護職への大きなアピールになる．「こんなものができるとは思わなかった」「まだ名前が書けるのね」など，多くの感想が寄せられる．ただ口頭で報告するよりも理解しやすいようである．

4．アクティビティ導入の適応と方法

特養においてアクティビティを導入することは簡単ではない．もともと行っていた人や家族が介入してくれる場合はスムーズだが，そういった場合だけではない．目的に応じた効果を期待して，不安や混乱を最小限にしてスタートできるようにいろいろ工夫している．

1）でき栄えがよいこと

簡単な動作の繰り返しでも，作品のでき栄えがよいと家族や介護職の評価が高まる．もとも

ともっていた能力を引き出し，誰にでもみえる形で表すことは大事である．スタッフはもちろん，他利用者からも声かけが発生し交流が生まれていく．

2）簡易な作業工程か繰り返し活動が望ましい

たとえどんなアクティビティでも，スタートする一歩は勇気がいる．心を傾け，聴いている時は簡易な作業工程のほうが受け入れやすい．

3）見本を用意する

きれいな見本を用意することもあるが，完成度の低い見本でも効果的である．ゴールを明確に提示しイメージすることは受け入れやすくなる．また，どの作業工程のどの部分をつくっているのかがわかると，その後の動作や応用まで行いやすい．

4）安価な材料やリサイクルを駆使する

高齢者は無駄を嫌う．金銭感覚が薄くなりやすい中，「これはオシボリでした」「全部で100円なんです」などの声かけは興味を引きやすい．

5）動機づけを明確にする

誰かへのプレゼントとして，介護職のお手伝いとしてなど，動機を明確にして伝えることでアクティビティに入りやすくなる人がいる．人によっては，自分自身のため，昼間起きていられるようにするなど，より生活に即した内容でも理解できる人もいる．

また特養は「生活の場」なので，どの場所で行うかも重要となる．居室で行うか，食堂で行うか，他利用者との共有スペースが多いので迷惑にならないか，トラブルが起こらないか，事前に留意しなくてはならない．

5．アクティビティ導入上の留意点

アクティビティは，ときに夢中になり思わぬ事故を起こすことがある．また，認知症の症状や感情面の不安定さから事故が起こることもある．特養における起こりやすい事故と対策を考えてみる．

1）転倒・転落

①いすからの立ち上がりや立ちながらの活動，②徘徊，③場所の移動や道具の準備，④姿勢保持の不十分など，活動中にいすから転落したり移動時に転倒することがある．本人の生活パターンを把握し動作パターンを予測すること，本人にとって安全で安定する姿勢を日ごろから提供する必要がある．

2）誤嚥・誤飲・異食

認識力の低下から紙や布，染色液などを誤って飲み込む（口の中に入れる）ことがある．窒息していたり，認知症が進行しているために自分から訴えることができない場合があるので，安全性には配慮を要する．もともと危険のある人の周囲は，整理整頓し，目に触れるところ，手の届くところから危ないものは片付けておく．口に入れるところを発見した場合は，利用者の好みのものと交換してもらったり，歯がそろっていない人の場合はすばやく取り出す．誤嚥・誤飲・危険な異食を起こした場合は，必ず医師や看護師に報告し指示をもらう．

例えば，マカロニリースのマカロニを食べる人，オシボリやお花紙を丸めたボールを食べる人などさまざまなケースを経験している．異食は，筆者が一番多く直面した事故である．

3）暴言・暴力

暴言・暴力は相手があって起こるものである．創作活動中，難しい局面や失敗した時，うまく乗り切れずストレスが発生し，作業療法士や他利用者に向かって暴言・暴力として表出することがある．日々の生活パターンの把握とともに，問題にぶつからないように本人に合った段階づけを工夫すること，また，難しい局面にうまく介入し手を差し伸べることも大事である．特定の利用者に表出する場合は，席を離す，

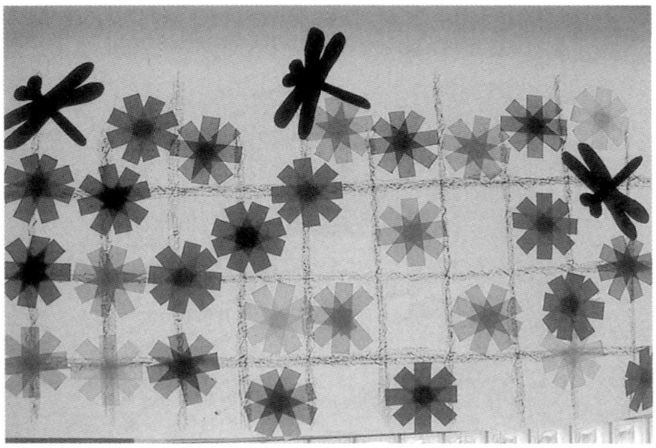

図9 秋桜の壁画（折り紙）

視界をさえぎるなども有効である．

4）収集

スプーンの収集だけでなく，ハサミ・折り紙・画用紙など本人にとって価値のあるものからないものまでポケットやバックに入れてしまう．本人は判断できない場合が多く，すばやい動きが特徴的である．基本的に施設の物品には名前を書いておく，活動の前と後で数を数えておく，収集しそうな人の前には多くのものを置かないなどの工夫が必要である．また，収集に気がついた場合は，「みなさんが使うので貸してください」とお願いしたり，他の話題で注意をそらして返してもらう．それでも，本人が返してくれない場合は，無理矢理取り返すことはせず，時間を置きタイミングをみて再度お願いすることが多い．

III．備　品
1．材料費の請求について

当苑では，アクティビティ活動に関わる材料費は，利用者に対して請求を行っていない．牛乳パックなどは食事サービス科から，模造紙や画用紙などは介護職科〔共用娯楽費（施設負担）〕から協力いただき，その他不足の材料は機能訓練事業費として施設へ請求しているが年間1万円を超えない．基本的に廃材の利用かリサイクル品の利用を推進している．行事で使用したお花を再利用したり，利用者が毎食使用するオシボリを洗濯して使うこともある．また，数十年前に使用した切り込み人形のハギレが残っていたりと倉庫に宝が眠っていることもあった．購入に際しては，100円ショップなどで購入することが多く，クラフトのすべてがそろうキット類を購入することはほとんどない．

個人的な（趣味的）活動の場合は，家族の協力のもと折り紙やパズルなどの購入をお願いすることがある．また，神経麻痺に対する上肢装具など個人装具の費用については公費（医療保険）または自己負担でお願いしている．

2．道具や備品管理について

アクティビティは，利用者の「生活の場」で行われるので，特別な材料や道具を使うことはまれである．ハサミやのり，どこにでもある一般的な道具を使用し，ときには利用者に使い方を思い出してもらいながら進めている．そのため，使い方がわからない（思い出せない）場合，予測不能なことが起こるので注意深く見守る必要がある．また，ハサミやカッターナイフなどは特に活動前と後で個数を確認する．認知症の症状の中で，収集活動は多くみられ，洋服のポケットやバック，車いすとクッションの間からよく出てくるので注意が必要である．

IV．今後の課題

特養に対する世の中のイメージは暗い．古い言い方をすると姥捨て山のイメージもある．しかし，特養には今もいきいきと元気に過ごす利用者がたくさんいる．年齢層は幅広く，心身機能や認知度にも幅があり，リスクも違っている．そうした中，看護師，介護職など各スタッフ同士の協同のもとに，一人ひとりの安心・安全な生活を支えている．

集団的アクティビティは，作業活動を通じ人と人の交流を生み出し，仲間づくりや居場所を作り出す．他者への興味や関心から自分自身の振り返りも行われる．特養という集団生活への適応を促進することも期待できる．個人的アクティビティは，自分の時間を自由に有効使用し楽しみを生む．

　個別から集団までアクティビティは，治療的介入から趣味活動まで幅広く活用できるといっても過言ではないだろう．しかし，その中心にいるべき作業療法士の専門性の深さに課題は残る．利用者一人ひとりに適切なアクティビティを提供するために情報収集し，日々の生活支援と同時に評価を行い，能力が引き出せるよう支援をしなくてはならない．

　現在，特養では機能訓練指導員として働く作業療法士の人数はなかなか増えていない．作業療法士（セラピスト）の設置基準はなく制度に守られてもいない．「役立つ」と思われなければ選ばれない厳しい現状である．作業療法士の専門性は，生活支援からその人がその人らしく過ごせるように手伝う方法を知っていることである．アクティビティの活用も作業療法士の得意分野のはずである．この専門性を自己研鑽し深め，アクティビティをもっと活用し，特養という新たなフィールドで活かしてほしい．

5. 通所リハビリテーション

I. 場の解説（施設の特徴）

　通所リハビリテーション（以下，デイケア）は，在宅で生活される人を送迎し，日中の通常約6時間半を使い，共同生活の中で入浴，食事，リハビリテーション，レクリエーションなどを提供する．通所介護（デイサービス）との共通点も多いが，作業療法士もしくは理学療法士の配置が義務づけ（診療所など一部を除く）られており，希望者に対し個別的なリハビリテーションが提供される．

　なお，デイケアは広義の意味でのアクティビティ種目が，同日に複数行われることが特徴である．混乱を避けるため，ここでは狭義のアクティビティを「手工芸」と分けて表記する．

　事業者形態は，介護老人保健施設・一般病院・診療所・その他厚生労働省令で定める施設をいう〔事業者数約33,000（2009年4月）：同年報酬改定のみなし指定により急増，前年同月では約6,600〕．

　利用者の障害像は多様で，身体障害，軽度の精神障害，認知症を中心とした知的障害が単独もしくは混合する．また，医療機関にて適切なフォローを受けていない利用者も多い．具体的には脳血管障害でありながらリハビリテーションを受けていない，あるいは認知症の疑いが濃厚でありながら医師の診断を受けていないなどである．近年は医療機関の外来リハビリテーションからの移行者により，若い年齢層も増える傾向にある．

　地域性も利用者構成に影響し，都市型・住宅地型・農村部型などにより，旧来からの住民と新住民との比率が変わる（例：都心のベッドタウンでは，「呼び寄せ同居」を含め各地から集まり，地域になじみのない人が増える）．

　利用者の居住エリアは送迎の都合により，入院入所よりも近隣に限られる．また利用の可否は，利用者の状態以前に送迎の可否で決まることも多い．

　利用形態は，週1回から複数回とさまざまである．介護度の認定しだいで利用回数が制限されることがある．標準的な利用時間は，6時間以上8時間未満（最低6時間半滞在）であるが，短時間や延長などを行う事業者もある．近年は，個別リハビリテーションに特化した短時間利用を受け入れる事業者も増えつつある．

　プログラムは，送迎，昼食，入浴，手工芸，リハビリテーション，レクリエーションなどが同日に行われるため，利用者個々の要望や体調を考慮したプログラム構成が求められる．しかし実態は，事業者側の事情が優先され，個別のプログラムよりも集団処遇となる可能性もある．

　2003年の介護保険法改定により，個別リハビリテーション加算（以下，個別リハビリ加算）

が施行された．実施時間は20分（一部40分），内容は実用歩行訓練，活動向上訓練，運動療法などの組み合わせに限定し，対応は個別のみである．当時，介護報酬総額の抑制もあり，個別リハビリ加算でのリハビリテーション（以下，個別リハビリ）を取り入れ，これまで行われていた集団活動やアクティビティをリハビリテーション業務から外さざるをえない事業者が増えた．その後，二度の改定で細かな変更はあったが，個別重視・非アクティビティの方針は変わらない．

居住スペースは，オープン型であるか，クローズド型でもワンルームが一般的で，利用者のプライバシーに配慮されたスペースはほとんどない．リハビリテーション，食事，入浴，手工芸などの各スペースは，事業者の形態や規模によって，専用か他部門との共用かはさまざまで，専用であっても複数を兼ねた多目的スペースとして前述のオープン型かワンルーム型にまとめられる場合が多い．それとは反対に，都市型の高層施設や病棟転用施設などでは，構造上細かく分割された配置もみられる．

職員は，一般的に部署自体が専任職員で構成されることが多く，一つのチームとしてまとまりやすい（看護・介護職員であっても当直がなく，給与体系が入院・入所と異なるため）．また送迎業務では，地理の精通など特殊性が求められることも兼任しにくい事情となる．作業療法士だけで取り組むことが難しい業務も，他の職員と協同・委託で取り組みやすい．反面で作業療法士は，兼任や非常勤となることも多い．

入院・入所と異なるものに「出欠」がある．欠席の理由は体調不良に限らず，天候不良や所用による休みなどがある．例えば，家族の都合による外出や定期的なショートステイによる休みもあり，1カ月の半分欠席となる利用者もいる．しかし通所事業では，「定員内での事前契約」が前提であるため，欠席分に他者を臨時で利用させることもできず，そのまま空席（無収入）となる．そうした事情から厳しい運営を強いられ，諸活動に影響する事業者もある．

II．アクティビティ導入の目的，方法，経緯と適応

1．手工芸の実施例

①自宅から「お出かけする場所」であり，服装や持ち物への気遣いを生む．そこで評価され，さらに意識を高めるための手工芸として，以下のものがあげられる．

　i ）身に付けるもの：ブレスレット（ビーズ），ブローチ（革細工，七宝焼き）など．

　ii）持ち物：メガネケース（革細工，クロスステッチ，刺し子），杖のひも（革細工，マクラメ）など．

　iii）小物入れ：巾着袋（刺し子，クロスステッチ），ケース（デコパージュ）など．

②ぬり絵カレンダーなどは日常的で定番化しやすく長期利用者向きである．

　i ）土台づくり：MDF板（A4，3 mm厚）などに塗装やデコパージュなどで（用紙の外周部分を）飾り付ける．年ごとに更新を行う．

　ii）毎月のカレンダー：用紙は土台よりもひとまわり小さいB5サイズとし，上半分はぬり絵用のイラスト，下半分は当該月のカレンダーで構成される．イラストは数種類用意し，選択できる．カレンダーにデイケア利用日などの予定を色付け，または書き込む．コピーし数種類から選択できる．両方終えたら上端部に両面テープを貼り持ち帰る．

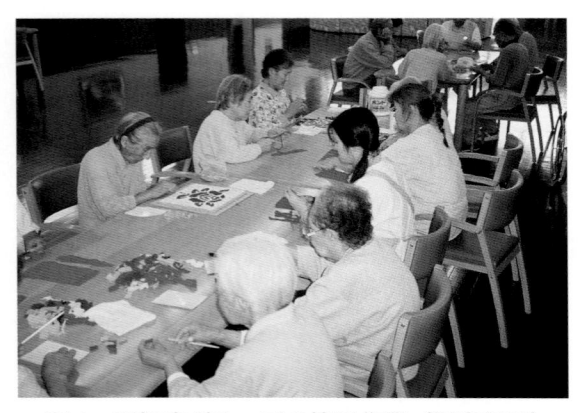

図1　認知症グループの協同作業（紙巻細工）

③協同作業は個別作業と異なり，一人ですべての作業工程を担えない認知症利用者（図1）などに向いている．また目的を他者と共有することで，個人でみれば役割活動として位置づけでき，集団においては，所属感や連帯感の体験が期待できる．例：紙巻細工，ちぎり絵など．

④利用者間の交流を促進するもの，または体験などその他として次のものがあげられる．

　ⅰ）利用者仲間と取り組みを一緒に楽しむ，作品を見せ合い楽しむ体験がある．
　ⅱ）他の利用者に対し，作業技術を教える，教わる，サポートする体験がある．
　ⅲ）手工芸に参加していなくても，心地よく過ごせる場の体験がある．

2．導入の注意点と活用法—事例を通じて

1）詰め込みプランの弊害（Aさん，90代，女性）

担当ケアマネジャーからのケアプランに，Aさん希望のレクリエーションと手工芸，さらに家族から入浴と個別リハビリを要望される．しかしAさんは，入浴と個別リハビリで体力を消耗し，残り時間は休息を要する．結果，Aさんが楽しみとされる手工芸にまではたどりつかなかった．

このような場合，ケアマネジャーへこまめに状況を報告し，必要に応じてケアプランの再検討（家族を交え）を求める必要がある．例えば，利用曜日ごとに目的を分散させる．他事業者と併用されていれば，目的別に利用を分けるなどを提案する．

2）種目不足の弊害（Bさん，80代，女性）

Bさんは利用を開始してから10年以上経つ．手工芸は好きでなんでも取り組まれるほど意欲的である．しかし提供できるものには「あれもつくったし，これもつくった」と新鮮味を感じられないでいる．施設側が種目を増やし続けることにも限界があり，手工芸の目的（動機づけの方法）を根本的に見直すことも要検討である．

このような場合，目的を自分のため，あるいは家族や親戚へプレゼントするためとすれば，いずれ限界がくる．他の利用者へ，作り方を指導したりサポートするなど，制作よりも役割活動として支援する．また，個別作業のみでなく協同作業を併用する方法や，学校や地元の機関などへ作品自体を販売した売り上げを寄付するといったボランティア活動を導入する方法もある．他の通所事業と併用していれば，活動の重複を避けるよう相互に連携し，役割分担を検討しなおす．この場合，ケアマネジャーに日々の状況を報告したうえで，さらにケアマネジャーを介した担当者会議を活用する．

3）人と時間の「間をもたす」（Cさん，80代，男性）

Cさんは通い始めて日が浅い．新しい環境になかなかなじめず，転校生のように緊張して過ごしている．若いころのような順応性もなく，リタイヤしないかと家族も心配している．自分なりの過ごし方や心地よい身の置き場ができる

までは，ささやかでも一時的な避難場所・隠れ場所が必要である．しかし設備上，設けられない施設も多い．別の手段として，短時間利用から開始できればよいが，送迎業務が柔軟でなければ難しい．

このような場合，他の利用者との距離感を早くつかめればよいが，職員が常時仲人になるにも限界がある．「間をもたす」という表現は適切ではないが，ちょっとした手工芸・手作業を取り入れることでCさんにとっての気晴らしや他者とのおしゃべりのきっかけになり，重い空気を変えてくれることがある．

4）協同作業の多様性（Dさん，80代，女性）

Dさんは中等度から重度の認知症がある．若いころから手先を使うことが好きで，家族もデイケアでの成果（完成作品）を期待している．提供できる個別作品は，職員の介入があれば可能だが介助量のほうが多い．しかしDさんは，単純な作業工程で模倣があれば，ある程度の作業は可能である．むしろ意欲や内容限定での作業耐久性は高い．

このような場合，協同作業の一作業工程を一手工芸，またはリハビリテーションの一種目として導入する．例えば，紙巻細工の場合，作業工程は，ハサミ切り，丸め，色分け，貼り付けなど複数に分かれ，いずれか一つの作業工程でも施行できれば参加可能である．

認知症の比較的重度の人には，「色分け」工程のみを切り取り，その材料分は作品完成のためではなく，リハビリテーション目的の道具として繰り返し活用する．完成を目的とした生産性よりも，抽出された一作業工程の機能性や活動性に重きを置く．また，単一作業工程の選択的な取り組みは，集中力や座位保持・上肢手指機能などへのアプローチとしても活用できる．知的レベルや活動性が高い人との違いは，複数の作業工程のうちいくつできるか，ということのみである．同じテーブルに複数の作業工程が混在してもよい．また，家族の期待には可能であれば写真付き資料などで様子を伝える．

5）手工芸の食わず嫌い（Eさん，70代，男性）

頑固タイプのEさんは，他者との交流のきっかけをうまくつかめないでいる．アクティビティの間接的効果で対人交流を引き出したいが，Eさんには余暇や遊戯と映るようで拒否される．また活動内容のためだけでなく，男性特有のシャイズム（気恥ずかしさ）やダンディズム（男子たるもの）が邪魔をする．

このような場合，交流目的は表にうたわず，あくまで「身体リハビリテーションの一貫」として導入する．「作業療法の手工芸はリハビリテーションの一貫」であり，個別（身体）リハビリとは違う効用があると感じていただく．やってみたことで抵抗感が薄れてくれば，次の作品へと誘導できる．

このほか，同じ協同作業での「人手不足のお手伝い」として，協力を依頼する形での導入を試みる．Eさんにとっては「人（他者）のため」という大義名分ができ，抵抗感を和らげることが期待できる．

いずれかの方法で，まず導入を慎重に行い，職員が仲人に入って交流をする．時間の経過とともに，職員が同席しなくても他の利用者と交流がみられる．また，手工芸へ集中しているといった様子がみられるまで介入観察を続ける．家族やケアマネジャーへも，事前に理解と支援を得られるよう働きかける必要がある．

III．道具・材料の購入・請求の仕方

種目ごとの個別請求は，利用者にとってそのつど費用を意識させるため，負担に感じさせる

こともある．一方，一律の定額徴収は，利用者が負担を感じにくいうえ，徴収業務が簡素化するが，以下の点に注意を要する．

①作業材料費を，教養・娯楽費や日用品費などの名目で全員一律とした場合，参加しない人・できない人や完成までのペースが各自異なるような状況では対応しにくい．

②レクリエーション費など，利用者全員へ一律に提供する費用とした場合，療養費に包括されるとみなされる可能性がある．

③毎回，規則的に徴収する方法は，利用者の参加の有無に対応しにくい．例えばある利用者が，その日は疲れているから手工芸は不参加という場合もある．

このほか，完成途中で通えなくなった人への請求は，後日では難しいため開始時に請求することが望ましい．また，中途作品の扱いを家族に確認する場合は，あえてケアマネジャーを介することで，ケアマネジャーへ事業者としての対応を示すことにもなる．作品の返却を急ぐ必要がなければ，サポート役を依頼できる利用者に手伝っていただき，後日届けることもできる．

IV．今後の課題と日ごろの注意点
1．個別リハビリとの両立

ケアマネジャーからの依頼で「デイケアに期待するのは個別（身体）リハビリ」というケースは多い．しかし，セラピストの人手や利用者の都合で，個別リハビリと手工芸との両立が難しい場合も出てくる．こうした時，ケアプランで利用目的の優先順位を明確にするとともに，手工芸を必要とする他の利用者のためにも，作業療法士自身の時間確保に取り組む必要がある．

2．通所併用での役割分担

通所事業の選択肢は年々増え，2カ所以上の併用プランも一般的となった．数が増えるに伴い事業者がそれぞれ独自性を出し始めたことで，今後さらに併用プランは増えると思われる．ケアマネジャーのマネジメントにより事業者ごとの役割分担がなされるが，併用はメリットばかりでなくデメリットを生じることもある．作業療法士は利用者の健康面・アクティビティなどへの影響をケアマネジャーに随時報告・提言する必要がある．

3．他事業者・他職種との連携

担当者会議ではいずれの場でも，デイケアに対してのリハビリテーションについて意見・照会を求められる．合わせて手工芸への取り組みでみせる興味，関心や活動性などの情報は，他の事業者が通常知りえないものも少なくない．デイケア責任者や相談員が対応する以上に，作業療法士が窓口として適任である場合も多く，担当ケアマネジャーはもちろん，他事業者・他職種との連携に関する意識と能力も求められる．

4．ケアマネジャーとのコミュニケーション

利用者数に対するケアマネジャーの人数は，入所と比べかなり多い．ケアマネジャーの元職は，看護師・保健師などの医療系職種，介護福祉士・社会福祉士などの福祉系職種など，さまざまである．作業療法士の認知度も個人差が大きい．手工芸などのアクティビティに関する認識の違いやささいな行き違いで，利用者に誤った情報が伝わることがある．反対に利用者や家族は，何かあった場合，直接事業者へは伝えにくくケアマネジャーへ相談する．

ケアマネジャーから知らせがあればよいが，

問題が伝わらないまま利用終了となることもある．原因が不明な「しばらく休む」などは注意する必要がある．ケアマネジャーへは定期的な書類報告だけでなく，日ごろからこまめに伝えることが無用な誤解を避けるだけでなく，信頼できる事業者として認知してもらうこと，逆に情報を得やすくなることにつながると考える．

5. デイケアの独自性と今後のアクティビティ

デイサービスとの違いを説明することは難しく，事業者単位でみれば，デイサービスとの違いよりも，同じデイケアとの違いのほうが顕著な場合もある．個別リハビリの有無で分類されるようにもみえるが，リハビリテーション専門職が特徴であるはずのデイケアでは，目的と手段の条件つきリハビリテーションを，機械的に提供しかねないうえ，作業療法士と理学療法士の独自性まであいまいにしつつある．前述の通り作業療法士は，個別リハビリ重視の影響から，手工芸や集団活動（グループワーク）から遠ざかり，その役割は介護職など他の職員が代行している．しかし，その職員の負担も軽くはない．

一方，デイサービスでは筋力強化マシーンなどが広まり，狭義の身体リハビリテーションが一般化しつつある．近年は，空き店舗を利用した短時間デイサービス（身体リハビリテーションに特化し，作業療法士・理学療法士も不在）もみられる．こうした広まりは，介護予防や介護度が軽度な者には一定の効果は期待できるとしても，高齢化の加速度からみれば，対象にできるのはごく一部分にすぎない．

偏重したリハビリテーションが，程度や性質の違いこそあれ，デイケア，デイサービスともに広がる．そして，アクティビティ業務はその影響を直接受ける．結果，デイケア，デイサービス両者の違いは，ますます不明瞭になる．

しかし，近年注目を集める認知症対策は，発症予防から進行予防まで，アクティビティ抜きでは考えられず，専門性を要求される分野である．これは，「認知症を含む高齢者のリハビリテーションは，多様なアプローチが必要であり，その主軸の一つとしてアクティビティが有効である」と，再認識される好機と考えられる．そのためにも個々の作業療法士が，アクティビティの専門性や有効性を維持・向上させるよう，取り組みを続けてほしい．

文　献

1) 独立行政法人福祉医療機構：最近の介護事業者数の動向について．2009

6. 通所介護

I. 場の解説（施設の特徴）

本論に入る前に，まず，通所介護（以下，デイサービス）を介護保険制度の面から概説し，合わせて筆者の勤務先である東京都大田区立羽田高齢者在宅サービスセンターでのデイサービス事業の特徴を，①施設面，②利用者面，③実践状況面の3側面から紹介する．

種類には，1）要介護者のサービスとしての一般型通所介護〔①小規模型，②通常規模型，③大規模型（Ⅰ），④大規模型（Ⅱ），⑤療養通所介護〕，2）介護予防サービスとしての介護予防通所介護，3）地域密着型サービスとしての認知症対応型通所介護（①-a 単独型，①-b 併設型，②共用型）がある．

一般型デイサービスとは，『居宅要介護者について，老人デイサービスセンターに通わせ，当該施設において入浴，排せつ，食事などの介護，その他の日常生活上の世話および機能訓練を行うこと』と介護保険上定められ，人員基準として生活相談員，看護職員，介護職員，機能訓練指導員および常勤管理者の配置が義務づけられている．

認知症対応型デイサービスとは，居宅要介護者であって脳血管疾患，アルツハイマー病，その他の要因に基づく脳の器質的な変化により日常生活に支障が生じる程度にまで記憶機能およびその他の認知機能が低下した状態（以下「認知症」という）を対象とした事業で，平成18年の介護保険法改正に伴い，地域密着型サービス事業（市町村が事業者の指定や指導・監督）として位置づけられたものである．

加算に関しては，作業療法との関わりからは機能訓練加算があり，機能訓練指導員（理学療法士，作業療法士，言語聴覚士，看護職員，柔道整復師，あん摩マッサージ指圧師）を1名以上配置し，1日120分以上，機能訓練を行っている場合に「1日につき27単位」が加算される．一方，介護予防デイサービスにはアクティビティ実施加算があり，レクリエーションおよび創作活動などのアクティビティを行った場合に，「1月につき81単位」が加算される．

事業所の状況は，デイサービスが19,409事業所（955,506人），介護予防デイサービスが18,055事業所（149,705人），認知症対応型デイサービスが2,484事業所（37,017人）となっている（平成18年介護サービス施設・事業所調査結果の概況：厚生労働省）．また，デイサービスに関わる作業療法士数は日本作業療法士協会会員数の約1％を占める362名（2008年日本作業療法士協会統計資料）である．

1. 施設面（沿革・定員）

筆者のセンターは，区内に約5,000もの工場を抱え「モノづくりのまち」として知られる東

京都大田区内にあり，機械製品，工作部品の製作・精密加工などを中心とした中・小規模の町工場が点在する羽田地域に，特別養護老人ホームの併設型として平成3年に開設された大規模型デイサービス施設である．定員は，一般型デイサービス40名および認知症対応型デイサービス10名である（2009年10月）．

2. 利用者面（地域性，年齢，疾患構成）

平均年齢は80.6歳（男性77.6歳，女性83.7歳），最高齢98歳，女性7割，男性3割である（2009年10月）．疾患として，脳血管障害，パーキンソン症候群，関節リウマチ，廃用症候群などに加え，とりわけ地域の産業特性（前述）でもある機械加工に起因する手指の変形・切断などを含む労働災害後遺症，職業病と考えられる腰・膝・肩関節の慢性的な疼痛および交通事故後遺症（高次脳機能障害を含む）を抱えた利用者が多いことも特徴としてあげられる．一方，作業療法の面からは，開設当初より地域病院から退院した後の脳血管障害患者の割合が比較的高く，作業療法による治療・訓練を経験した利用者が多いのも特徴である．

3. 実践状況面

筆者は平成12年入職し，今年で10年を迎える．アクティビティに関しては，①開設当初より，患者として作業療法を体験した管理者およびアクティビティに関心の高い機能訓練指導員の存在，②陶芸，籐細工，革細工，タイルモザイク，マクラメなど豊富なアクティビティ資材などの背景もあり，デイサービス全体にアクティビティに対する関心が高いのも特徴である．

作業活動は入浴および送迎などの繁忙な午前中を避け，比較的落ち着いた時間が確保しやすく，くつろいだ雰囲気が漂う午後の時間帯を中心に，アクティビティを希望する利用者を対象に4～5名程度の小集団で展開されている．活動はレクリエーションと並行して実施されているため，活動への参加は利用者の選択に委ねられている．趣味活動の一環として，月に1回ボランティア指導者によりクラフト（折り紙）が行われている．

II．アクティビティ導入目的

アクティビティの導入目的を，①身体機能面，②心理面・精神機能面，③社会面，④地域性（デイサービスの特徴でもある通所形態）の各側面から概要を**表1**にまとめた．

筆者は，「リハビリテーションが"目的指向型アプローチ"といわれるように，アクティビティも目標（目的）指向的であるべき」との考えから，とりわけ「目的の明確化」を重要視している．

導入目的は，家で例えるならばいわば「玄関」ともいえる場所であり，単なる入り口としての意味合いにとどまらず「家の象徴」ともいえるものであろう．アクティビティ実践においても，単に活動方法・内容を規定するだけでなく，活動プロセス全般の質にも影響を与えかねない過程だけに，作業療法の技量が問われる場面でもある．

筆者は導入にあたり，デイサービスの特徴（通所形態，福祉施設）から次の2点を念頭に置くことに努めている．一つは，「心理・社会」および「地域」に重点を置き，①自信の回復，②役割の再獲得，③豊かな成功体験，④自己効力感の実感などが利用者にもたらされること．もう一つは，アクティビティの主役は介護職員（ケアワーカー）であり，作業療法士は主に黒子として「アドバイザー的」な立場をとるということである．**表2**に当デイサービスでの主活動である「紙細工」に的を絞った，デイサービスオ

表1 デイサービスにおける導入目的別分類

身体機能面	心理面・精神機能面 （知・情・意）	社会面	地域性
巧緻性・目と手の協調性の回復・維持・向上	自己効力感の再確認	新たな役割づくり・役割の再獲得（自宅・施設）	自宅への趣味活動の汎化
関節可動域の維持・拡大（リーチの延長など）	精神的安定	趣味・余暇活動の発見・継続	家族・知り合いへの手工芸紹介・指導
筋力の回復・維持・向上（ピンチ力，握力など）	感情の安定	対人交流の促進	地域・社会へのアクティビティ活動の紹介・発信
座位持久力ならびにバランスの回復・向上	ストレスの解消	なじみの仲間づくり	地域での完成作品の展示・発表
感覚障害の回復（表在・深部感覚）	知的能力の回復・維持・向上	社会性の再学習	
運動失調の改善（測定異常，書字障害など）	集中力の回復・維持・向上	その他：認知症の予防，進行防止，高次脳機能障害の改善	

リジナル版ケアワーカー向け簡易チェックシートの一部を紹介する．このシートの目的は，動作・道具・材料の各項目からケアワーカーの観察から得られた情報を体系的に整理し，利用者の残存能力（昔とった杵柄，できること）を発見して活動に活かすことである．

III．アクティビティ導入方法

導入目的を「玄関」とすれば，導入方法は，「上がり框」に相当するのではないだろうか．「敷居が高い」という言葉が意味する「家への上がりにくさ」は，①高すぎて上がれないといった身体機能的・物理量的な側面および，②風格や格式により立ち寄りにくいといった心理的（質的）側面の両面を表すことを，われわれは心得ている．本稿ではデイサービスの観点から，アクティビティ導入の技術として，利用者の心理・精神機能面に重心を置いた段階づけおよび動機づけを取り上げることにする．

1．段階づけ

段階づけはアクティビティの導入に限らず，作業療法の得意とする技術の一つである．詳細は「第3章アクティビティの活用と実践」のgradation項目に譲り，ここでは「大人の活動」の視点から「材料の素材に関わる段階づけ」について考えてみたい．

活動に利用される素材はさまざまではあるが，①色折り紙から和紙または千代紙へ（色合いの変化），②紙から布へ（さわり心地の変化），③和柄の利用（高光沢から低光沢あるいは派手から地味）などの段階づけを図ることで，アクティビティの幅が広がるだけでなく，作品全般にわたり，落ち着きとシックな趣きが醸し出されるようである．特に，アクティビティに対して「くだらない」「幼稚（子どもっぽく）で馬鹿らしくてやっていられない」といった思い込みおよび誤解をもった利用者に対しては，自尊心を傷つけることなく，アクティビティへの動機づけの工夫の一つとして，「大人らしい活動」の演出が思いのほか，効果を上げているようである（詳細は第3章「22．和の小物袋」「26．絞り染め」「38．和紙のうちわ」などを参照）．また，認知機能の低下した利用者に対しては作業

表2 クラフトアクティビティ―動作・道具・材料別分類表

	基本動作	特性	道具	目的	材料	性質
1	線を引く	書字・描画	ハサミ	切る	模造紙	紙
2	なぞる	書字・描画	カッターナイフ	切る	色画用紙	紙
3	写しとる	書字・描画	裁断機	切る	工作用画用紙	紙
4	書く	書字・描画	チューブのり	貼り付け（接着）	和紙	紙
5	描く	書字・描画	スティックのり	貼り付け（接着）	千代紙	紙
6	塗る	書字・描画	カップのり	貼り付け（接着）	折り紙	紙
7	切る	分離	木工用ボンド	貼り付け（接着）	お花紙	紙
8	ちぎる	分離	直線定規	線引き・測定	ティッシュ	紙
9	裂く	分離	三角定規	線引き・測定	新聞紙	紙
10	切り込み	分離	鉛筆	書字・描画	紙テープ	紙
11	丸める	展開	ボールペン	書字・描画	糸	糸
12	こよる（こよりをつくる）	展開	サインペン	書字・描画	毛糸	糸
13	折る	展開	ポスカ	書字・描画	リリアン	ひも
14	広げる	展開	マジックインク	書字・描画	たこひも	ひも
15	折りつける	展開	クレヨン	書字・描画	ビニールひも	ひも
16	めくる	展開	水彩用筆	書字・描画	ビーズ	ビーズ
17	束ねる	結合	書道用小筆	書字・描画		
18	結ぶ	結合	書道用太筆	書字・描画		
19	編む	結合	ゼムクリップ（小）	留め付け・固定		
20	通す	結合	ゼムクリップ（中）	留め付け・固定		
21	貼り付ける	固定	クリップ	留め付け・固定		
22	留める	固定	ホッチキス	留め付け・固定		
23	つまむ	把持	業務用ホッチキス	留め付け・固定		
24	握る	把持	輪ゴム	留め付け・固定		
25	挟む	把持	ゴムバンド	留め付け・固定		
26			おもし（ウエイト）	留め付け・固定		
27			セロハンテープ	貼り付け（固定）		
28			梱包用紙テープ	貼り付け（固定）		
29			ビニールテープ	貼り付け（固定）		
30			穴あけパンチ	穴あけ		
31			クラフトパンチ	穴あけ		
32			きり	穴あけ		
33			木綿針	縫い付け		
			ネット手芸用針	縫い付け		

工程による対応(精神機能面の段階づけとして,「自由度」による段階づけ)も効果的である(詳細は第3章「37. はりこのお面」を参照).

2. 動機づけ

はじめて体験することに戸惑いと不安を感じることは,誰でも一度は少なからず体験することであろう.とりわけ,加齢などに伴う緩やかな身体機能(視力,握力,巧緻性など)の低下,脳血管障害による突然の片麻痺,認知症,うつ状態などと折り合いをつけながら生活を続けるデイサービス利用者にとっては,なおさらのことである.こうした利用者の陥りやすい失敗体験(自信喪失,劣等感,無気力感など)をフォローし,自信回復を促すアクティビティを実践するにあたり,動機づけはアクティビティ導入から作品の完成に至る一連のプロセスを継続させるための要ともいえるものである.

とりわけ,職員の依頼に応え,作業を無事に成し遂げ,感謝されるといった体験は,家庭での役割が徐々に少なくなり,自分にはもう価値がないのでは,と思い悩む高齢者にとってかけがえのない動機づけとなる.風船バレー用ネット(荷造り用のビニールひもを結び,編んで使った手づくりのもの)の修繕など職員顔負けの腕前を披露し感謝される利用者もその一例といえるだろう.

次に動機づけとして,「道具の側面」を考えてみたい.「昔とった杵柄」も「慣れ親しんだ道具」によって,さらに磨きがかかるのではないだろうか.「cm 単位」ではなく「一尺,一寸の単位」を使用した鯨尺(くじらじゃく)や和バサミなど,実際の使用の有無にかかわらず,利用者の目にとどまる場所にさりげなくこうした道具を置くことで,利用者の琴線を静かに震えさせることができるはずである(図1).

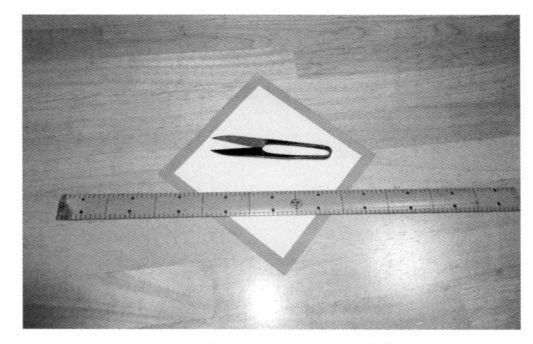

図1 なつかしい道具類

IV. 経 緯

筆者は,デイサービスでのアクティビティ実践にあたり,アクティビティを「生活を構成する作業」の視点から「心理・社会面」のうち,「主体性」「役割」「自己効力感」をキーワードに,「アクティビティを自宅での日常生活の延長として捉え,①デイサービスでの活動に必要とされる物品類は自らの手でつくり,利用・活用する(主体性の回復および向上),②活動を通じて,こんな自分でも思っていた以上に人の役に立てる役割がある(役割の創設および再確認),③自分も人から認められ・感謝され,人の役に立つことがまだできるんだ! 自分もまんざら捨てたものじゃないなという自信の回復・満足感の充足(自己効力感の再確認)」といった一連のプロセスに沿った活動を心がけている.前述のプロセスに沿った,具体的なデイサービスでのアクティビティ種目を「クラフト(紙細工)」に絞って**表3**にまとめた.

さらに,利用者の身体状況(適応と禁忌)に加え,ICFの環境因子の観点から環境調整の一環として,アメニティー(快適性)も実践活動における重要な一要素と考え,デイサービスにおける筆者の工夫などを交え紹介したい.

1. 身体面

片麻痺利用者への対応として,自助具および

表3 当センターでのアクティビティ活用分類

材料づくり（次の活動へのステップ）			アクティビティ実践	利用・活用（役割の再確認・自己効力感の実感）				
主な材料	方法	道具	活動内容	施設備品	レク用具	施設内装飾	施設行事	趣味・余暇
新聞紙	丸める	手，指	使用済みの紙パックに詰め込み布テープで束ねる	足台（施設備品）				
折り紙，千代紙，和紙	ちぎる	手，指	貼り合わせてちぎり絵	うちわ，歌詞カードの表紙，杖スタンドの装飾	空き缶の側面に貼り付け，「缶積みゲーム」に利用	模造紙に貼り付けたちぎり絵の壁面飾り	敬老行事のランチョンマットや箸袋・箸置きの装飾，行事や家族懇談会の案内状（ハガキ）や，行事の飾り付け	
	折る	手，指	折り紙（月に1度ボランティアが参加指導）			模造紙（窓）に貼り付け飾り付け		
お花紙（ティシュペーパー）	丸める	手，指	貼り付けて飾り絵			模造紙に貼り付けた飾り絵の壁面飾り		文化祭への出展
	折る	手，指	蛇腹状に折り込み，中央をホッチキスで留めて装飾用「花」づくり				行事の案内板やフロアーの飾り付け	
	折る	お花ちゃん(道具)						
色画用紙	切る	ハサミ	短冊状に切り分け	織り込んでコースター			七夕用の短冊	
	切る・丸める	ハサミ	短冊状に切り分けたものを丸め，両端をのり付け			スティックアートの壁面飾り		文化祭への出展
広告チラシ	丸める	手，つま楊枝	つま楊枝で丸め，糸に通す			のれんとして室内装飾		文化祭への出展
	丸める	手，丸棒	専用道具で丸めて，アンデルセン手芸	小物を入れるかご・テーブルカバー・コースター				文化祭への出展
工作用画用紙	切る	ハサミ	金・銀色のものを多様な形（花型，短冊状）に切り抜く	穴を開け，洗濯バサミを通したひもを利用者の衣服に付ける名札				

★デイサービス特性
　①福祉施設の視点：心理・社会面の重視，新たな役割の創出（役割の再獲得）＋自己効力感の確認
　②通所施設の視点：在宅生活の延長の視点から地域性の重視（趣味・余暇活動の在宅への汎化）
★リハビリテーション精神
　①主体性な活動への参加
　②自立支援
　③残存機能の発見・維持・向上

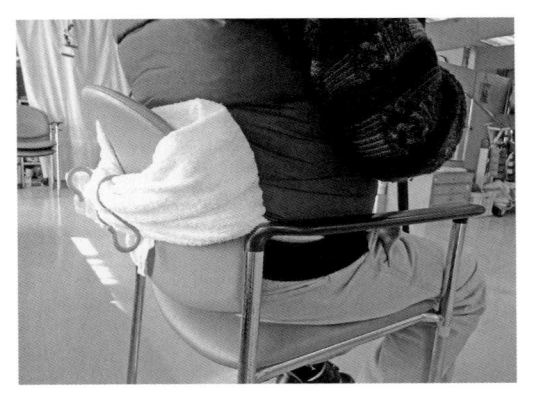

図2　手作りランバーサポート

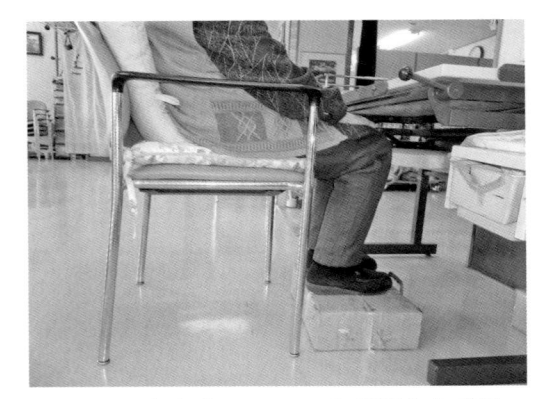

図3　足台とクッションを利用した座位ポジショニング

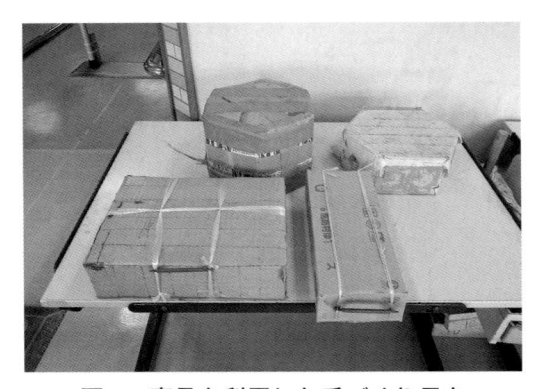

図4　廃品を利用した手づくり足台

治具などを使用した固定方法に加え，滑り止めマットおよびクリップやおもりの活用など，身近にある日常品を利用した固定の工夫も作業療法の技術として効果的である．また，作業に夢中になりすぎ，姿勢の崩れに気付かない利用者に対しては，意欲をそがぬよう，さりげない声かけも，ときに必要であろう．さらに，関節リウマチなどの関節障害を有する利用者に対しては，とりわけ道具の選択および過用・誤用に十分に留意し，関節保護に細心の注意を図る必要がある．見すごされやすい白内障などの眼科疾患に伴う「物の見え方（特にまぶしさ）」に関しては，カーテンでの遮光および可変式ダウンライトなどを利用した室内の明るさの調整など，視力（低下）・視野（狭窄）と合わせて細かな気配りも作業療法的配慮といえるのではないだろうか．

2．環境面

心地よい作業環境は利用者の動機づけを高める重要な要素の一つでもある．活動内容に合わせたBGMの選曲やアロマオイル（精油）の利用なども念頭に置きつつ，室温（冷暖房の温度設定），湿度（加湿器の利用），照度の調整には細かい心配りを図りたいものである．デイサービスでは，利用者の身体状況（円背，側湾など）に適応した姿勢調整および疼痛予防(特に腰痛)対策として，クッションなどを利用した簡易ランバーサポートや手づくり足台などの積極的な活用を図っている（図2～4）．

V．道具・材料の購入および請求方法

アクティビティ材料および道具などに関しては，「施設年間事業計画および活動（行事）計画」に基づき，年間の活動に必要とされる物品類を計画的に購入することとされている．材料の購入にあたっては量販店などの利用を心がけるとともに，材料の選択に際しては職員の創意工夫の啓発，資源の再利用ならびに経費節減の観点から廃材などのリサイクル利用に努めている．主な材料は，施設で提供されるおやつ（ゼ

表4　今後のアクティビティ―実践の課題と対応

	人的側面 人的資源	物理的側面 サービス提供	費用的側面 コスト意識	情報の側面 認知症
現状および課題	身体・認知両機能の低下した中～重度利用者の増加に伴い，入浴サービスおよび機能訓練希望者が増加している．その結果，ケアワーカーの介護量，作業療法による機能訓練時間も増加し，アクティビティに関わることができる十分なマンパワーの確保が困難となりつつある	豊富なアクティビティ資材（素材，道具，機材類）を有するにもかかわらず，それらを十分に活用しているとはいいがたい状況にある．その結果，利用者の希望に沿ったアクティビティの選択・提供が制限されつつある	介護保険制度の導入に伴う施設経営の健全化ならびにここ数年の厳しい経済情勢は，アクティビティ実践に大きな影響を及ぼしている．施設全体として，経費の見直し，職員のコスト意識の高揚が図られている	近年，作業療法による若年性認知症ならびに高次脳機能障害に特化した先駆的なデイサービスも展開されている．また将来，認知症対応型デイサービス利用者の増加が予想される中，エビデンスに基づくアクティビティ実践が作業療法に求められている
解決策	ICFの「参加」の概念に基づき，①地域住民に開かれたデイサービス，②地域高齢者の役割づくり，③地域連携を目標に，ボランティアの積極的参加を促す仕組みづくりを図る．地域包括支援センターとの連携を図り，人材情報の発信を積極的に行う	陶芸，籐細工，革細工などに精通したボランティアを指導者として迎え，技術を学ぶことができる仕組みづくりを図る．作業療法は，利用者，ケアワーカー，指導者のインターフェースとして三者間を補完する役割を担う	コスト削減策として廃材などのリサイクル促進，量販店での購入などを図っている．詳細は『Ⅴ．道具・材料の購入および請求方法』を参照	インターネットなどを通じて積極的に情報収集を図る必要がある． 1）NPO いきいき福祉ネットワークセンター（若年性認知症） 2）認知症ケア高度化推進事業（ひもときネット）

リーやプリン）などの空容器や牛乳パック，職員の持ち込むペットボトルやカップラーメンなどの容器類，施設備品として使用された消耗品（テープの芯を利用した第3章「21．でんでん太鼓」を参照），古新聞，新聞広告紙などである（詳細は**表3**を参照）．

デイサービスにおける材料費徴収に関しては，「通所介護等における日常生活に要する費用の取扱いについて（老企第54号）」に定められている．同通知「その他の日常生活費に係るQ&Aについて」によれば，「事業者などが，サービスの提供の一環として実施するクラブ活動や行事のうち，一般的に想定されるもの（例えば，作業療法等機能訓練の一環として行われるクラブ活動や入所者等が全員参加する定例行事）における材料費等は保険給付の対象に含まれることから別途徴収することはできないが，サービスの提供の一環として実施するクラブ活動や行事のために調達し，提供する材料であって，利用者に負担させることが適当と認められるもの（例えば，習字，お花，絵画，刺繍などのクラブ活動などの材料費）にかかる費用は，教養娯楽に要する費用として"その他の日常生活費"に該当する」とされている．

当デイサービスにおける作品の取り扱いに関しては，施設の方針により，原則的には施設に

帰属することとされているが，施設行事で使用したランチョンマット，箸袋，箸置き，お品書きなどの消耗品，塗り絵月間カレンダー，折り紙教室での作品などは利用者の希望により自宅への持ち帰りも可能である．また，個人の趣味活動の一環として，施設への作品の持ち込みならびに施設での作品製作には制限を設けていないため，施設で開催される文化祭への出展を目標に活動にいそしむ利用者も多い．

VI. 今後の課題

当デイサービスにおけるアクティビティ実践の現状および課題，対応策を経営の三要素といわれる「人，物，金」の視点を基に，デイサービス独自の視点に置き換え，①人的側面，②物理的側面，③費用的側面，④情報の側面から**表4**にまとめた．

7. 訪問リハビリテーション①

Ⅰ. 場の説明

　訪問看護ステーションからの訪問リハビリテーションは，介護保険法と医療保険法に基づいた訪問サービスとして位置づけられており，利用する制度によって訪問時の名称が異なる．介護保険法では「訪問看護7」という名称となり，訪問時間は30分未満と，30分以上60分未満に分けられる．一方，医療保険法では「理学療法士・作業療法士による訪問看護」という名称になり，訪問時間は30〜90分が標準となる．

　筆者が以前勤務していた訪問看護ステーションは，埼玉県さいたま市にあり，作業療法士1名，理学療法士1名，看護師10名，事務員1名の人員で構成され，居宅介護支援事業所，デイサービス，ヘルパーステーション，福祉用具レンタル事業所が併設された小規模の事業所である．作業療法士・理学療法士は1件の訪問滞在時間を60分程度とし，1日に5〜6件を訪問している．一人の利用者宅への訪問頻度は週に1〜2回がほとんどとなっている．

　ここで当訪問看護ステーションから作業療法士・理学療法士が訪問する利用者の特徴について触れてみる．一番の特徴は，われわれが訪問している利用者のほとんどが看護師による医療的な管理を必要とされていることが多いということである．主たる疾患が脳血管障害や整形疾患であっても，ほかに合併症を多くもち合わせ，入退院を繰り返しながら在宅生活を続けている場合も少なくない．そうしたこともあり，医師や看護師との密な連携をとりながら病状の変化に合わせた関わり方が必要となってくる．逆にリハビリテーションのみを積極的に行う状態の利用者は少なく，そうした利用者は他の制度からの訪問リハビリテーションや通所リハビリテーションを利用していただくことになる．もちろん地域によって利用できる資源に違いは出てくると思われる．訪問リハビリテーションや通所リハビリテーションの供給が不十分な地域では，訪問看護ステーションに所属する作業療法士・理学療法士がさまざまな利用者に介入しているようである．

　2つ目の特徴として，前述したように病状が安定していない利用者が多いことから，1〜2年またはそれ以上の長期の介入をしていることが多い．ターミナル期の利用者に関わることもまれではない．3つ目の特徴として，対象となるのが70〜80代後半の高齢者が中心であり，作業療法士・理学療法士が訪問する利用者の9割以上が介護保険の認定を受けている．

　診療所に併設した訪問看護ステーションの場合，比較的介護度の低い利用者には診療所からの訪問リハビリテーションが介入し，短期集中的な治療を行うことで効果をもたらしている．

逆に介護度の高い利用者や難病，進行性疾患の利用者には，併設する訪問看護ステーションから作業療法士・理学療法士が訪問しており，長期的な関わりによって病状変化に対応している．

II．アクティビティ導入の目的

先に述べたとおり，訪問看護ステーションより作業療法士・理学療法士が介入する利用者は，重度の精神および身体機能の障害を合わせもっており，長期の療養生活を送っている場合が少なくない．作業療法士・理学療法士が環境調整や身体機能面への支援を行った結果，ADLの自立度が向上したり，介護負担が減ることでよい結果につながることはよくある．しかし，そのよい状態を継続していかなければ介入した目的が薄れてしまうように思える．介護度の高い要介護者の一日を例にとってみる．筆者は初回訪問時に必ず利用者の一日の過ごし方を聴取している．起床時間や食事や排泄，整容といったADLがどのような時間帯に行われているのか，その際にどのような介護が必要とされるのかを確認している．そうすると，ほとんどの要介護者が，朝のケアが終わってから昼食までの間と，昼食後から夕食までの空いた時間に非活動的な生活を送っていることに気付かされる．離床していすに座ってテレビをみている人もいれば，何もせずにベッドで寝ている人もいる．こういった要介護者の場合，ADLにはなんらかの介助を必要とするため，作業療法士や理学療法士などの専門職による支援が必要となる．そこで，起居動作や食事・排泄・入浴などのADLの改善を図っていくことになる．しかし，それだけでこの要介護者が活動的で健康的な「その人らしい生活」が送れるようになるとは限らない．規則正しい生活を送り，適切な介護が行われていても，何もしないで過ごす時間が多い生活では，廃用性の機能低下を避けられない恐れがある．こういった時間をどのように埋めていくのかが，健康的な生活を送るための鍵となるのではないだろうか．

しかし，その答えは簡単に出せるものではない．その利用者の身体および精神機能の状態，介護状況，住環境，生活歴や趣味などを考慮したうえで検討していかなくてはならない．代表的な方法としては，通所系サービスの利用がある．早起きして着替え，送迎車に乗って施設へ向かい，適切な介助にて排泄・入浴・食事といったADLが行われる．それだけでなく，家族以外の人たちとの交流が図れ，そこで趣味や楽しみをみつけることもできるであろう．訪問系サービスにはない充実した内容である．しかし，外出することに抵抗を感じていたり，大勢の人たちと接することが苦手であったり，といった理由によりサービスを利用することに抵抗のある利用者もたくさんいる．ほかの方法として，家庭での役割づくりをみつけていく場合もある．家事やペットの世話などをすべて一人でできなくても，部分的に参加することで活動的な生活に近づくかもしれない．しかし，こういったことができるのは，要介護度が高く，また高齢者が多い当訪問看護ステーションの利用者の中ではごくまれなことである．そこで，活動性を向上させる一つの方法として，アクティビティが用いられる．

III．アクティビティ導入の方法

在宅におけるアクティビティの導入は，本人の意欲や介護力の問題から，スムーズにいかないことがよくある．通所や入所施設のように「他の人もやっているから自分もやってみよう」といった集団による効果を利用できないことも理由の一つかもしれない．しかし，こういった状況であっても，アクティビティを導入したこと

でよい結果が生まれることを期待し，利用者の興味・関心に注目していくことが大切である．

例えば，昔は趣味があったが，状態変化により現在はそれができなくなってしまった利用者はたくさんいると思われる．その利用者たちが再び以前の趣味を再開したいという希望があれば，環境調整や介護力の確保，やり方の工夫により実現できるかもしれない．能力的に難しいようであれば，難易度の低い別のアクティビティから開始するのも一つの方法といえる．作業療法士と一緒に新たな趣味や楽しみをみつけ出していくことも，生活を再構築していく中でとても重要な時間になると思われる．

以下に訪問場面におけるアクティビティ導入方法のポイントを手工芸を中心にあげてみる．

1．介護力をあまり必要としないこと

最初は治療の一環として行うアクティビティであっても，いずれは余暇時間に趣味や楽しみとして行ってもらいたいものである．その際に道具の準備から後片付けまでの全作業工程が自立できていればよいが，家族などの手助けを必要とする場合は，介護負担とならないアクティビティを選択しなくてはならない．

2．作業工程が少なく，繰り返しが多いこと

高齢であったり，高次脳機能面に障害があると，複雑な作業工程のアクティビティは意欲低下を招き，途中で断念してしまうことも考えられる．介助によってなんとか完成できても，2つ目をつくったり，次に何かをつくりたいという気持ちは薄れてくることがある．単純な繰り返し作業が多いと失敗は少なく，自信をもって作業を遂行することができ，それを見守る家族も安心できると思われる．また，「次回の訪問時までにこれをつくっておいてください」と，課題を出すことで，余暇時間に何かをする習慣のきっかけづくりになるかもしれない．

3．少しずつ完成度が明確になってくること

完成後の状態がわからないと，いつになったら完成するのか予測できず，飽きてしまうこともある．どのような作業工程が残っているのかをときどき伝えたり，完成見本をみせることで現在どの部分をつくっているのかを伝えるような配慮が必要となる．

4．でき栄えがよいこと

完成した喜びや，それをみた誰かが褒めてくれた時の喜びは，また頑張ってみようという意欲の向上につながる．完成した作品を誰かにプレゼントすることで対人関係にもよい変化が出てくるかもしれない．また，最初に導入するアクティビティは，なるべくその日の訪問時間内で完成するような簡単なものがよい．その日に完成した喜びを自信へと結びつけ，「次回はもう少し難しいものに挑戦しましょう」「どのような模様にするか考えておいてください」と声かけをし，課題を提供することで考える時間ができるようになる．

5．その人の状態にあった難易度が用意できること

大きさ，塗り方，編み方，組み合わせ方などを変えることで，簡単なものから徐々に難しくしていく段階づけができる．その人に合ったアクティビティをみつけるために，完成するたびに別のアクティビティを紹介する方法もあるが，難易度を上げていきながら継続できるアクティビティが望ましい．最初の作品と後の作品を見比べた時に，その人なりの工夫や特徴がみられ，その人らしさが作品を通して伝わるよう

になってくることが期待できる．

6．安価で材料がそろえやすいこと

治療の一環として導入するアクティビティだが，高額な材料費がかかるものは勧めにくいものである．本人や家族にとって経済的な負担となることもまれにある．最初は新聞広告やペットボトル，空き瓶などの材料費を必要としないものや，折り紙や絵の具，画用紙などの安価なものを材料とするアクティビティが望ましい．

これらの条件を踏まえて，アクティビティの導入を図っていくわけだが，もう一つ忘れてはいけないことがある．それは，アクティビティ導入時の利用者とその家族に対する説明である．ほとんどの利用者と家族は，「歩けるようになりたい（または，「歩けるようになってほしい」）」「一人でトイレに行けるとよい」など，移動能力の向上を希望している．それでも治療の一環としてアクティビティがその利用者にどのようなよい影響をもたらす可能性があるのか，十分な説明が必要となってくる．同意を得ることができてから，アクティビティを導入することが基本となる．

IV．アクティビティ導入の実践例

ここでは，当訪問看護ステーションからの訪問にて，実際にアクティビティとして手工芸を導入した事例の評価・適応・着目点をふまえて紹介する．

1．発症後10年経つ，脳梗塞後遺症の利用者への関わり

1）事例紹介と訪問開始までの経緯

Nさん（男性），70歳は，妻との二人暮らしで，元気だったころは妻と一緒に自営業をしていた．付き合い程度でゴルフをすることはあったが，仕事一筋で特に趣味はない．10年前に脳梗塞となり，軽い右片麻痺と失語症が出現した．家庭内ADLは自立していたが，接客が困難なために仕事を続けられなくなってしまった．発症して1年経ったくらいから，少しずつ職場に顔を出し，簡単な計算や顔なじみの客の接待などはできるようになった．しかし，その数年後より胸や腹部の大動脈瘤により入退院を繰り返す中，徐々に身体機能が低下し，食事以外はなんらかの介助を必要とする寝たきり・閉じこもり生活となってしまった．脳梗塞を発症してから10年間，妻が一人で仕事や家事，夫の介護をしていたが，今後の介護に不安を感じ，当訪問看護ステーションを利用することになった．主治医からは胸・腹部大動脈瘤の既往があるため，血圧に注意し，運動量は最小限にとどめておくようにと指示があり，無理なく離床を促すことと，妻の介護負担の軽減を目的に作業療法士による訪問が開始となった．

2）作業療法評価と訪問開始後の様子

訪問を開始してから，まずはじめに気になることがあった．Nさんは失語症があっても軽度である．理解しやすいようにゆっくり話しかけ，Nさんが話し始める時はしっかり待つようにすれば，理解も表出も可能である．しかし，Nさんに話しかけても妻が先に答えてしまうことがよくみられた．起き上がりや立ち上がりなどの動作においても同様で，妻はNさんのゆっくりとしたペースに合わせることなく，すぐに介助してしまうことが頻繁にみられた．そんな妻は，「夫は最近なにもできない人になってしまいました」と話す．

Nさんは，もともと脳梗塞発症後もADL能力の高かった人である．アプローチのポイントは，忘れてしまった動作の練習と離床時間を増やすことに置いた．それに加えて同じくらい重要といえるのが，Nさんの状態を妻にわかってもらい，適切な介助を行ってもらうようにする

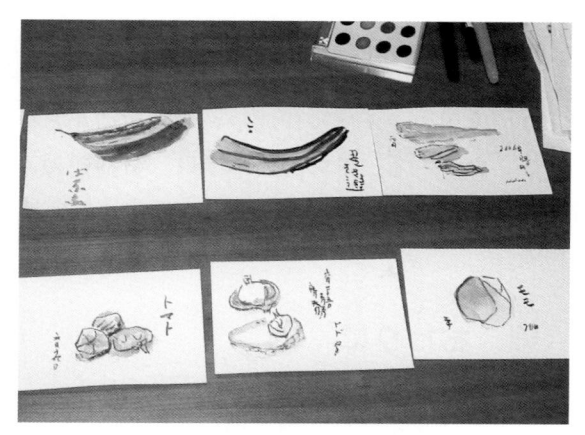

図1　Nさんが描いた絵手紙

ことである．
　Nさんは訪問中も，ときどき胸の苦しみを訴えることがあり，それを心配に思う妻は，どうしても過介助になってしまう気持ちもわからなくはない．Nさんの能力を妻にわかってもらうため，介護指導する時間を検討した．しかし仕事もしている妻にとって，長時間付き合うことは困難である．訪問開始時か終了時に10分くらいの時間をもらい，状態説明をする時間をつくるようにした．また，余暇時間にできる趣味や楽しみをみつけることもNさんには必要と考え，アクティビティの導入を図ることになった．

3）アクティビティ導入後の様子

　麻痺のある右手も実用的な補助手として使用できるNさんにとっては，細かな作業や複雑な作業工程のある作業も介助者がいればなんとか可能である．しかし，認知機能検査（MMSE：mini-mental state examination）は16/30点であり，記憶・見当識を中心に認知機能の低下もみられるため，ある程度一人で行える簡単なアクティビティがよいと考えた．のんびりした性格で言葉数の少ないNさんには，ゆっくりと自己表現できるようなアクティビティとして，「絵手紙」を実施してみることになった．

　絵手紙とは，ハガキの裏面に野菜，花，風景などを描き，絵の近くに言葉や文章を書き添えたものが一般的である．筆を使い墨で輪郭線を描き，そこに顔彩で色を付けていく．上手に描こうと思わず，感じたままに自由に描くのが特徴である．
　絵手紙を始めたばかりのNさんは，目の前に置いた果物をみながら模写することができず，作業療法士が描いた絵手紙をみながらそれをまねて描くようにしていた．ときどき，みかんを緑色に塗ってしまい，妻がややきつい言い方で注意する場面もみられたが，回数を重ねるうちに少しずつ細かな描写ができるようになり，几帳面だったNさんらしさが，絵に表現されるようになってきた（図1）．妻も以前のように口を出すことが減り，絵手紙に集中するNさんを見守ってあげられるようになってきた．そして，アクティビティ実施場面だけではなく，日常の介護にもゆとりをもって接することができ，Nさんのペースに合わせた介護ができるようになってきた．絵手紙を始めてから3カ月くらい経つと，Nさんは一人で過ごしている時間に絵の輪郭線を描き，妻が帰ってきてから水や顔彩を用意してもらい，色塗りをするようになった．余暇時間に何かをする習慣が身についてきたようである．
　Nさんの場合，主たる介護者の妻に状態を理解してもらうことで生活に変化をもたらすことができたと思われる．合併症によるリスクが高く，負荷のかかる運動が行えないため，身体機能の向上が非常に難しく，認知機能も決してよいとはいえないので，ADL能力の改善も難しいといえる．何もしないで一日の大半を過ごす非活動的な生活をしており，この生活を続けていれば，さらにADL能力の低下が起きるのは目にみえていた．それを変えていく方法はいろいろあると思うが，アクティビティを導入したこ

とで大きな効果をもたらしたように思える．作品は少しずつ変化し，その人らしさが現れてくる．ADLに大きな変化がなくても，作品をみることで妻はNさんとの向き合い方をみつけ出したのではないだろうか．

V. 備品の管理について

当訪問看護ステーションでは，アクティビティ導入に必要な備品を管理できるスペースが少ない．それは，当訪問看護ステーションだけに限ったことではなく，訪問を行う事業所は作業療法士のための特別な部屋があるわけではなく，一般の事務スペースを多職種で共有しているからである．事務所内にある棚の空いたスペースを使い，そこで必要最低限の備品類を管理している．病院や施設の作業療法室と比較すると，備品類の少なさが訪問看護ステーションの特徴かもしれない．利用者が生活する場で行う活動なので，特別な材料や道具を使用することはごくまれである．アクティビティの材料は100円均一ショップなどで購入できるようなものが多く，なるべく普段から牛乳パックや厚紙，空き箱などをとっておくようにしている．文房具品に関しても，どこの家庭にもある一般的なものを備えている．ただし，ハサミやカッターナイフなどの刃物類に関しては，右手用と左手用を備えておくと便利である．工具類に関しては，日曜大工で使用するような道具類を一通り備えている．

VI. 材料請求について

アクティビティの材料請求に関しては，前述したように安価な材料や費用がまったくかからない廃材を使用しているので，当訪問看護ステーションで材料請求することはない．

アクティビティを実施する際に，片麻痺のある利用者や握力の弱い利用者に自助具を作成したり，専用のテーブル作成やいすの改造などをすることがある．その際の請求は，材料費のみとし，自助具など完成後に請求するようにしている．

VII. おわりに

訪問看護ステーションでの手工芸を中心としたアクティビティの活用について紹介をした．しかし，実際にアクティビティを導入したケースはとても少なく，数えるほどしかなかったのが事実である．筆者自身は過去に病院勤務や通所介護での作業療法に従事していた時期もあり，そのころはアクティビティを治療に取り入れた経験も多く，活き活きと作業に取り組む患者の姿をみて，その効果を感じることができた．訪問を始めてからも，アクティビティを治療の一手段に取り入れることを意識していたが，訪問看護ステーションでは寝たきり・閉じこもり生活，介護負担などの解決すべき課題が山積みであることが多く，その機会を後回しにしていたように思える．もちろん，すべての利用者にアクティビティが適応するとは思っていないが，1回の訪問滞在時間の中で10分だけでも，楽しみながら集中できる時間をつくることで，利用者の潜在的な能力や生活意欲を引き出したり，家族が利用者に対する見方を変える機会をつくれたかもしれないと思っている．

現在は介護老人保健施設に勤めているが，訪問をしていたころと同様にアクティビティを導入する機会が非常に少なくなっている．今が筆者にとって，アクティビティだからこそ得られる効果をもう一度考え直すよい機会かもしれない．

8. 訪問リハビリテーション②

I. 施設の特徴

東京北社会保険病院（以下，当院）は，東京都北区にある18診療科280床，平成16年3月開設の急性期病院である．リハビリテーションスタッフは平成21年12月現在，リハビリテーション医師1人，理学療法士10人，作業療法士7人，言語聴覚士3人，事務職員1人で，そのうち訪問リハビリテーションは，専任の作業療法士1人，兼任の理学療法士2人および作業療法士2人が，業務に関わっている．

当院も厚生労働省が推進している診断群分類別包括評価（DPC：diagnosis procedure combination）を昨年より導入している．そのため入院期間短縮の流れから，リハビリテーションは出来高払い制にもかかわらず介入期間は短くなり，回復期や療養病院への転院や施設への転所，自宅退院への流れは早い．

急な発症で安静を余儀なくされた，高齢者の多くは短期間で廃用性に身体機能が低下し，また入院という環境変化から急激に認知面が低下する人もみられる．急性期病院における作業療法の現状では，機能・ADL訓練が重視される傾向にあり，アクティビティの治療的活用が少なくなってきている．十分な評価や治療ができないまま退院となることも多く，訪問リハビリテーションでの関わりは，移動手段の低下に伴った在宅環境調整や，歩行機能改善を主とした内容が多く求められている．

訪問リハビリテーションは，訪問看護ステーションからの訪問（30分未満425単位，30分以上60分未満830単位）と，病院や診療所，介護老人保健施設からの訪問（20分ごとに305単位，サービス提供体制強化加算6単位，短期集中リハビリテーション実施加算340/200単位）がある．それぞれ医師の指示に基づき実施可能であるが，その指示書の有効期限が異なり，訪問看護は最長6カ月だが，病院・診療所・介護老人保健施設は医師の診察日から1カ月となっている．なお，提供するリハビリテーションサービス内容に大きな違いはない．

当院の訪問リハビリテーション対象者は，介護保険利用者が9割以上を占め，そのうち脳血管障害後遺症・神経難病が3割ずつ，整形疾患2割，内科・外科疾患後の廃用症候群が2割と，亜急性期から終末期まで幅広い疾患と病期にまたがっている．

訪問エリアは当院を中心に半径3km圏内で，頻度は週2回から月1回，電動自転車での訪問である．そのためアクティビティは自転車の前カゴに入るか，リュックサックに背負える範囲の荷物をもとに行える活動という制限を受ける．

Ⅱ．アクティビティ導入の目的と方法，適応

　訪問リハビリテーションにおける作業療法の関わりには，直接的な機能・ADL訓練だけではなく，機能改善・維持目的のアクティビティ，習慣として行っていたこと，昔行ってきたこと，新たな楽しみ，自己実現の手段としてのアクティビティの活用がある．筆者も多くはないが，春には和紙や折り紙を利用した桜のちぎり絵や押し花づくり，夏には牛乳パックの紙すきや暑中見舞いのハガキづくり，秋には果物や野菜のちぎり絵や絵手紙づくり，冬にはクリスマスリースや年賀状づくり，干支の消しゴムスタンプ，編み物など手工芸を導入する経験をした．そのときどきの季節を意識しながら，その人の状況・ケアプランに合わせてアクティビティを選択することを心がけている．

　革細工を導入した右片麻痺のAさんは，普段の生活ではほとんど右手を使用していなかった．利き手交換と補助手機能獲得が目的だったが，はじめは作業療法士が介助し刻印を押さえていた．作業が進む中で自分の手でやりたいという気持ちが強まった様子で，作業療法士の介助を待ちきれず，刻印を右手で押さえるようになり，両手動作となっていった．力が入りすぎる左手での木づち操作，不安定な右手での刻印把持の状態は，スタンピングでの刻印の写り具合で視覚的なフィードバックを行いやすく，上手に模様を付けたいという気持ちが，上肢操作の変化をもたらしていた．また，革の象の作品をつくりながら，病前に旅行先で象に乗られた経験談を自ら話され，興味をもった孫も一緒に作品づくりを行い，訪問日以外の家族の会話が広がっていた．

　同じく革細工を導入したパーキンソン病のBさんは，食事以外はほぼ臥床し，いつも不安な言動を口にされ，注意散漫な傾向があった．離床と集中力を改善目的に手工芸を導入したが，1時間近く熱心に作業に取り組まれていた．この活動を通じて，何もできなくなってしまった母親という認識であった娘の意識に，変化をもたらしたことも印象的だった．

　大腿骨頸部骨折後の歩行訓練目的で介入していたCさんは，娘の支援を受けながら独居で生活をしていた．訪問時は，下肢機能の低下や頸椎変形の影響で手指のしびれの訴えが多く，理学療法士による機能・ADL訓練が主となっていた．かつてはパッチワークが趣味で，自作のパッチワークのベッドカバーやクッションに囲まれて生活をしていたが，視力や手指の巧緻動作が低下したことから，つくることをあきらめ，パッチワークの再開を提案しても反応を示されなかった．ある時，作業療法士が理学療法士の代行で介入した際，病院でお手玉が必要なのでつくってくれる人を探しているという話をしたところ，「お手玉なら簡単」「私がつくったものが役に立つなら」と快く引き受けてくれた．はじめは布や小豆などの準備を行いながら訪問し，宿題として渡していたが，渡した分がつくり終わってしまうと，家にある布やビーズでもつくってくれるようになった．訪問中にも担当者に対し，お手玉づくりや手遊び指導を熱心に行ってくれた．その後Cさんは，パッチワークづくりの再開にも関心を示されている．

　小脳出血後遺症による失調症状が強く，ADL動作全般が不安定であったDさんは，ADL全般に介入する経過の中で，屋外T字杖歩行と入浴以外はほぼ自立となった．回復への期待も強く，機能訓練での関わりが長期化していた．以前，編み物が趣味であったが，編み棒の操作困難から編み物はできないとしていた．そこで，「リリアン編みマフラー（第3章「36．牛乳パックを使ったリリアン編みマフラー」を参照）」を提供し，訪問時に一緒に行ってみたところ「こ

れなら編める」と余暇活動として再開され，孫や作業療法士にマフラーをプレゼントした．夫が主となっていた家事動作にも参加するようになり，訪問は終了した．

III．アクティビティの有用性

　訪問リハビリテーションは自宅での個別対応となるため，病院や通所施設のように，他者が行っているアクティビティを見学したり，一緒に行ったりする中で発生するグループダイナミックスの活用は難しい．しかしながら，病院や通所施設の場で経験・興味をもったアクティビティや，テレビや本などで興味をもったアクティビティを活用して，自宅で継続して実践するチャンスもある．ときには，完成品を持参してみせることで，興味を引き出すこともできる．また本人だけではなく，家族も一緒に作業をする中で，会話の広がりや利用者への再認識，役割も生まれる．

　訪問リハビリテーションは，集団の場が活用できない反面，その人が生活する場に直接介入できる強みがある．アクティビティを好んだり経験のある人は，今までつくられた作品や関連する本が飾ってあることが多く，筆者は介入当初から家の中をよく見渡すようにしている．また，本人との会話や家族との話の中に興味のある活動のヒントや経験が隠れていることもあるため，よく話を聞き，何に興味がある（あった）のか，何をしたいと思っている（いた）のかを聴取することが大切である．

　時代的背景からも，70歳以上の女性は和裁・洋裁が身についている人が多い．男性は仕事一筋で無趣味の人も多いが，日曜大工や庭仕事が得意であったり，一度作業活動を始めると手先も器用で熱心に取り組まれる人もいる．年齢を重ねると視力や巧緻性の低下など，以前と同じ方法ではできなくなることも多々ある．そのため何に興味があるのかと同時に，何を不自由に感じ，どんな機能低下があるのか，どんな工夫をすれば補えるかなどを評価しながら，その人に導入できるアクティビティを模索する．アクティビティ導入のタイミングとそれをみつけるアンテナ，アクティビティの種類や経験の引き出しを，作業療法士自身がもっている必要がある．

　自宅でのアクティビティの実施にあたっては，音が出る活動時の騒音への配慮や塗装類での刺激臭の注意，認知症のある人や小さな子どもが同居している人には，異食にも注意する必要がある．作業内容や作業姿勢に関しては疾患の特性を踏まえ，起立性低血圧や褥瘡，外傷，耐久性への注意も必要である．

IV．備品（道具・材料の購入・請求の仕方など）

　道具については，訪問リハビリテーション用のものはなく，病院のものを活用している．材料費については，定期的なリハビリテーション科受診の際に，アクティビティ費（アクティビティ1；525円，2；1,050円，3；1,575円，4；2,100円）として実費分相当を請求するシステムとなっている．なるべく利用者の自宅にある物や廃材を活用し，必要に応じて家族・本人に事前に用意してもらうこともお願いしている．

V．今後の課題

　リハビリテーション介入期間の短縮化，機能・ADL訓練の重視，個別リハビリテーションの原則という制度上の問題を受け，準備や後片付けの手間がかかるアクティビティの活用は，病院のスタッフにも敬遠されがちで，作業療法士でも徒手的な介入や訓練用具の使用で終わってしまうことが多い．訪問リハビリテーションの作業療法士は原則経験者で行っているが，病

院でのアクティビティ使用経験が少ないため，利用者に対してもアクティビティを導入できていないのが現状である．筆者自身も以前勤務していた訪問看護ステーションからの訪問リハビリテーション経験に比べ，アクティビティ導入の件数は減少している．

アクティビティ研究会の定例会や体験学習会の中で，自分自身がアクティビティの特徴を知ったり，日々の雑念や時間を忘れて没頭する楽しい経験が，作業療法士としての引き出しづくりに役立っている．利用者に適したアクティビティの導入，導入したアクティビティが日々の生活の中で継続・発展することが，自分自身への長期的な課題であると感じている．

第3章
アクティビティの活用と実践

アクティビティの見方
―各項目の説明と構成

　当研究会の定例会では，クラフト材料や作業工程，作成や導入上の注意点などが記載された「作業カード」を発表の際の資料としている．そしてこの資料に沿って，実際の作業療法場面などでの使用経験など交えたアクティビティの紹介や意見交換を行っている．

　今回書籍として刊行するにあたり，この「作業カード」の書式を基にして，作業活動の段階づけや工夫点などの項目を加えた．

　以下に構成と各項目の説明を簡単に示す．

- タイトル：クラフト種目名
- レベル：当会で検討された作品の難易度である．アクティビティを選択する際に，対象者の身体および精神機能の両面からみて，全体的な難易度の目安として5段階に分類した（表1）．
- characteristics：素材選びから完成作品の利用までの過程を俯瞰して，そのクラフトがもつ作業特徴を表すキーワードを2～3語で提示した．提示されているキーワード例として，調理，家事，木工，絵画，ぬり絵，生活用具，実用性，集団，対人交流，季節感，生きがい，回想，年中行事，手芸，貼り絵，プレゼント，装飾品などがある．
- 材料・道具：作品作成に必要な材料や道具を具体的に紹介した．
- 作業工程：作業工程を段階的に説明している．必要に応じて写真などを入れている．
- 作業工程上の留意点：作成過程で失敗しやすい作業工程やよりきれいに仕上げるコツなどを詳細に提示している．
- 体験者の声：作品をつくった対象者や一緒に関わった介護職員，そして該当するクラフトを扱った経験のある作業療法士，対象者とそ

表1

レベル	難易度	理由
レベル5	難しい(2)	特別な工夫や援助を必要とせず，高度な技能が要求され，難易度が最も高い
レベル4	やや難しい(4)	工夫や援助を行ってもやや困難さがあり，すべての対象者に導入できるとは言い難い
レベル3	普通(14)	材料や道具の準備が普通に用意でき，中等度の工夫や援助によってほとんどの対象者に導入できる
レベル2	やや易しい(20)	工夫や援助は比較的少なく済み，ほとんどの対象者に導入できる
レベル1	易しい(5)	材料や道具の準備が簡単で，作業工程も複雑ではなく，工夫や援助は最小限のもので済み，ほとんどの対象者に導入が可能である

※（　）は本書で紹介しているクラフト数

の家族，作業活動を担当・支援したスタッフの意見や感想が記載されている．

・gradiation：総合的な難易度の目安は上記の「レベル」で提示しているが，用いる素材や作業工程の工夫により，意図的にある程度の難易度を調節することができる．対象者の能力に合わせて調節可能な工夫を gradiation（段階づけ）として位置づけ，身体および精神機能面から下記のような区分けで分類をここでは試みている．なお，c には variation（作品による変化）が含まれる．

1．身体機能面の段階づけ
  a．素材・道具による対応：材料の下絵や下図，材料の太さや細さ，自助具の活用が含まれる．
  b．作業工程による対応：作業工程の簡素化や複雑化，また集団での活用もここに含める．
  c．作品による対応：他の作品への応用や広がりを含める．また，作品の大小や多色の使用などが含まれる．

2．精神機能面の段階づけ
  基本的に，上記 a～c と同様の項目で整理している．

・comment：ここではクラフトの特徴，利用場面における筆者の感想などを含めた総評が記載されている．

・資料：一部のアクティビティには，設計図などを掲載している．

1. 紙ふぶきの桜

LEVEL 1

■ *characteristics*：壁面装飾，集団活動，季節感

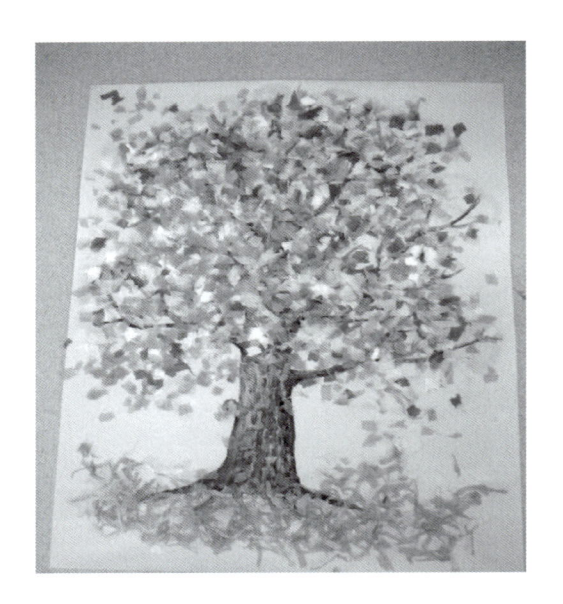

◆ 材　料

お花紙（白，桃など），厚手の模造紙（色ラシャ紙または画用紙を貼り合わせたものなど），スプレーのり，絵の具（太いマーカーペンでもよい）．

◆ 道　具

絵筆，パレット，ビニールシートまたは新聞紙など．

◆ 作業工程

1　台紙になる模造紙に絵の具やマーカーペンで木の幹を描く．白い台紙の場合は周囲にも薄く色を塗っておく（色模造紙を使用すると便利）．

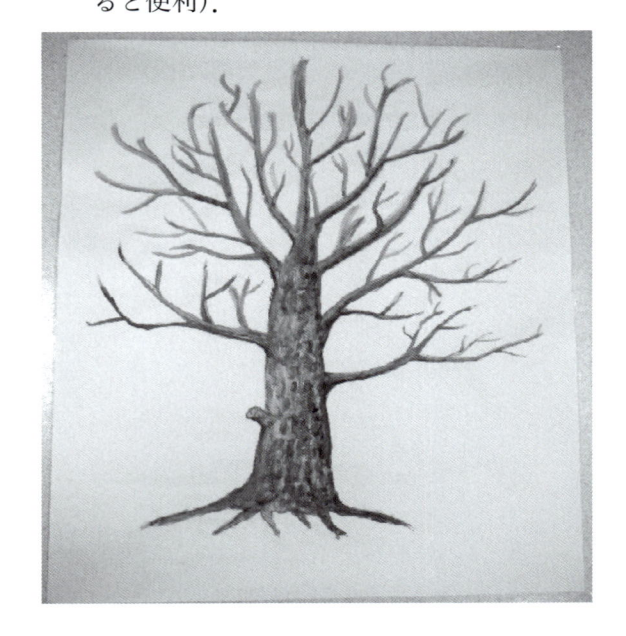

2　絵の具が乾いたら，木の枝の周囲（花がつくと思われる範囲）にスプレーのりを吹き付ける．紙ふぶきが付きやすいようにしっかり吹き付けておく．

3　お花紙を繊維に沿って縦方向に手で裂く．幅は 2〜3 cm ほどを目安としてちぎりやすい幅でよい．お花紙は 2〜3 色を使用すると仕上がりの花に表情がでる．

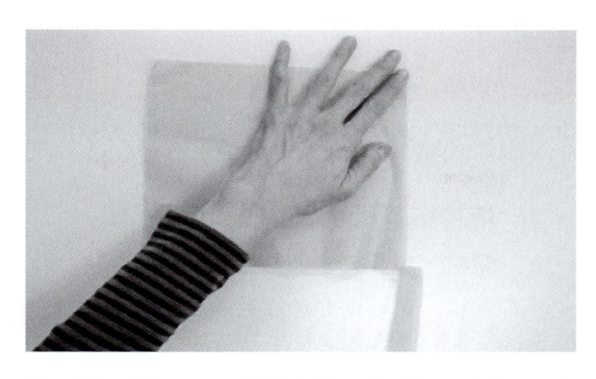

4 縦に裂いたお花紙を横にちぎって紙ふぶきをつくる．つまむ力に合わせて1枚から数枚を重ねてちぎる．できた紙ふぶきは適当な袋や箱に集めておく．

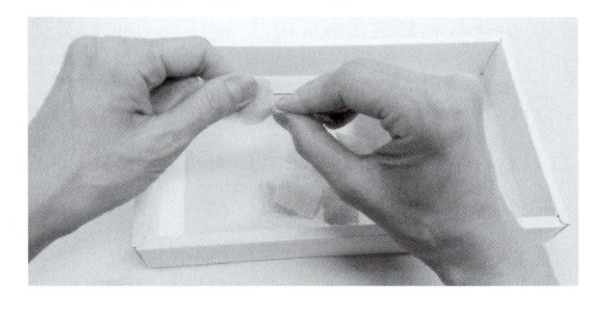

5 木の幹を描いた台紙を広げて，上から紙ふぶきをばらまく．枝の周囲に隙間がなくなるまで紙ふぶきが重なり合うようにまいていく．

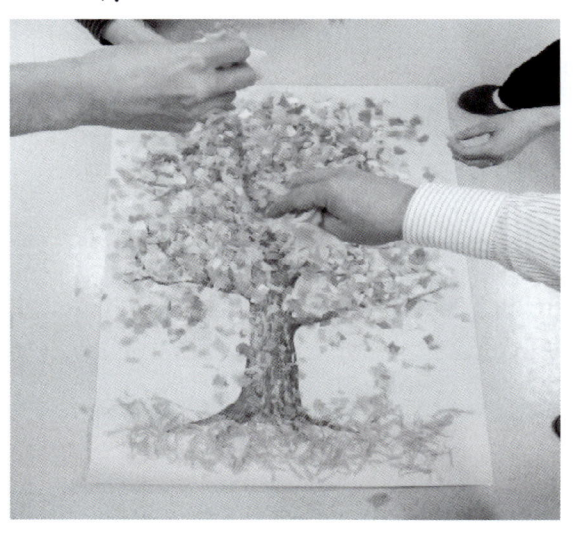

6 上から手で押し付けて台紙に紙ふぶきを密着させた後，台紙を持ち上げて余分な紙ふぶきを取り除く．満開の桜の木が現れる瞬間を楽しめるように台紙を持ち上げる．

作業工程上の留意点

1 台紙の大きさや形状は，作品を飾るスペースや参加者の人数に合わせて用意する．

2 完成写真の作品は，木の下にもスプレーのりを吹き付けて，細長くちぎったお花紙（緑や黄色系を使用）を散らして下草を表現している．木の幹と一緒にあらかじめ絵の具やマーカーペンで描いておいてもよい．

3 認知症が重度でも取り組めるが，その場合は紙ふぶきを口に入れないように注意する．特に集団で作業する場合は，目が届くように配慮をする．

4 台紙を床に置いて落差をつけて紙ふぶきをばらまくと，花びらが舞い散る様子を楽しむことができる．その際，床にビニールシートや新聞紙を敷いておくとよい．

5 完成した作品を飾る場合には，紙片がはがれ落ちないように，なるべくしっかりと押し付けて密着させておく．それでも紙片が落ちることもあるので，飾る場所に留意する．

体験者の声

- 他の活動に参加しなかった重度の認知症や活動性の低い人が，紙ふぶきをつくり楽しんでいた．
- 台紙を持ち上げて満開の桜が現れると歓声が上がり，みんなで喜びあった．
- 完成した作品をデイルームに飾ると華やかになり，桜やお花見の話題が多くなった．

gradation

1．身体機能面の段階づけ

a．素材・道具による対応

お花紙は薄く繊維方向に裂きやすいので力はいらないが，特につまみ力の弱い人が繊維に逆らってちぎる場合，水を付けた細筆で紙に線を引いておくと楽に行える．つまみ力が強ければ紙を数枚重ねてちぎってもよい．

机上で文鎮などを使用すれば，片手でもちぎる作業が行える．

b．作業工程による対応

①木の幹をつくる，②紙ふぶきをつくる，③花を咲かせる，という作業工程があるので，対象者の作業能力や耐久性に合わせて参加する工程を選択すれば，無理なく導入できる．

①の作業工程を，木の幹を和紙のちぎり絵や，毛糸や小枝の貼り付けに変えれば，難易度や作業時間の調整ができる．

c．作品による対応

使用する台紙やお花紙の色を変えることで，夜桜，新緑，紅葉，雪景色などの季節に応じた作品をつくることができる．台紙のサイズを小さくすれば，個人作品をつくることができる．

2．精神機能面の段階づけ

a．素材・道具による対応

木の幹は，あらかじめ下絵を描いておけば，色を塗るだけの作業なので導入しやすい．絵を描くことに苦手意識がない人や能力の高い人には自由に描いてもらうとよい．

b．作業工程による対応

②の作業工程は単純で繰り返しが多く，「③花を咲かせる」はごく短時間で達成感が味わえるため，注意力の低下や認知機能の低下などがある人でも行いやすい．参加する作業工程を選ぶことで，幅広い対象者を含む集団で一緒に活動できる．

c．作品による対応

施設などでは作品を共用空間に飾ることで季節感の演出に役立つ．さらに，作品をみた人からのフィードバックによって参加者の達成感や対人交流の機会も得られる．

作業難易度の段階づけ				
難易度	身体機能			精神機能
	作業時間と工程数	紙のちぎり方	紙片の大きさ	作業工程と参加工程の種類
高い ↕ 低い	【作業耐久性】幹からつくる ↕ 紙ふぶきからつくる	【つまみ力】数枚重ねる ↕ 1枚でちぎる 水を使う	【巧緻性】細かく均一に ↕ 大きくする	【注意力・理解力】全作業工程を実施する ↕ 可能な作業工程を行う（紙ふぶきのみ）

comment

集団活動として取り組むのに適したアクティビティであり，完成した瞬間の感動や喜びを参加者同士で共有できる．特別な用具を必要とせず材料も安価なため気軽に実施でき，四季折々の作品をつくって季節感を味わい，壁面に飾ることで空間演出にも役立てられる．

完成度よりも作業そのものを楽しむアクティビティなので，参加する作業工程を選択すれば身体機能や精神機能，耐久性などに差のある対象者でも同じ集団の中で活動できるため，幅広い対象者がいる施設などでも導入しやすい．また，比較的短時間に完成させられるので，季節の行事と組み合わせるなど，実施する場面や施設の状況に合わせて工夫することができる．

2. 園芸
——1・2年草の育て方

LEVEL 1

■ *characteristics*：生きがい，季節感

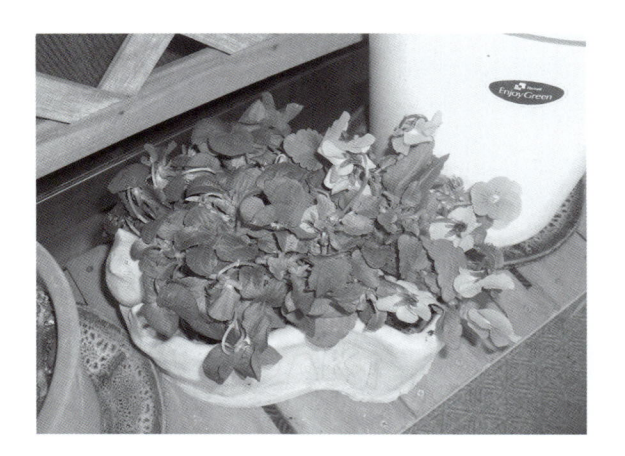

◆ 材　料

種（季節に応じたもの），土（黒土，腐葉土，赤玉土など），肥料，鉢，鉢皿．

◆ 道　具

ジョウロ，シャベル，軍手，ふるい，新聞紙，トイレットペーパー，マジックペン．

◆ 作業暦

代表的な1・2年草の作業暦を**表1**に示す．

◆ 作業工程

1　混合土をつくる．
2　どの花の種をまくか，季節に応じた種を選んでまく．
3　中粒以上のものには，細かい目のふるいを通した土を種が隠れる程度かける．細かい種の場合は土をかける必要はない．
4　覆土したら，ジョウロで水を与え，新聞紙などで覆い，再び水をかけて乾燥を防ぐ．細かい種の場合は，上から水をかけると種が片寄ってしまうので，鉢を一回り大きい容器に入れ，水の中へ1/3ほどつけて，そこからゆっくり水を吸わせる．

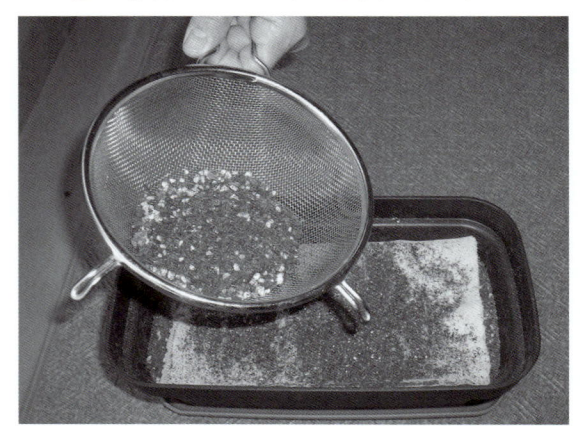

表1　作業暦

品種 \ 月	1	2	3	4	5	6	7	8	9	10	11	12
キンセンカ		――	――	――	――				◎―	×―		
パンジー			×	――	――				◎―	×―		
ポピー				――	――					◎		
ワスレナグサ			――	――	――				◎―	×―		
スイートピー				――	――	――			◎―	◎―		
アサガオ					◎	×	――	――	――	――		
ケイトウ					◎	×	――	――	――	――		
コスモス					◎	×	――	――	――	――	――	
サルビア						◎	×	――	――	――	――	
ヒマワリ					◎		――	――	――	――		
ペチュニア					◎	×	――	――	――	――	――	
ホウセンカ					◎	×	――	――	――	――		
マツバボタン					◎	×	――	――	――	――		
マリーゴールド						◎	×	――	――	――	――	
					◎	×	――	――	――	――	――	
サイネリア	――	――	――	――	――				◎―	×―	×―	
ハボタン	――	――	――	――			◎―	×―	――	――	×―	

◎ 種まき　× 植え替え　― 開花

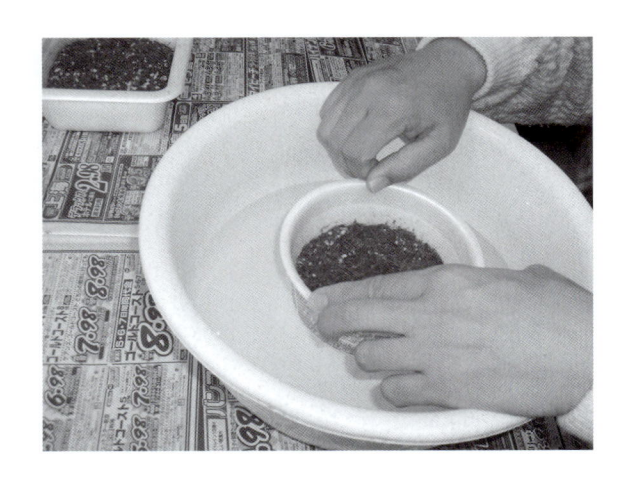

5 芽が出たら，新聞紙を取り除いて，日光に当てる．

6 本葉が1〜3枚になったら，赤玉土6と腐葉土と6：4の割合で混合土にし，そこに肥料を加えた用土に移植する．土は種まきの時に使用したものと同じでもよい．

7 必要があれば支柱を立てる．

8 開花を楽しむ（観賞）．

9 花が咲き終えたら花がらを摘みとる．

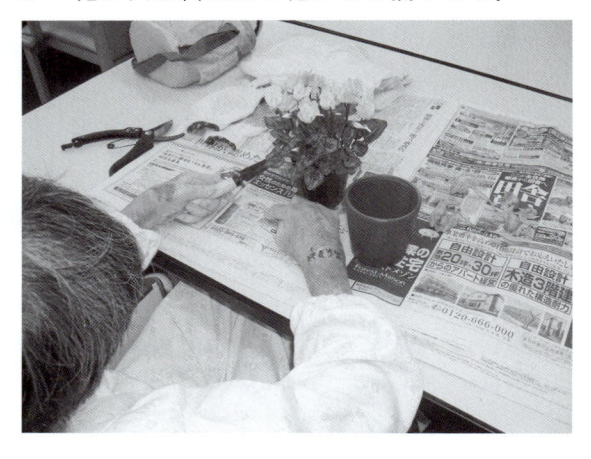

✚ 作業工程上の留意点

1. よい土とは養分や水のほかに隙間（空気）が必要であり，鉢に土を入れる時には上から圧迫しすぎないことが大切である．蒔き床（用土）にはあらかじめ十分な水やりをする．
2. 高齢者などで視力の低下した人や認知症・高次脳機能障害などのために種を等間隔に蒔けない人には，印を付けたトイレットペーパーを土の上に置き，そこに種を置くようにするとよい．トイレットペーパーは水に溶けやすく，土になじんでしまうので，取り除く手間がない．
3. 種をまいた後に土をかける際，ふるいの代わりに料理用片手ザルを使用すると，遠くまで手が伸ばしやすく，片手でも安定した作業ができる．
4. 知覚過敏などの症状がある場合は，土を触る際に軍手などを利用しながら，徐々に土の感触に慣れるようにするとよい．
5. 細かい種をまく場合は，ハガキなどの上にのせ，指先で軽くたたくと均等に蒔くことができる．
6. 発芽するまでは鉢ごとを新聞紙で覆い，日光を遮り，乾燥を防ぐ．発芽するまでは新聞の上からときどき水やりをする．
7. 水はけが悪いと根腐れするので，鉢皿には水がたまらないように注意する．
8. 移植したら，数日間は日除けなどをした明るい日陰で管理をし，株の衰弱を防ぐ．
9. 花びらは柔らかくて水分を多く含んでいるので，灰色かび病にかかりやすい．まず，発生するのは咲き終えた花弁からである．次々と新しいつぼみを育てて，花を長い間咲かせ続けるためには，花がら摘みが大切である．

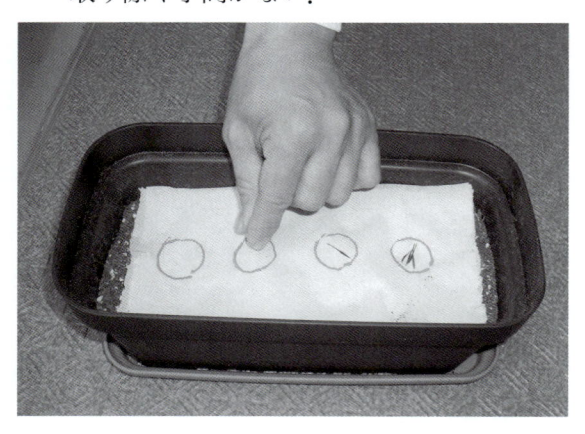

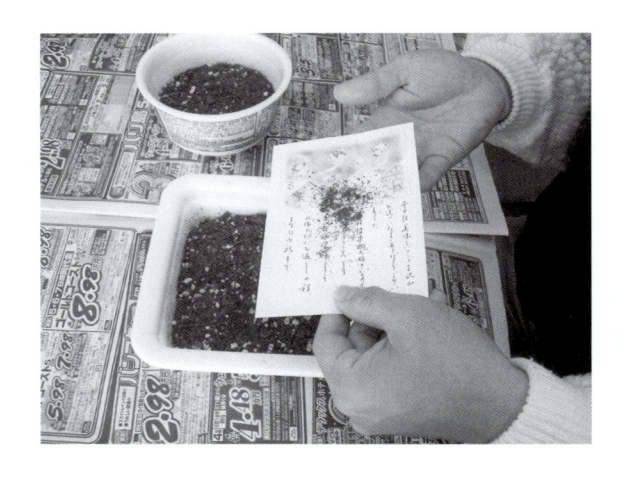

◁ 体験者の声 ▷

- 春まきの草花や秋まきの草花の選び方によって，一年を通して花を観賞することができた．
- 鉢植えのままでの鑑賞も楽しいが，種類によっては切り花としても楽しめる．
- 陶芸でつくった鉢に植え替えたり，籐細工でつくった鉢カバーに入れて観賞したり，他の活動との関連づけも行いやすく，提供する活動を広げることができた．

gradation

1. 身体機能面の段階づけ

a．素材・道具による対応
　庭や畑に直接まくと，スコップなどの大きな道具を使用することができ，全身的な粗大動作を取り入れられる．

b．作業工程による対応
　外での作業を行う場合，立ち上がり動作を考慮して，適当な腰掛けを用意するとよい．特に，対象者が床からの立ち上がりが困難な場合は，高さを調節した椅子を用いるほか，鉢やプランターを使用した机上作業に変えることなどで，身体能力に合わせた姿勢などを調節できる．

c．作品による対応
　陶芸で鉢を，籐細工で鉢カバーをつくることができる．ハーブなどを栽培すれば料理活動への関連づけもでき，活動の幅を広げやすい．

2. 精神機能面の段階づけ

a．素材・道具による対応
　種の大きさによって摘みにくさやみえにくさが変わる．種の取り扱いが難しい場合は，球根にするとよい．また種から育てるのではなく，苗や花鉢を購入することで，活動期間などを調節できる．

b．作業工程による対応
　単一または複数工程を行うかによって，記憶や理解の段階づけが図れる．
　長期にわたる活動を行うことによって，季節的な管理を必要とするため，認知機能へのアプローチの幅を広げることができる．

c．作品による対応
　花を観賞するほかに，スケッチや絵手紙，俳句・短歌など，活動を展開させやすい．

comment

　園芸は多くの人がなんらかの形でなじみのあるものであり，観賞から農耕的な粗大運動まで活動量の幅も広い．そのため，意欲や体力が低下した患者に対し，離床を目的に花の観賞を勧めるなど作業療法導入時の手段としても利用しやすい．また，高齢者においては廃用症候群の予防のため日中，車いすの利用を促すことが多いが，往々にして行き場がないこともある．そのような時には園芸の場に散歩に出かけ，花の観賞をすることで，季節の話題づくりができる．

　長期にわたる継続的な作業が要求されるため，高齢者の入所施設などにおいては，年間の作業計画に取り入れることによって，単調になりやすい生活に小さな気づきと変化をもたらし，日常生活にリズムをつくることができる．

　また，作業の分担化によって，水やりなどを日課として個別活動に取り入れることもでき，役割意識を促しやすい．

　一方，共同作業としても導入しやすく，クラブ活動として用いることができる．集団で行うと，栽培を通して他者との共通体験や話題をもつことができるため，仲間づくりができる．さらに，その会話の中から暮らしの知恵や文化を学んだり，家族などに園芸の楽しみを伝えることができる．

　近年，「食育」という言葉をよく耳にするようになった．食育では，子どものみならず大人にとっても身体の健康に対する食べ物の重要性がアピールされ，自家菜園やプランターで無農薬野菜を栽培する人たちが増えている．例えば，カブやホウレンソウ，ミニニンジン，ミニダイコンなどは，病院や施設のテラスでプランター

などを利用し手軽につくることができる．特に秋まきの野菜はウイルス病にかかるおそれが少ないので，無農薬で簡単に栽培できる．

このように，園芸は花の観賞にとどまらず，野菜や果物を栽培することによって収穫し，それを味わう楽しみをもつことができるアクティビティである．園芸を通して，育てる喜びや達成感が得られ，ひいては意欲の向上へと結びつけることも可能である．

文　献
1) 趣味の園芸．NHK出版

3. 抜き絵
――ピッカージュ

LEVEL 1

■ *characteristics*：把持動作活動，絵画系工作，壁面装飾

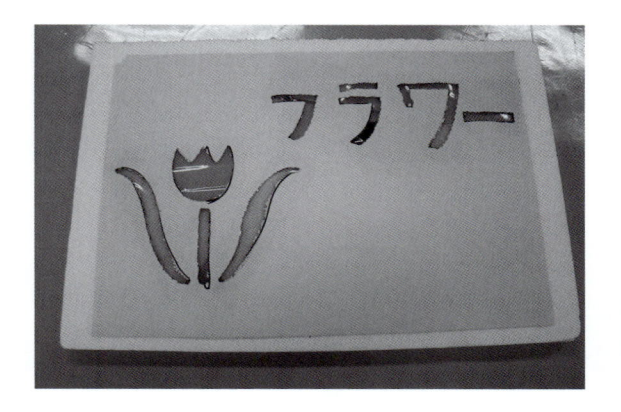

材　料

色画用紙，色セロハン（数種類），のり．

道　具

竹棒針（半分に短くしたもの）または竹串，発泡スチロール（A4 程度の大きさ，厚さ約 3 cm の板状），おもり．

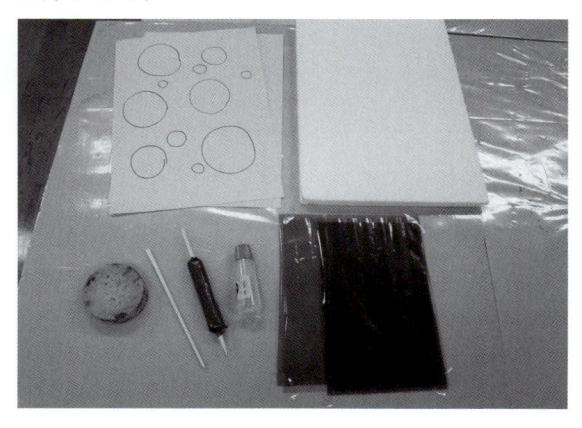

作業工程

1 図案．色画用紙の裏から図案を描く．図案の中を抜きとるので，丸など線の閉じた形にする．

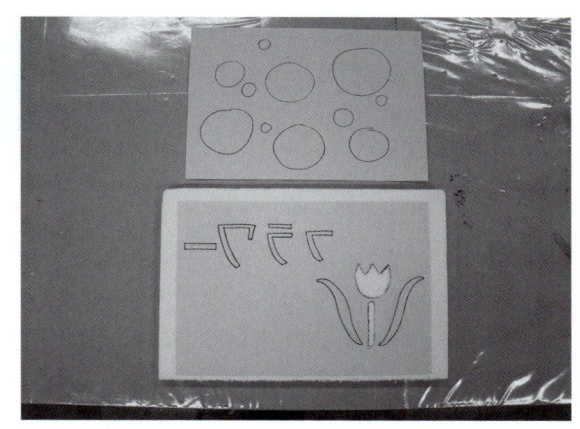

2 型を抜く．板状の発泡スチロールの上に色画用紙をのせ，竹棒針を持つ．必要に応じておもりを使用する．

3 図案の線の輪郭に沿って，竹棒針でプップッと穴をあけていく．なるべく穴が線上で連続するようにする．

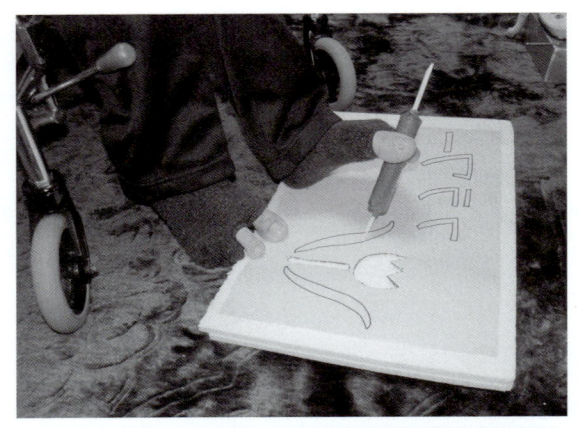

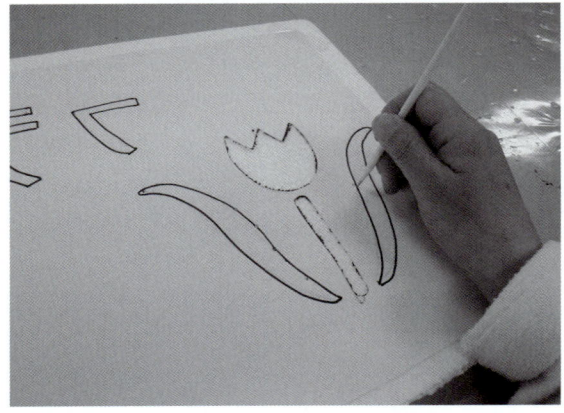

そこへすばやく色セロハンを置いて貼っていく．

7　すべて貼ったら表に戻し，色画用紙からはみ出た色セロハンを切ってでき上がり．

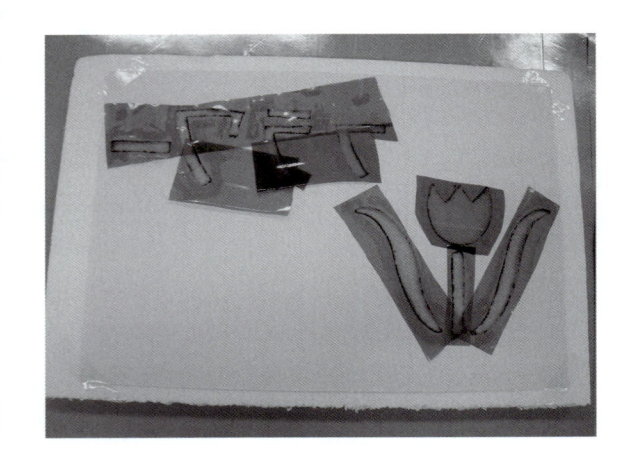

4　穴が輪郭を一周したら，中の部分の色画用紙を押して，そっと抜きとる．図案の他の部分も線上に穴をあけ，抜いていく．

5　図案のすべてが抜けたら色画用紙を裏返しにし，抜いた穴の大きさに合わせて色セロハンを用意する．穴より少し大きめにカットする．

6　色画用紙の抜いた穴の縁にのりを付ける．

作業工程上の留意点

1　図案は線の閉じたものにする（円形）．線が閉じていても，細いと色画用紙が抜けなくなるので注意する．

2　下書きの線は，使用する針の太さに合わせる．太いほうが作業を行いやすい．

3　図案の輪郭がみづらい時は，マジックなどではっきりさせる．

4　竹棒針が細すぎて持ちづらい場合，柄を太くしたり，角度をつけて工夫する．

5　のりは少なめのほうが色セロハンにしわがよらず，きれいに仕上がる．

gradation

1．身体機能面の段階づけ

a．素材・道具による対応

　図案の形が丸に近く，単純なほうが容易である．また図案が複数ある場合，図案同士が離れているほうが作業はやさしくなる．図案が複雑で細い場合，竹棒針を細くして対応するが，技術的に難しくなる．

b．作業工程による対応

　あらかじめ下絵を用意し写すことにより，作業時間が短縮される．裏側に貼る色セロハンも，色別にカットしておくとハサミを使わず，作業工程も単純になる．

c．作品による対応

図案をつなげて，または全体の用紙を大きくして，看板・ポスターなどの大型作品にすることもできる．

2．精神機能面の段階づけ

a．素材・道具による対応

図案は単純で丸いものがわかりやすい．また，基本の形，字の形，動植物の形などは認識が容易になる．幾何学的なものが並んだり，総柄になると，そろえて打ち抜くことが難しくなる．一つの図案の大きさが10 cm四方以内の場合，目と手の動きが小さくて済む．

b．作業工程による対応

図案を写すなどの支援をすることにより，描画は苦手でも打ち抜くことができる人に対応できる．また，裏に貼る色セロハンを2色以上用いると，配色の過程が加わり複雑になる．

c．作品による対応

でき上がり後の掲示する場面を考えて，デザイン・大きさ・配色を考えると難易度が増す．全体の一部分をみんなで制作すると難易度は低くなる．

体験者の声

- ハサミを使わない作業だが，紙が抜けていき，おもしろい．
- 下のスチロールにプチプチするところが，気持ちよい活動だった．
- 子どもでも集中して安全につくることができた．

---

comment

ハサミを使わない安全な作業として，幼児教室などで導入されていた．3歳児でも十分にできる．描いていた点が線になり，すっぽりと抜けるところがおもしろいようだ．

また竹棒針を刺す際の，独特のプチプチ感も好評であった．

リウマチ患者友の会や，上肢障害があり足指把持の人に体験してもらったこともあった．

色セロハンを貼った色画用紙をつなげて看板などの大型の作品にしたり，画用紙からお面やモビールなど創作系の工作に進めることも可能である．

4. 藍の生葉叩き染め

LEVEL 1

■ *characteristics*：興味，関心，季節感，感覚刺激

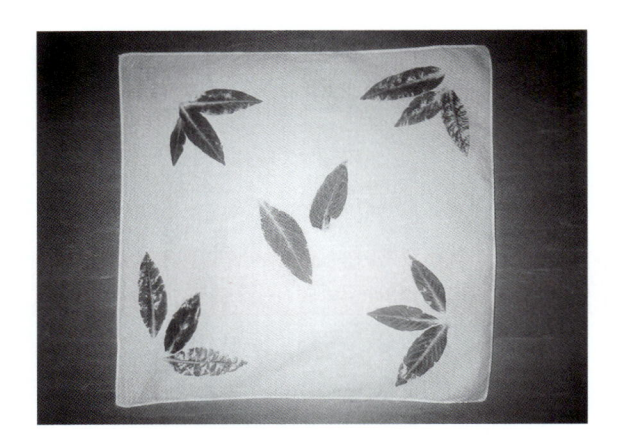

材料

藍の生葉，木綿の布（無地のハンカチ），洗濯せっけん．

道具

金づち，新聞紙，ティッシュペーパー，透明ポリ袋，おもり，セロハンテープ，電話帳などの厚めの雑誌類．

作業工程

1 布にのりが付いている場合は，あらかじめ水洗いをして乾かす．新聞紙を2枚程度敷き，布を置く．
2 布の上に藍の生葉を好みの位置に配置する．
3 葉の上にティッシュペーパーを置き，さらに透明ポリ袋を重ねる．
4 金づちで葉の汁が出るように丹念に叩く．

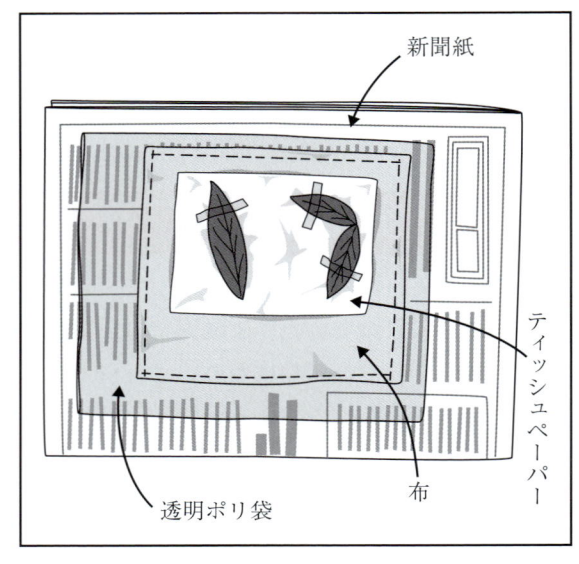

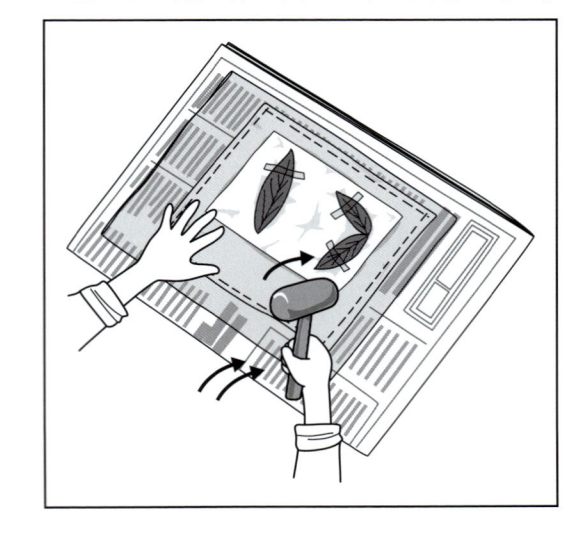

5 葉の模様が染み出たら，葉，ティッシュペーパー，透明ポリ袋を取り除く．
6 洗濯せっけんで全体を洗って乾かす．

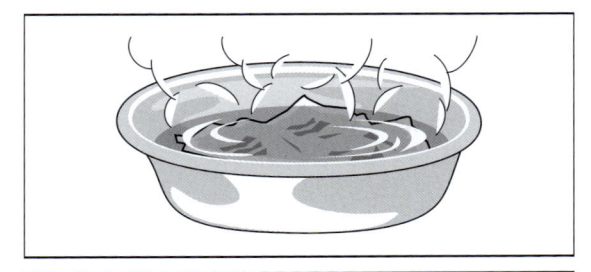

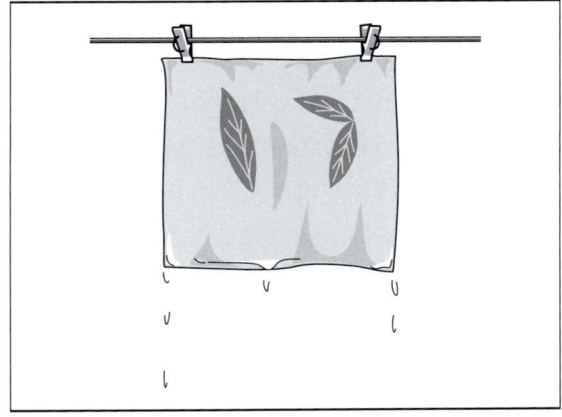

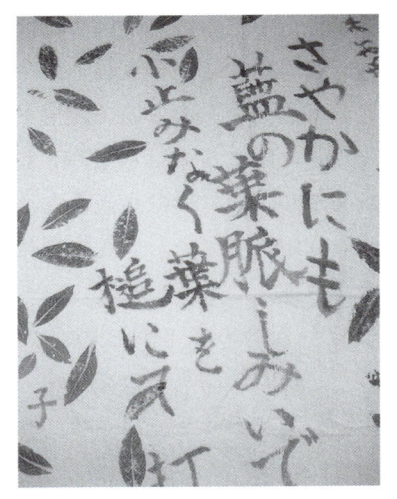

7 その他の作品例．

作業工程上の留意点

1 大きな音がするため，作業を行う場の設定に注意が必要である．屋外に作業台を出して行う場合もある．
2 下に厚めの雑誌などを敷くと音が小さくなる．
3 叩くための「つち」は木製，ゴム製，金属製のいずれでも可能だが，金づちが最もきれいに叩き出すことができる．
4 葉をセロハンテープで留めてもよい．
5 叩き方は，軽く何度も叩くように行う．
6 7月ごろとれる新鮮な葉のほうがよく染まる．鉢植えの藍の葉も使いやすい．

体験者の声

・通所施設では大きな音がするので活動場所を選ぶ必要があった．音が伴うことから一斉活動に向いているという感想があった．
・老人保健施設の作業療法士からは叩くだけなので誰でも参加しやすいという声が聞かれた．

gradation

1. 身体機能面の段階づけ
a．素材・道具による対応
上肢の機能に応じて，葉の枚数を調整する．葉を好みの形に切り取り，模様や名前を叩き染める．

b．作業工程による対応

　中心になるのは叩くという単純な動作で，片手でもやりやすい．しかし，前段階の葉を置き透明ポリ袋を重ねる工程は片手動作では難しいため，おもりを活用する．

　参加者が交替で叩き染めて集団作品として大きな作品をつくることができる．

　　c．作品による対応

　ハンカチのような小作品からテーブルクロスのような大きなものまで製作が可能である．

　叩くほかに藍の生葉から葉汁を搾り出し，草木染めと同じ要領で染めることができる．藍の生葉をミキサーにかけて汁を袋でこして生葉液をつくり，布を浸して染める．絞り染めなどへの応用ができる．

2．精神機能面の段階づけ

　　a．素材・道具による対応

　葉を一枚ずつ置いて叩くことを繰り返す方法は単純で取り組みやすい．あらかじめ葉を布全体に配置してからまとめて叩く場合は，絵画的な要素が加わる．

　　b．作業工程による対応

　個人作業だけでなく，共同作業として場へ参加するだけでも音や振動などの刺激を得ることができる．

　　c．作品による対応

　生葉液を毛筆に付けて名前や短歌，好きな言葉を書いて染めることができ，精神活動性が高まり，活動の特性が大きく変わる．

　藍は育てやすい．春の種まきから水やり，秋の種取りまでを行うことで活動が広がり，園芸活動としての展開ができる．

■■ comment

　叩き染めは生葉を叩くだけで染まり，空気媒染のため，他に媒染料はいらない．水場のない作業台でもでき，準備，片付けが簡単である．

　葉を叩いてその形を写し取るという活動は子どものころの懐かしい遊びにも似ている．さらに葉の青い匂いも懐かしさをもたらす．叩き方によって葉の染まり具合が異なり，また洗っても色が落ちない不思議さ，葉がきれいに写し取られる意外性が強い興味・関心をひく．

　音と振動の感覚刺激が強いので，グループでの一斉活動に適している．音刺激に対して拒否反応を示す人はみられなかった．むしろこの活動の刺激に強い印象をもち，認知症のある人も興味が持続しやすい．そして作業工程は主に叩くという動作であり，高度な心身の機能は要求されず，片手でもでき適応の範囲が広い．攻撃的な要素もあり男性にも受け入れられやすい．

　生藍はもともと絹を染めるのに使用されておりきれいな水色に染まる．草木染めとしての生葉に魅力があるが，絹材料は高価なため木綿生地のほうが取り組みやすい．木綿では色は青みがかった濃い草色となる．

　春の種まきから始めて7月ごろの葉を染色に使ったあと，秋の種採りまでを一連の活動とすると半年にわたる．ゆっくりと取り組む施設での活動にも向いている．

文　献

1) 日下部信幸（編）：アイの絵本．農山漁村文化協会，1999

5. 花紙ボールの貼り絵

LEVEL 1

■ *characteristics*：簡易作業，つまみ・丸める動作，立体的貼り絵，絵画

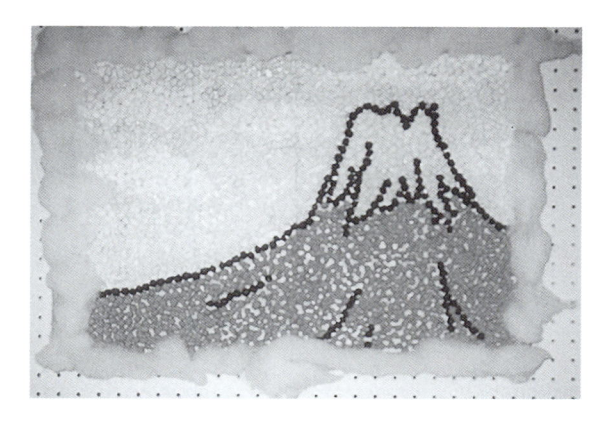

◆ 材　料

お花紙（各色），画用紙，水．

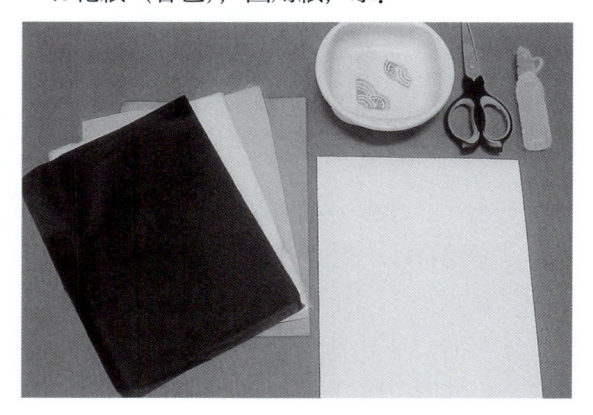

◆ 道　具

のりまたは木工用ボンド，お皿(水入れ用)，ハサミまたはカッターナイフ．

◆ 作業工程

1 お花紙を適当な大きさにハサミで切る．

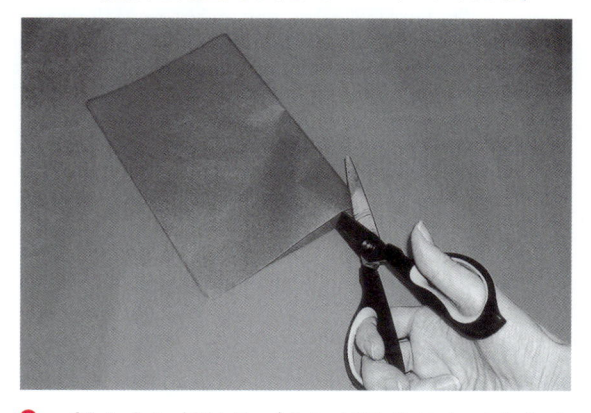

2 軽く水に付ける（水に付けることでまとまり，戻りにくくなる）．

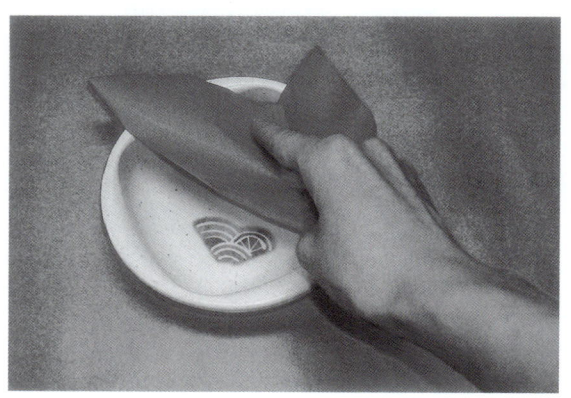

5. 花紙ボールの貼り絵　87

3 お花紙を丸める.

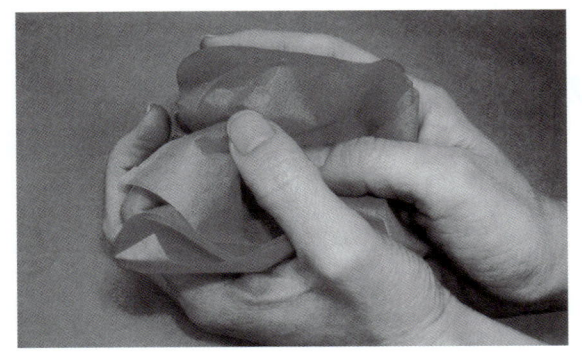

4 乾かす（丸1日程度）.

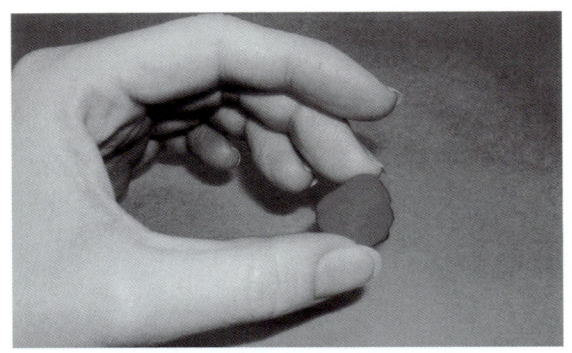

5 乾いた紙ボールを画用紙にのりで貼り，絵をつくり完成.

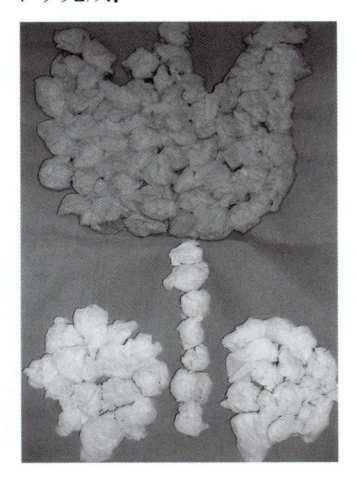

> **📯 体験者の声**
> ・紙ボールを何色もたくさんつくって常備している．節分の豆や冬場の雪，夏の花火など壁紙づくりの際，少し使うだけでも栄えるのでよく活躍している．
> ・元の色だけでなく，染料を使うとたくさんの色合いができる．

6 その他の作品例.

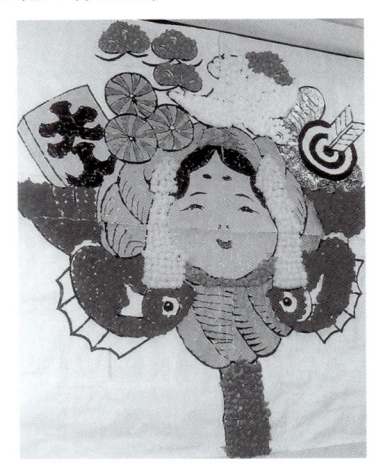

🏥 作業工程上の留意点

1 立体的な紙ボールは豆や食べ物にみえやすく，異食に注意が必要である．

2 画用紙に貼り絵をした後，おもりをしてしばらく置くとしっかり貼れ，仕上がりがよい．

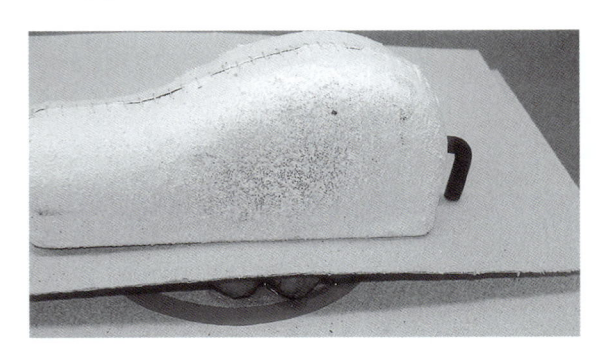

3 行事などの飾り花の状態から外して再使用する場合は，くっついているホチキスの針に注意する．

4 水に付けずに丸めてボールをつくった場合，時間が経つとやや戻ってしまうが，モコモコしていてそのまま貼っても味がある．

5 水を使うのがつらい季節は，ぬるま湯でも作業は可能である．

gradation

1. 身体機能面の段階づけ

a．素材・道具による対応

お花紙1枚では薄く，机から取る場面から巻く場面まで巧緻動作を要する．数枚で行うほうが扱いやすい．また，お花紙の大きさが小さすぎると同様に扱いにくい．まずは，お花紙を原寸のまま切らずに数枚使って紙ボールをつくると，容易になりアクティビティの導入に役立つ．巧緻性を求める訓練として用いる際は，1/2や1/4に切って行うとよい．また，お花紙を和紙に替えて行うとピンチ力を強めることができる．

b．作業工程による対応

紙ボールを10個つくる場合と100個つくる場合では注意力や持続力に違いが出る．意欲や体力の低い人は数個のみとし，少しずつ多くつくれるように誘導すると，作業の耐久性がついてくる．

c．作品による対応

ハガキなど小作品から壁画などの大作品への展開が可能である．より複雑な図柄や色合いの多さなどを求めると貼り絵自体の難易度が増す．また，個人作品はもとより，他者との共同制作として，相互協力を促すことも可能である．

2. 精神機能面の段階づけ

a．素材・道具による対応

お花紙はソフトな肌触りで落ち着く．丸める作業は単純動作なので集団で会話しながら行える対象者も多いだろう．季節感のある協同作品を作成する過程で交流を深めることも可能である．

b．作業工程による対応

対象者の訓練目的に応じ作業工程数の増減が可能である．丸める作業のみ繰り返し施行することから，貼り絵を含めた全作業工程の実施，原画を考え描くなど作業工程を増やすこともできる．それにより自由度と作品の個別性が高くなり，精神機能面への働きかけの難易度が変えられる．

c．作品による対応

ぶどうや節分の豆などイメージしやすい作品だと導入しやすい．紙ボール自体がその本体の代わりとなる場合，異食の危険性は増すが認知面では理解がしやすく対象者の幅を広げる．

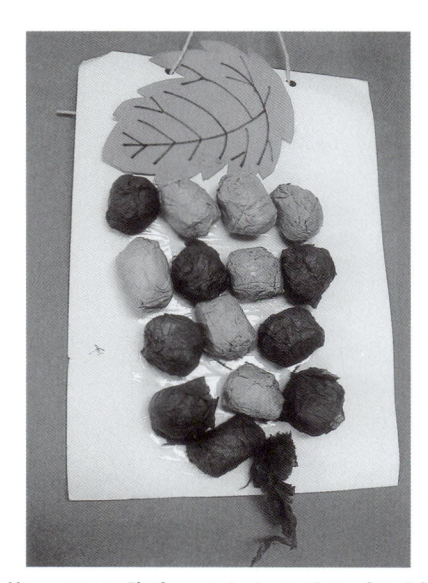

飾っている際食べられたぶどう（異食）

comment

お花紙の軽さを利用して，より立体的に貼り絵が楽しめるアクティビティである．丸めるという動作はどこかで経験している単純動作なので，認知症のある人にも導入しやすい．また，行事などで使用する飾り花のお花紙をリサイクルすることができる．「敬老会の時のお花です

よ」と再利用していることを伝えると，物を大切にしていることを高齢者はとても喜ぶようだ．

絵の全体に紙ボールを敷き詰めて貼り絵をする方法と，和紙などの貼り絵と組み合わせて部分的に立体に貼り強調する方法がある．大きさの違う紙ボールを段々に貼ることもでき，作品の強弱やアクセントとして工夫することができる．二次元三次元の組み合わせや貼り絵の内容によってバリエーション豊かに活用できる．

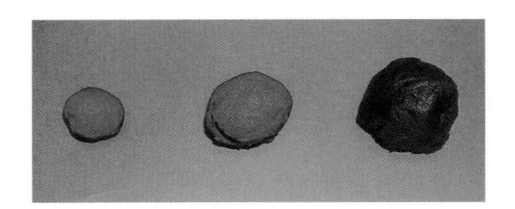

お花紙は両手で丸めたり，片手・指先だけで丸めたり，机に押し付けて丸めたりすることもできるので，片麻痺の人から指先の震える対象者まで，幅広く実施が可能である．

丸める作業（作業工程2と3）と貼り絵をつくる作業（作業工程5）を分けると，利用者の理解度は増す．「丸める」「貼る」という単純作業の繰り返しなので，個人から集団まで，対象者の幅が広いことがこのアクティビティの強みである．

6. パステル画

LEVEL 1

■ *characteristics*：淡い色調，色の組み合わせ，削り動作，ハガキ

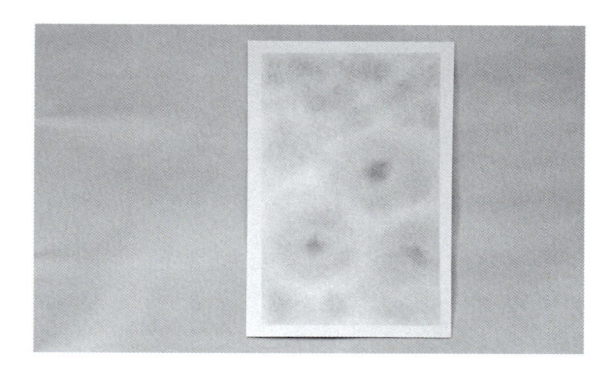

材料

パステル（ポリクロモスパステル®を使用），私製ハガキ，マスキングテープ，定着スプレー（パステル用），脱脂綿，綿棒（必要に応じて）．

道具

カッターナイフ，ベニヤ板またはアクリル板．

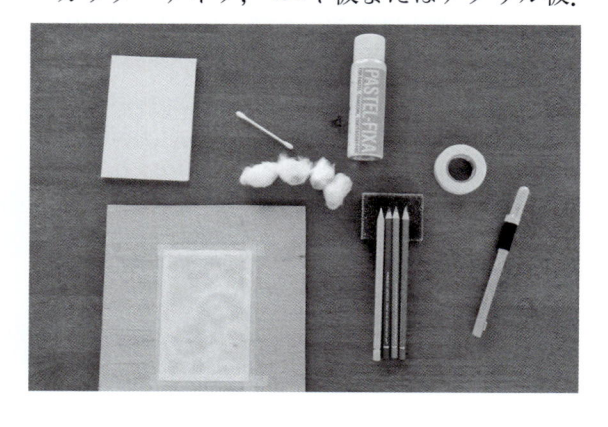

作業工程

1. ハガキを固定する．ハガキの周囲をマスキングテープでベニヤ板に固定する．片手で行う場合には，ベニヤ板自体を粘着テープなどで机に固定しておくか，滑り止めシートを使用する．

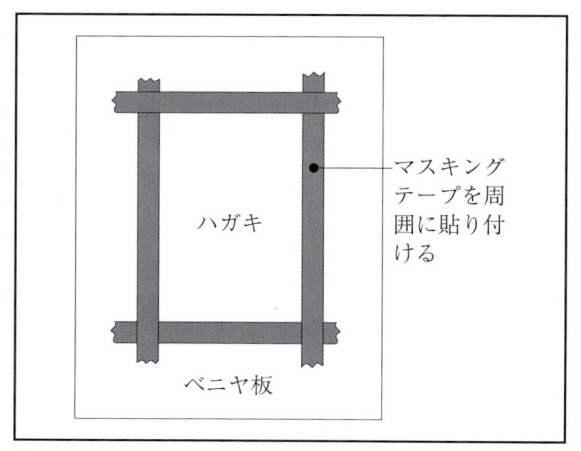

（図：ハガキ／ベニヤ板／マスキングテープを周囲に貼り付ける）

2. 脱脂綿を使ってハガキに色を付けていく．パステルの先をカッターナイフで削り，ハガキの上にのったパステルの粉を脱脂綿でこすっていく．直接，脱脂綿をパステルにこすりつけてハガキに色を付けてもよい．脱脂綿は化粧用のカット綿でも使用可能である．色を濃くしていく場合には，この動作を繰り返していく．細かい部分をきれいに仕上げるには，綿棒などを使う．絵その

6. パステル画　91

ものを描くのではないので，絵のイメージをもってもらい，好みの色を好きな場所に付けていけばよい．色を変える時は，色が混ざらないように脱脂綿を新しく交換して使う．片手で行う場合には，パステルにおもりをのせて滑り止めシートの上に置いて固定すれば作業は可能である．

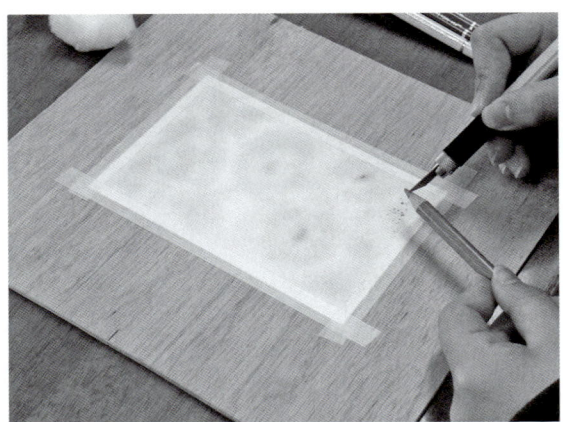

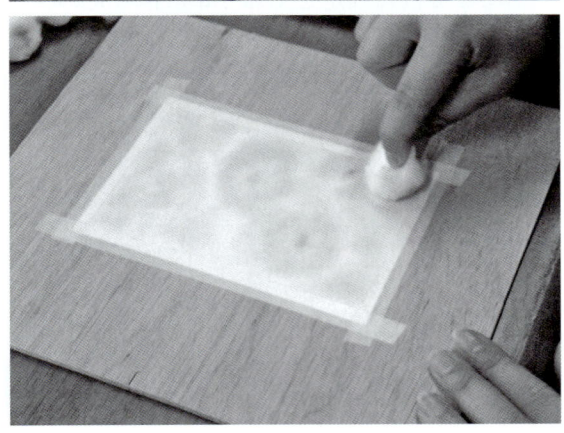

3　定着スプレーを吹き付ける．パステル用の定着スプレーを軽く吹き付けると色合いがしっとりとして，淡い色彩で雰囲気のよい作品ができ上がる．

4　最後にマスキングテープをはがす．マスキングテープが貼ってある部分をはがすと，その部分は色が付いていないので，ハガキの周囲が白く額縁のように残る．

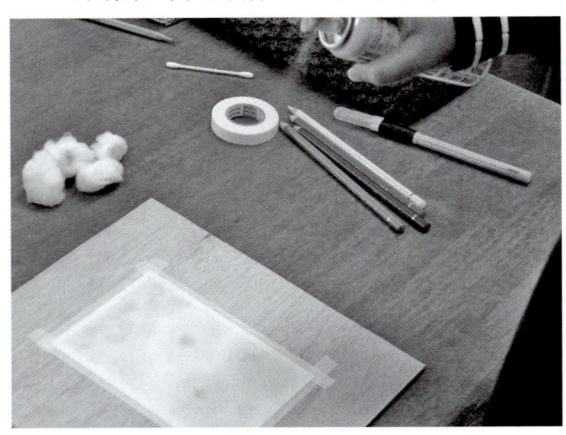

作業工程上の留意点

1　作業環境としては，明るく静かな場所が適している．
2　カッターナイフを使う時に手や指を傷つけないように注意する．
3　絵を描くことが苦手な対象者には，あらかじめ完成作品をみてもらい，絵を描くのではなく，色や模様を付ける程度のものであることを説明し，理解してもらってから始める．

体験者の声

- 難しい作業工程がなく，結果としては雰囲気のある作品ができ上がるので，満足感が得られている様子がうかがえる．
- 「花」や「花火」のイメージで色を付けていく対象者が多かった．失敗作がないので，おのおのの描いたイメージが何を表しているのか，互いに話し合っている場面もみられた．

gradation

1. 身体機能面の段階づけ

a．素材・道具による対応

多くのパステルを使うことにより，作業耐久性が求められ，ハガキから画用紙など紙を大きくすることで段階がつけられる．

b．作業工程による対応

難しい動作は要求されない反面，上肢の動作以外に大きな動作を引き出すことは困難である．作業工程の中の定着スプレーをかける作業を屋外で行ってもらうなどして，活動を広げるとよい．

2. 精神機能面の段階づけ

a．素材・道具による対応

色付け自体にも戸惑いがある対象者に対しては，「厚紙を使った型」や「ステンシルプレートなどの型」を用いると難易度は低くなる．型染めとなり，枠があることで失敗への不安感も少なくなる．

b．作業工程による対応

ハガキの一部分にしか色が付けられない場合には，その色が付いていない部分を口頭で教えたり，ハガキの向きを途中で変えたりするなどの配慮が必要である．また，最初は色を選ぶことだけを行ってもらってもよい．色の選択も2〜3色を提示してその中から選んでもらうことにより，活動への参加が容易となる．活動に慣れてきたら自分で色を付けるように促し，さらに色の選択肢を増やしていく．

c．作品による対応

認知機能に特に障害がない場合には，でき上がったパステル画のハガキにメッセージを書き込み，切手を貼って投函することにより，さらに活動の広がりが得られる．

集団活動でパステル画を行う場合には，ハガキではなく大きめの画用紙を用いて，施設の行事の際に使うバックの背景づくりに取り組むのもよい．

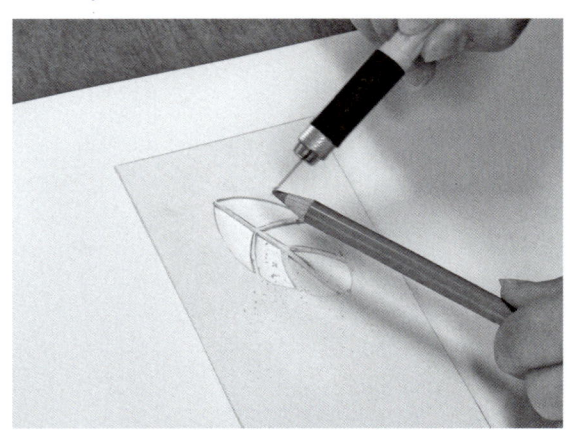

厚紙の型を使っている例

comment

パステル画は，絵を描くのではなく，ハガキや画用紙に淡い色を付けて模様をつくっていく作業である．絵を描くことに抵抗のある対象者にも，決まった枠や取り決めがないので取り組みやすいといえる．さまざまな色があり，パステル特有の穏やかな淡い色彩が気分を和らげる．作業工程も単純であり，固定の問題さえ工夫すれば片麻痺のある対象者にも十分可能な活動である．年齢や性別，障害を問わず活動しやすい作業といえ，でき上がった作品も，予想以上にでき栄えがよく，本人の満足度も高い．作品としての価値も高く，ポストカードとして友人や知人，家族に郵送することもできる．ハガキや手紙に文字や文章を書いて出すことに消極的な対象者でも，このパステル画を描いたハガキに少しだけ文字を入れることには抵抗が少な

い．クリスマスの時にデイサービスの利用者が，自分でつくったパステル画のポストカードに日ごろの感謝のメッセージを添えて，家族（妻）に送ったこともある．特別な材料や大がかりな道具を必要としないので，在宅や施設を問わず導入できると思う．医療機関では，退院間際の作業として作品をつくり，家族や知人に出す退院の喜びを表したメッセージカードとしても有効である．

7. 和紙の花瓶

LEVEL 2

- ***characteristics***：和紙，巧緻動作，生活用具

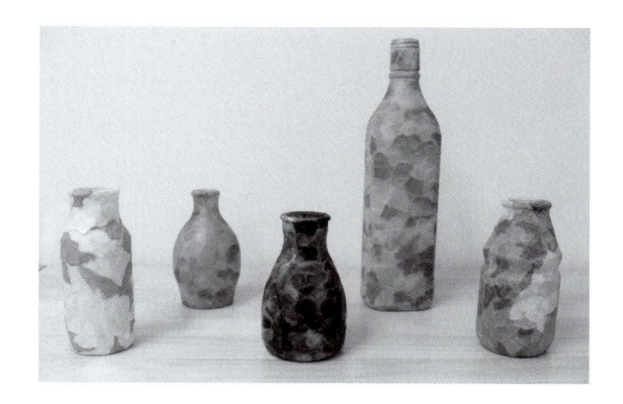

材 料

　ヨーグルト，牛乳，ミネラルウォーターなどの空き瓶，和紙（牛乳瓶を使用する際はB5〜A4程度の大きさが必要である．ただし，グラデーション和紙ならば1枚でよく，色違いの和紙ではそれぞれを少々必要とする），ニス（水溶性スプレー，一般工作工芸用でよいが色のにじまないもの）または和紙用ラッカースプレー，液状合成のり（または両面テープ）．

道 具

　絵筆（水彩画用の太めのもの），段階づけをするなら細筆，万力，霧吹き，文鎮．

作業工程

1　空き瓶をきれいに洗い，乾燥させる．

2　和紙を一定の大きさにちぎる．おおむね指幅程度の大きさがよい．色の種類ごとに大きさを変えてもよい．

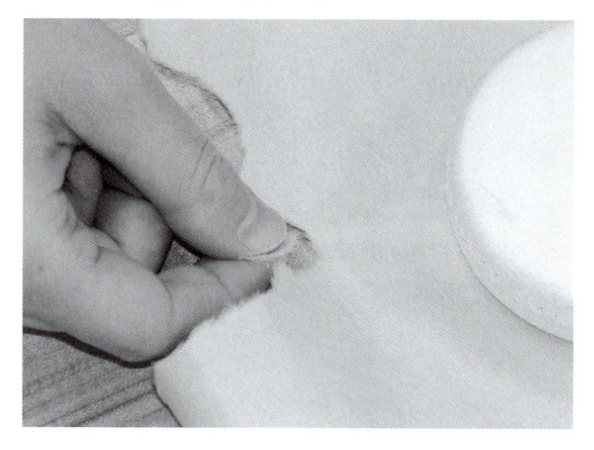

　水をつけた細筆で和紙に線を付けると，それに沿って簡単にちぎることができる．

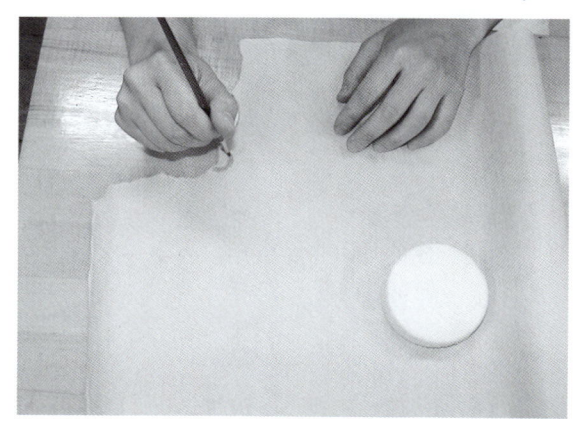

3 和紙を種類ごとに仕分ける．

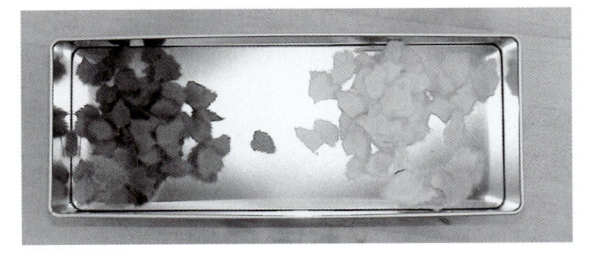

4 貼り付けようとする場所にのりを塗る．
5 ちぎった和紙を貼り付ける．片手で行う場合には万力を利用する．

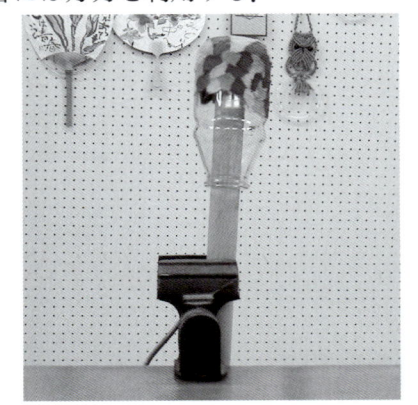

6 水を付けた筆で，和紙を伸ばす．

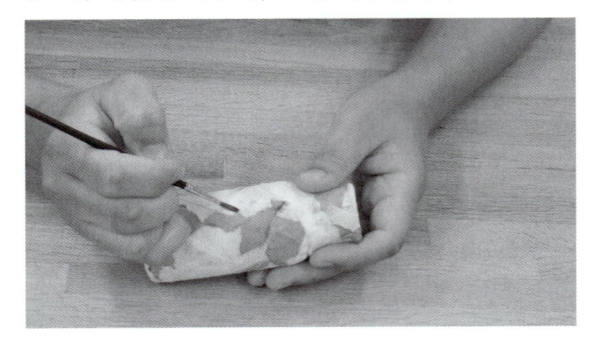

7 作業工程 3 と 4 を繰り返し，瓶全体を和紙で覆う．
8 瓶を乾かす．
9 和紙が乾いたら，和紙用ラッカースプレーやニスを塗る．

◆作業工程上の留意点

1 作業は繰り返しが多いため，空き瓶が大きすぎると単純作業の繰り返しとなる．そのため，牛乳瓶か，それよりも小さめのサイズの瓶から始めるとよい．
2 和紙は色合いを考え，ちぎりやすい厚さのものを 2〜3 種類用意する．厚すぎるとちぎりにくく，薄すぎる場合は，きれいに貼り付けることが難しい．
3 和紙はまとめてちぎっておく方法と，そのつど，色合いをみながらちぎる方法があるが，まとめてちぎっておくほうが手も汚れずにきれいに仕上がりやすい．牛乳瓶程度の大きさの場合，ちぎる時には指幅程度の大きさに統一するとよい．
4 のりを先に瓶全体に塗ると，瓶の取り回しなど扱いにくいので，和紙を貼り付ける場所には，そのつど塗るほうが仕上がりがよい．
5 片手で行う場合は，万力などで固定した棒に瓶を逆さに挿して行う．
6 貼り付けた和紙がはがれていたり，きれいに張り付いていない時は，水を付けた筆で和紙の上から（のりを溶かすようにしながら）全体を放射状に外に伸ばすと，きれいに仕上がる．

▶体験者の声◀

・作業工程が単純なので，認知面での低下がある人でも作成できる．
・和紙の色の選び方によって明るい感じや渋い雰囲気を作品にもたせることができる．

gradation

1. 身体機能面の段階づけ

a．素材・道具による対応

作業耐久性が低い人には，小さめの瓶を選択したり，巧緻性の高い人の場合には瓶に凹凸や取っ手があるものを選択することで段階づけができる．

b．作業工程による対応

つまみ力が少なくてもちぎれる和紙とつまみ力が必要な和紙があるので，利用する和紙の種類を選択することによって，ちぎる動作の段階づけができる．和紙の種類が選べない場合や，柔らかめの和紙でもちぎることが難しい場合には，和紙に霧吹きで水を吹き付けると，容易にちぎることができる．また，水を付けた細筆で和紙に線を付けると，つまみ力の弱い人でもそれに沿ってちぎることが可能である．

巧緻性などに障害があり，のりの扱いが難しい場合には，両面テープを使うことで作業工程の簡略化ができる．ポイントは両面テープの剥離紙は一度にすべてはがしてしまうのではなく，和紙を貼り付けたい部分のみ，そのつどはがすことである．また，木工用ボンドを少し加えたのりを絵筆に付け，ちぎった和紙を筆に貼り付け，次に瓶に直接押し付けながらのりを広げるように接着することで容易に貼り付けることができる．

2. 精神機能面の段階づけ

a．素材・道具による対応

和紙の色合いなどの選択を複数選ぶことが難しい場合には，単色ではあるが，グラデーション和紙などを使うことで色合いの安定した作品とすることができる．

b．作業工程による対応

集団で行う場合には，ちぎる工程や貼り付ける工程ごとに担当を決めて行うことで，作業の単純化が図れ，精神機能面への働きかけにも変化がつけられる．

comment

この手工芸は作業内容や作業工程が比較的シンプルなために，認知症のある人にも導入がしやすい．材料や道具にも特別なものは必要でなく，その量も少ないという利点があり，感染リスクなどの理由から病室で個室管理になっている人にも持ち込んで実施しやすい．

一方で均一に和紙をちぎる工程や，瓶に和紙を貼る工程は，単純作業の繰り返しとなる．作業工程の理解が容易であるという利点と，単調で飽きやすいという欠点があるので，対象者の特性を考え適応することが必要である．また実施にあたっては，作品の完成が早まるように小さめの瓶を利用したり，色合いにアクセントをつけるなど，工夫をすることが必要である．

手工芸の場面では利用者に適した作業活動となるよう材料や道具，作業工程にも注意を払い適応を考えている．和紙を使った作業活動の前にアクティビティとして「紙すき」を行い，材料となる紙をつくるなど，作業工程が増えるよう材料づくりや道具づくりから始めることも可能である．

8. 寄せ木コースター

LEVEL 2

■ *characteristics*：木彫細工，生活用具

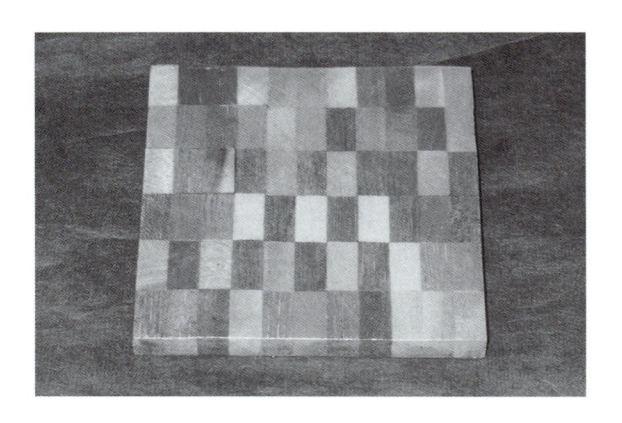

道　具

NTドレッサー S-410（または粗目の紙やすり＃120〜220），水紙やすり（＃220），下敷（レントゲンフィルムの余りや，プラスチック製ボード，ビニール製のテーブルクロスなど，ボンド・オイルが付いてもはがしやすいもの），オイル用はけ，手拭きタオル，固定が必要ならば万力や文鎮．

材　料

寄せ木細工セット（縦2・3・10 cm，横・奥行各1 cm，140ピース入り，図A），木工用ボンド，木彫オイル．

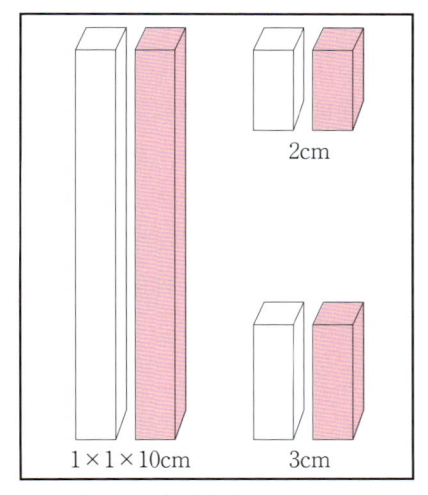

図A　寄せ木細工セット

作業工程

1 準備として，寄せ木細工セットの中から2 cmのピースを選別しておく．

2 デザインを決め仮置きする．ここでは濃色，淡色のピースを交互に並べ，正方形になるように仮置きする（縦に6個，横に11個使用．四方約12 cm）．

3 貼り付け作業は，机上に下敷を置いてから始める．仮置きしておいたピースの側面に木工用ボンドを塗り，まずは1段目を貼り合わせ，順次2段3段と進める．

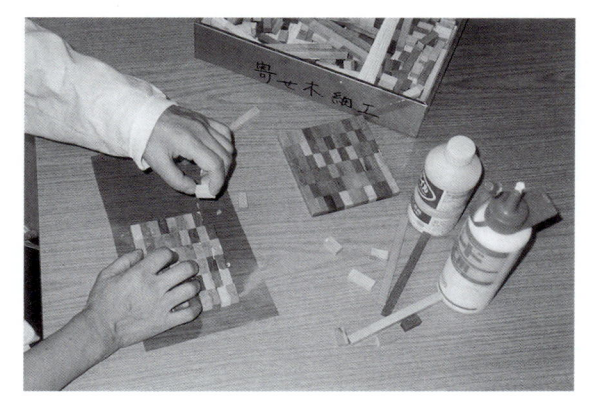

4 木工用ボンドが乾いたら，やすりがけを行う．セットの寄せ木はカットにばらつきがあり，凹凸ができることがあるため，粗目のやすりを使い平らに削る必要がある．全面に行い，より平らな面を表面とする．

5 木彫オイルの下塗りをする．まずは表面と側面に塗り，乾いたら裏面にも塗る．表面にはたっぷり塗ると仕上がりがよい．

6 乾いたところで全面に水紙やすりをかける．ざらつきがなくなり，手触りが滑らかになる．光沢も出る．

7 仕上げにもう一度，木彫オイルを全面に塗る．特に表面にはたっぷり塗る．はけで塗るというよりも，上から垂らして広げるというくらいに厚くすることで，木彫オイルの色・つやといったよさが出て完成度が上がる．

✚ 作業工程上の留意点

1 このコースターのサイズは，四方約 12 cm と大きめである．仮置きしながら好みの大きさを決めればよい．

2 貼り付け作業は，ゆがみを防ぐため平面上で行う．この時に下敷が有効である．レントゲンフィルムなど適度にしなる素材のものを下敷に使うと，木工用ボンドが下からはみ出しても後からはがしやすい．片手で行う場合は，長い文鎮を手前に置いてそこに合わせるように並べ貼り合わせる．

3 セットの寄せ木はカットにばらつきがあり，並べた時に凹凸が出てしまうことがある．粗目のやすりを使いある程度まで削る必要があるが，少しの凹凸ならば残っていても木彫オイルの厚塗りにより気にならなくなる．カップなどを置いて安定感をみるとよい．

4 やすりがけは粗目でしっかりかけることになるため，木工用ボンドが完全に乾いたことを確認してから行う．また，コースターを立てずに横に寝かせた状態で行うことで，接着部がはがれないように気をつける．押さえる力が弱く万力を使う時など，立てて行う場合には，支持板などをあててはがれないように注意する．はみ出した木工用ボンドもここで削り落とす．

5 木彫オイルの使用時は，換気を十分に行う．

6 仕上げ時の木彫オイル塗りは，はけで伸ばすというよりも，粘性が高いので，垂らした木彫オイルが自然に止まるくらいの厚塗りがよい．木彫オイルを厚くすることで滑らかな光沢が出て，ここで一気に作品の完成度が上がる．また，強度も上がる．ただし，乾くまでには時間がかかる．

▶ 体験者の声

・材料が少なく準備しやすいため，すぐに始められる．作業はいつ中断してもよく，またいつでも再開できる．

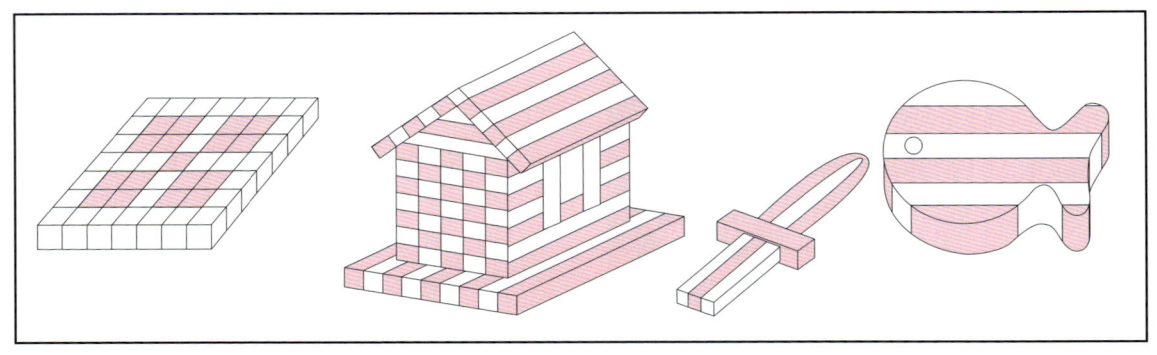

図B　作品例

✚ gradation

1. 身体機能面の段階づけ
a. 素材・道具による対応
　10 cm のピースは，横長に持てば全指握りができ，2〜3 cm のピースは lateral ピンチ（側腹つまみ）によく，すべてのピースは 1 cm 幅であることから palmer ピンチ（指腹つまみ）にも対応できる．縦方向に持てばさらなる段階づけとなる．

b. 作業工程による対応
　準備として，寄せ木細工セットの中から使用するピースを選別するが，この作業工程において巧緻性の段階づけができる．例えば，平面上に数個並べた状態で選別するよりも，箱など深みのある多数の中から選別し，取り出すことはより難易度の高い作業となる．

　ピースの置き場所を考慮すると，リーチ動作の段階づけになる．例えば，机上での前左右方向，さらに台を使えば高さを段階づけできる．

c. 作品による対応
　コースターのやすりがけは，表面を平らにするためであるが，図Bにあるようなナイフ型につくる場合には力強く，また根気強くやすりがけを行う必要がある．なんらかの形に削ってつくろうとすると難易度が増し，職場復帰前の巧緻動作訓練にできる．

貼り付けるだけでできる四角形のコースターを，いろいろな形のコースターにつくりたい時は電動糸ノコギリを使うが，より多くの機能を要求される．

2. 精神機能面の段階づけ
a. 素材・道具による対応
　寄せ木細工セットのピースの色を，単色のみ使用してつくるより濃色・淡色のピースを使えば，寄せ木風にできたり模様をつくることまででき，デザインの複雑化が図れる．

　コースターでは 2 cm のピースばかりであったが，3 cm や 10 cm のピースを混ぜて使ってもデザインの複雑化が図れる．

b. 作業工程による対応
　準備の段階として大きなピースをつくることから始める．2 cm のピースを横に 2 個貼り合わせて四角のピースをつくり，これを一つのピースとして使う．そうすることで，その後の貼り付け作業は逆に簡略化でき，精神機能面でも安定化が図れる．

c. 作品による対応
　前述の四角のピースを使えば，作品の幅を広げることができる．大きな作品もつくりやすくなり，また四角にすることで木目を活かすことができる．縦目ばかりで貼り合わせたり，交互

に並べる組み合わせまで楽しめ，精神機能面への働きかけが多くなる．

コースターは平面の作品であるが，ペン立てやログハウス風の家屋模型にしたり，立体的な作品にすることで難易度が増し，さらにアクティビティとしての可能性が広がる．

comment

　この寄せ木コースターは，手指の機能訓練としてつまみ動作を主目的に，左片麻痺のある人に導入した．2 cm のピースで lateral ピンチから palmer ピンチへと段階づけを行った．右片麻痺のある人にも，右手の機能訓練はもちろん，左手の初期の利き手交換に導入することができる．

　寄せ木細工は，素材が木であるということと組み立て作業ということで男性好みの側面を持ち合わせている．女性向けの手工芸が多い中で，おおいに活用したいアクティビティである．

　作業工程は，並べて貼るだけと非常に単純である．貼るだけで寄せ木細工の雰囲気が出せたり，木彫オイルをたっぷり塗りさえすればあめ色の滑らかな光沢を出せるため，簡単なわりには見栄えがよく，満足感を得られやすい．

　高齢者の機能訓練では，心身ともに不活発な障害を呈する対象者が多い．身体機能のみならず，理解力・注意力など作業活動に必要な認知機能も全般に低下していると考えてよい．さらに未経験なことに対する拒否，種々の自信喪失，依存的な心理状態なども特徴的にみられる．こうした高齢に伴う変化に加えて疾病による障害をもつ対象者に対する作業活動は，その人の現在もっている能力より下位の能力でできる活動からスタートする必要がある．この寄せ木細工は，非常に単純で作業の説明もしやすい．完成度も高く，でき上がった作品は実用性もあり作業療法導入の種目に適していると思われる．筆者の施設では，取りかかりやすくするために濃淡2色のピースを，それぞれ2個ずつ貼り合わせた後，2つの小箱に仕分けすることから開始した．その2種類をさらに貼り合わせて正方形を大きくし，最終的に鍋敷きや花台などをつくった．このような展開は，規則性のある模様を構成するという能力も要求され，よりステップアップした作業活動を可能とする．

9. ロールピクチャー

LEVEL 2

■ *characteristics*：巧緻動作，構成能力，飾り，季節感，集団，役割分担，対人交流

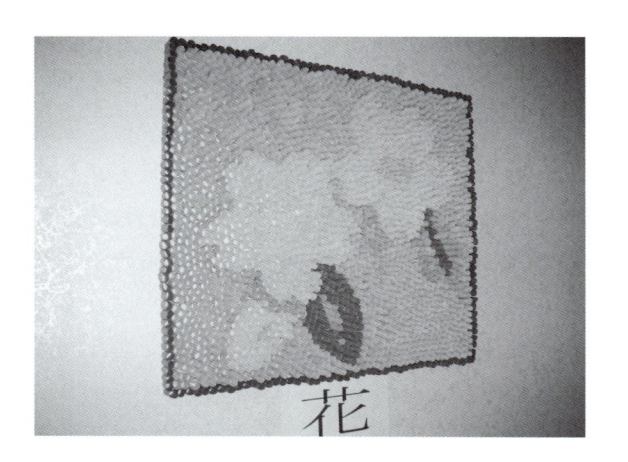

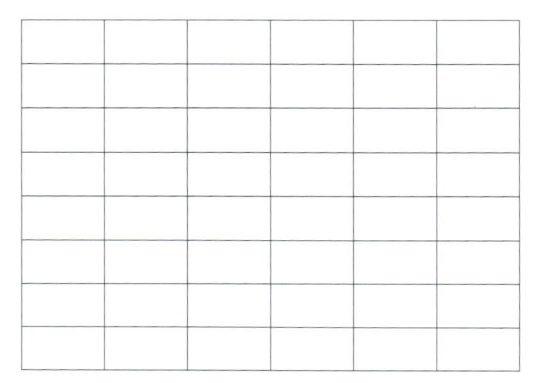

図A　色画用紙の切り方（例）

材料

模造紙，B4判色画用紙（各色数枚），段ボール（または薄いベニヤ板），広告紙．

道具

巻き棒（色鉛筆や直径1.5 cm程度の棒），液状合成のり，木工用ボンド，ハサミ，カッターナイフ，アンデルセン塗料，ポスターカラー，筆（はけ）．

作業工程

1 図柄を選び，模造紙（以下，台紙）に写す（カットイラスト集などから自由に選ぶ）．

2 色画用紙を短冊状に切る（B4判：8等分×6等分，図A）．

3 作業工程2の短冊を棒で円筒状に巻き，のりで固定する（以下，円筒状の紙）．この作業を繰り返し，作品の大きさ・細かさに応じて数十〜数百個つくる．

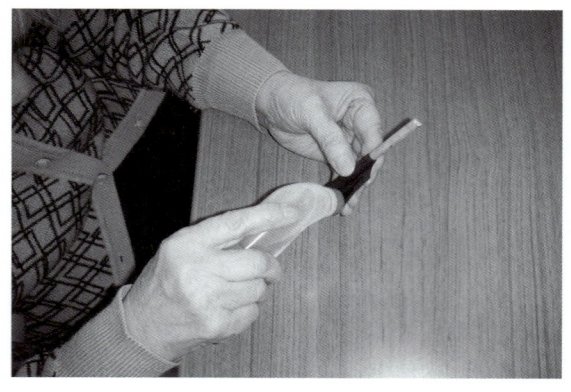

4 作業工程1の台紙を段ボールに貼る．

5 作業工程3で作成した円筒状の紙の底と側面に木工用ボンドを付け，台紙に貼り付

け　る．
6　茶色の円筒状の紙を段ボールの縁に木工用ボンドで貼り付ける．

作業工程上の留意点

1　台紙はなるべく白または薄い色のものを選択する．
2　巻き棒の太さを変えることでアクセントがつき，見栄えがよくなる． 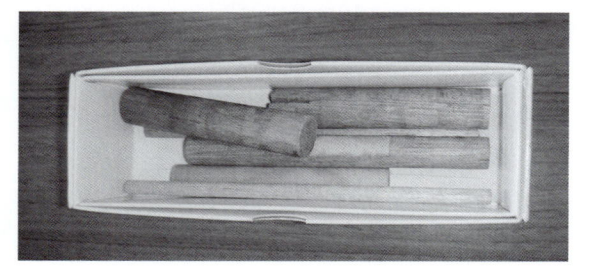
3　色画用紙は，ハサミよりもカッターナイフを使用したほうが，切れ目が残らずきれいに切ることができる（介助する場合が多い）．
4　円筒状の紙は色ごとに作成し，ある程度つくったところで貼っていくと，巻きすぎを防ぐことができる（この時，箱などに色別に分類しておくと，貼る時に便利である）．
5　円筒状の紙を台紙に貼り付ける際は，底面だけではなく，隣の円筒状の紙にも貼り付けることで強度が上がる．
6　下絵にポスターカラーなどで着色すると，より見栄えがよくなる．
7　額縁は広告紙を細く巻いたものを，アンデルセン用塗料で着色し，2段（下段2列，上段1列）にして高さを設けるとより印象がよくなる．

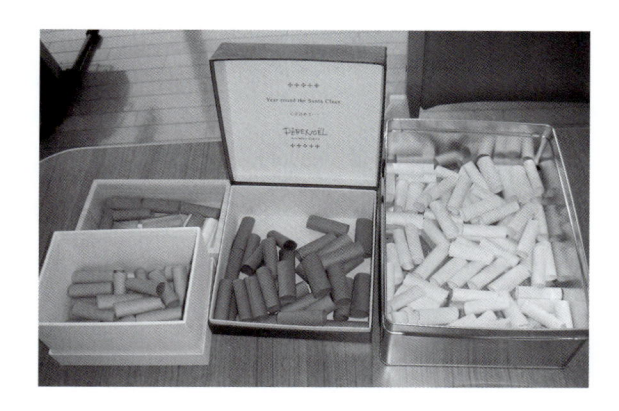

体験者の声

・作業工程は多いが身体機能・精神機能に応じた分担が可能である．
・額縁付きの「壁飾り」を紹介したが，菓子箱を利用することで作業工程を簡素化することもできる．

gradation

1．身体機能面の段階づけ

a．素材・道具による対応

　色画用紙を巻く棒の太さを変えることで，手指の巧緻性を高めることができる．巻く紙を厚くすると，よりピンチ力が必要となる．

b．作業工程による対応

　集団で作業を行う場合は，作業工程2の中で，①8等分した色画用紙を6等分に折る係，②6つ折りにした色画用紙をハサミで切る係，③短冊状に切った色画用紙を棒で巻く係，④円筒状の紙を集める係，⑤円筒状の紙を台紙に貼る係に分けることができ，両手・片手動作のどちらの人も取り組むことができる．

c．作品による対応

　立位困難な人でも作品が小さいものであれば作成できる．また，図案の細かなものは細い巻き棒で巻くことになり，難易度に変化をつけることができる．導入時には，字や図柄の大きいものから開始するとよい．

2．精神機能面の段階づけ

a．素材・道具による対応

　紙を使用することで，折り紙と同じような感

覚で取り組むことができ，導入は容易である．紙質を変えることにより精神機能面への働きかけも変わってくる．

b．作業工程による対応

注意力が持続しない人（軽度～中等度の認知症など）でも，作業工程は単純なので毎日少しずつ作業を進めることができ，気分転換を図ることができる．

c．作品による対応

大きい図柄で太い棒のみの使用でも，台紙とのコントラストにより作品の見栄えはよくなる．また複雑な図柄や多色使用により，さらに見栄えがよいものにでき，達成感を高めることができる．

comment

このクラフトの特徴としては，紙を使用したもので，比較的なじみやすいことが利点としてあげられるが，認知症や構成障害のある人には，立体的な完成図が予想しづらいことから，見本を用意することで導入を容易にすることができる．

作業工程としては一度覚えると，紙を折る・切る・巻く・貼るという単純な繰り返しであるが，段階づけで述べたように，さまざまな身体機能・精神機能のレベルに応じることができる作業である．

この利点を活かし介護老人保健施設では，手指の巧緻性向上や軽度の認知症のグループに導入している．

簡単な作業工程やなじみやすさにより，作業中に談話する場面もみられ，気軽に取り組むことができる．

また作業を分担することで，作業理解のよい人が記銘力低下のある人に対して，「教え，助け合う」といった行動がみられ，役割感の獲得につながっている．

10. 水性ニスの ステンドグラス

LEVEL 2

■ *characteristics*：目と手の協応，巧緻動作，ぬり絵感覚

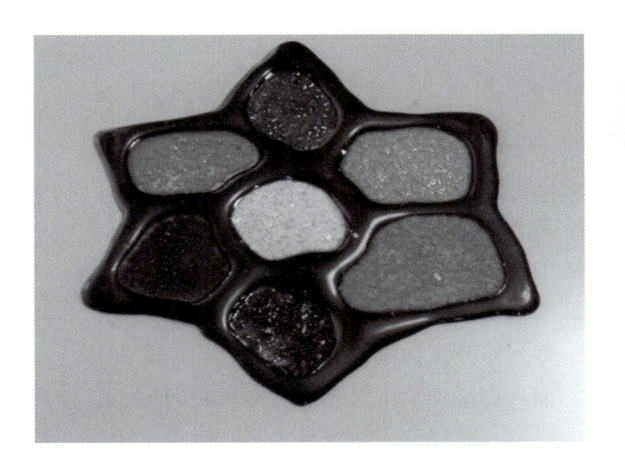

材　料

木工用ボンド（180 m*l* ぐらいのチューブに入ったもの），水性ニス（透明），水性インクまたは革細工用染料，水彩絵の具（黒）．

道　具

ガラス板（ポリエチレンシートやデスクマットを使うと作品がはがれやすい），スポイト（弁当などに入っている醤油入れでもよい），図案（イラスト集からコピーする）．

作業工程

1　木工用ボンドに色を付ける．木工用ボンドの容器に黒の水彩絵の具を少量入れてよくかき混ぜる．ねずみ色ぐらいになればよい．

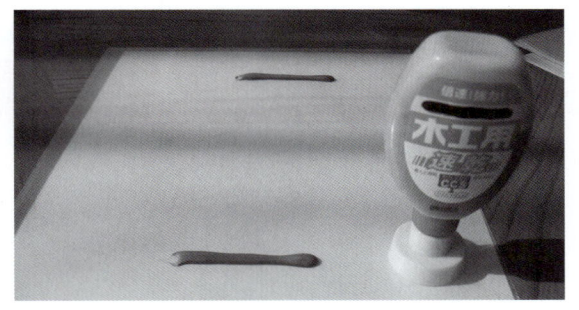

2　図案を用意してガラス板の下に置く．

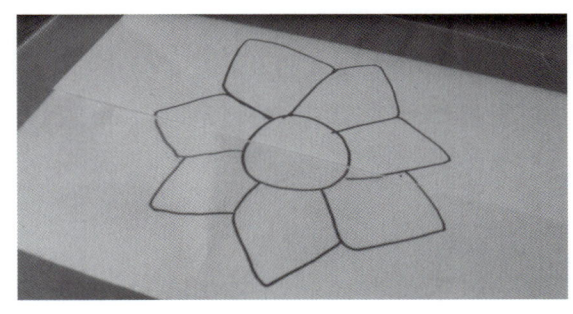

3　輪郭を描く．図案の輪郭に沿って，黒く色を付けた木工用ボンドでガラス板に輪郭を描く．途中で途切れないようにしつつ，できるだけ厚く描く．その後，数時間乾燥させる．

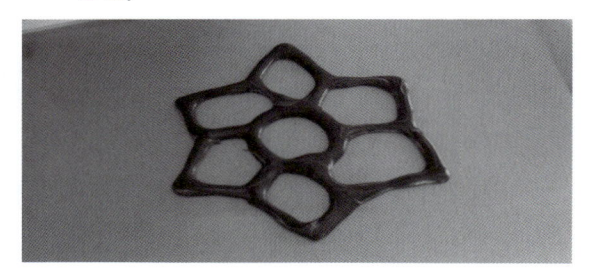

4 ステンドグラス風に色を付ける．水性インクまたは革細工用染料で色を付けた水性ニスを，木工用ボンドでつくった輪郭の内側にスポイトで少量流し込む．その後，数時間乾燥させる．
5 全体に厚みを出すためにクリアな水性ニスを多めに流し込む．できるだけ厚くしたほうがよい．また，数時間乾燥させる．
6 作品をガラス板からはがす．作品は，窓ガラスや鏡など，平滑で光を通す場所に貼ると見栄えがよい．

作業工程上の留意点

1 使用する図案は，線が太く単純なものが適している．また，水性ニスは乾燥すると収縮するので，面積が大きい部分はひび割れを起こしやすい．
2 作品をガラスからはがす時に，ちぎれたり穴が開いたりした場合は，もう一度ガラスに貼って作業工程3〜5を繰り返して直す．
3 水性ニスや木工用ボンドが，手や服に付かないように注意する．

gradation

1．身体機能面の段階づけ

a．素材・道具による対応

下絵が簡単なものから複雑なものを使用することで段階づけができる．

図案が単純で小さく，木工用ボンドで描く輪郭が少ないほうが容易につくれる．

b．作業工程による対応

図案が大きく複雑で，輪郭と輪郭の間が狭いものほど難易度が増し，作業工程での巧緻性が要求される．

c．作品による対応

一つの色だけで仕上げるよりも，多くの色を場所によって変えて仕上げるほうが，色の配置などに工夫が必要となり，作業時間も長くなる．

2．精神機能面の段階づけ

a．素材・道具による対応

図柄が大きく複雑なものほど難易度は増し，注意力など認知機能が要求される．

b．作業工程による対応

個人の小作品から，他の対象者と協力して共同作品への展開も可能である．また，図案を自分で必要な部分だけトレーシングペーパーで写すことで，作業工程を増やし，難易度を高めることができる．

c．作品による対応

作品を複雑化し，色を増やすことにより段階づけができ，より豪華な作品ができる．

難易度	身体機能		精神機能		
	巧緻性	作業耐久性	注意力	作業工程	作品規模
高 ↕ 低	【図案】複雑 ↕ 簡単	【色数】多 ↕ 少	【図案】大（複雑）↕ 小（簡単）	全行程（一人で行う）↕ 1工程（工程ごとに分担）	共同作業 ↕ 個人作業

作業難易度の段階づけ

comment

　在宅サービスセンターでは，機能訓練事業に通う人たちのグループで実施した．高齢者にとっては完成時のイメージがつかみにくく，戸惑いがあったようだが，他者と一緒に作成することで，抵抗感が少し薄らいだようである．当初，戸惑い気味だったメンバーも水性ニスで色を付ける工程では，色の配置などに気を遣い，工夫していたようだ．でき上がった作品はみんなで訓練室の入口ドアに貼り付けて楽しんだ．

　グループで行う場合，道具などが机に散乱しやすく，スタッフの注意が不十分だったこともあり，服を汚してしまったメンバーもいた．道具や材料の置き場所，服装にも配慮がより必要だと感じた．

　このアクティビティは，実用性はないが，遊び感覚で気軽に行うとよいと思う．当センターのメンバーも，落書きのような感覚で楽しんでいたようだった．

　病院では，利き手交換・軽度の認知症をもつ人に施行した．麻痺側の上肢を使う場合には，段階づけによりリーチ動作の応用や巧緻性の高い動作，目と手の協応の訓練として使えると思われる．

　軽度の認知症のある人には，作業工程ごとに説明を行い混乱を防いだが，グループで行ったため，対応に追われる場面もあった．

　はじめての作業にいくぶん抵抗を示していた人が，作品完成後，余裕ができて他の作品に興味を示し，次回の作業活動への意欲を語る場面もみられた．

11. 和紙の箸置き

LEVEL 2

■ *characteristics*：和紙小物，実用性

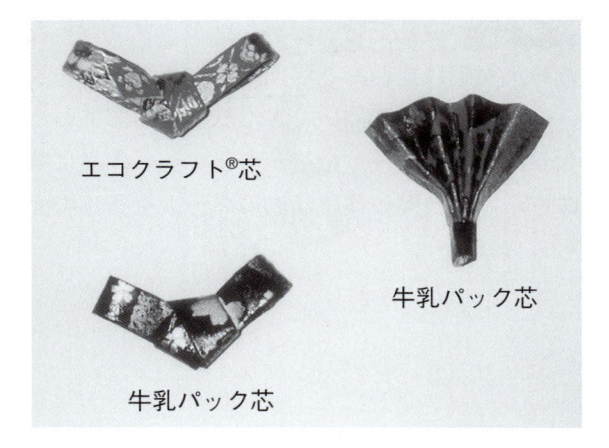

エコクラフト®芯

牛乳パック芯

牛乳パック芯

◆ 材　料

友禅和紙（色柄が華やかで，光沢があるもの）1枚につき25×200 mm，エコクラフト®（8〜10 mm幅がベストだが，幅広のものを裂いてもよい）1枚につき8〜10×200 mm，木工用ボンド，和紙用水性ニス．

◆ 道　具

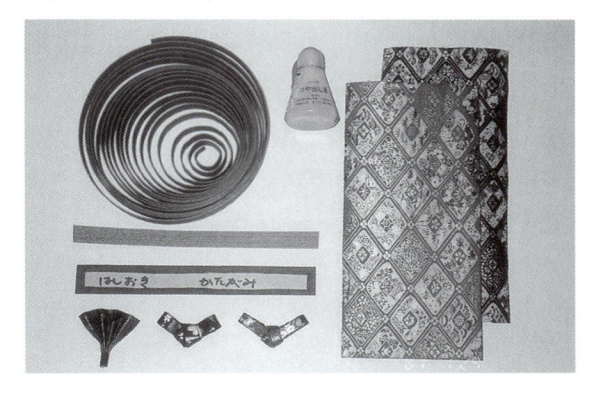

ハサミ，ニス用刷毛，型紙（ボール紙など25×200 mm），鉛筆．

◆ 作業工程

1. 友禅和紙の裏に型紙で型をとり，ハサミで切り取る．

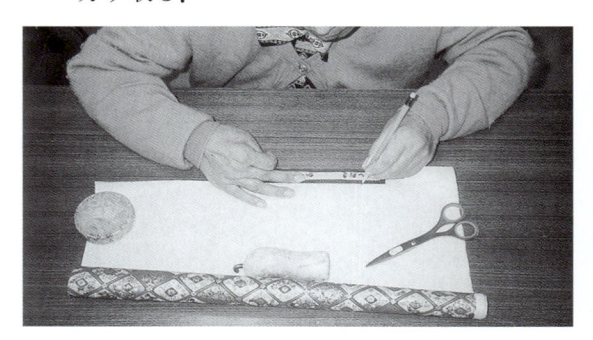

2. エコクラフト®を長さ200 mmに切り，8〜10 mm幅に裂く（手で簡単に裂ける）．

3. 作業工程1の和紙の裏に木工用ボンドをまんべんなく塗り，その上下の中央に作業工程2のエコクラフト®を置く（和紙とエコクラフト®の長さは同寸）．

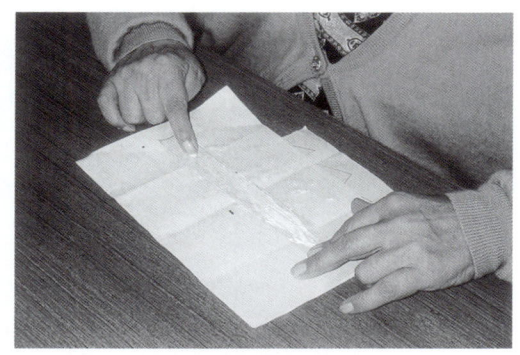

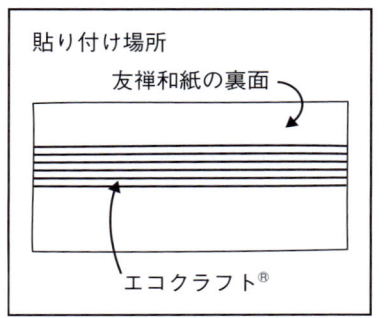

貼り付け場所
友禅和紙の裏面
エコクラフト®

4 友禅和紙を両側からくるむように貼り合わせ，しっかり押さえる．
5 作業工程4を半乾きにする（この時，完全に乾かしてしまうと結びの作業工程でエコクラフト®の曲線に和紙がなじまず，つっぱりができたり，しわになったりする）．
6 結びに入るが，まず中央に一結びする．この時，和紙どうしがこすれないよう気をつけながら，少しずつ引き締めていく．同時に，左右の長さを調節しながら結び目を中央に寄せていく．

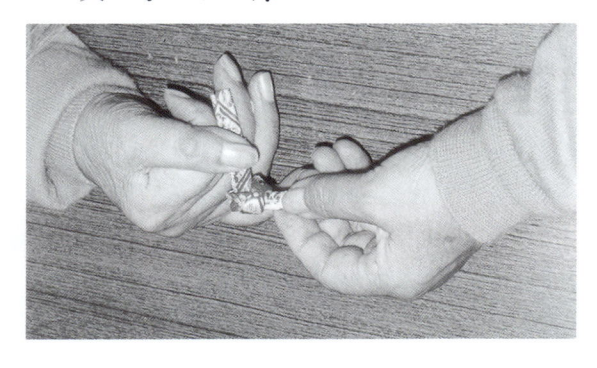

7 両端に木工用ボンドを付けて，結び目の隙間に差し込み，貼り付ける．

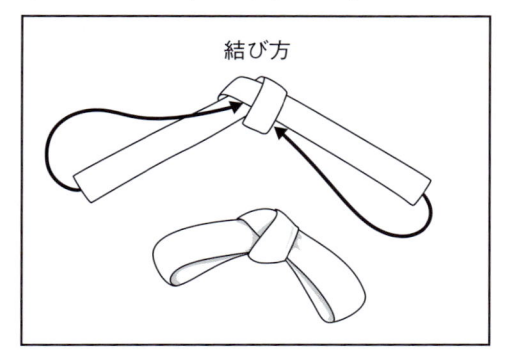

結び方

8 できた蝶々型の輪の形を整えて，完全に乾かす．
9 水性ニスをまず上面に塗り，乾いたら裏面にも塗り仕上げる．輪の内側にも塗ると，なおよい．

◆ 作業工程上の留意点

1 友禅和紙の貼り付けでは，ボンドをまんべんなく塗りしっかり押さえておくことが重要で，結んだ時，和紙にゆがみがでにくい．それでも輪の内側にしわが寄ってしまったら，半乾きのうちになでつけると少し修正できる．結ぶ時は，こすらないように少しずつ引き締めないと，半乾きの和紙がはがれてしまったり，模様がかすれてしまう．結び目を中央につくるのが困難な場合は，友禅和紙とエコクラフト®を長めに切って貼り付け，結んでから左右をハサミで切り，左右の長さ調節をしてもよい．
2 和紙によっては，ニスをかけても紙が吸収してしまいツヤが悪く，また発色も悪くなる．ここで使う和紙は箸置き用であるため，防水目的にニスが必要で，少し高値になるがなるべくならば吸水しにくい友禅和紙がよい．これだけでもよいが，さらに和紙専用のニスを使うことを勧める．この2つの材料を使うことで和紙の色彩が保たれやす

11．和紙の箸置き

くなり，でき栄えがよくなる．そして，ニス塗りは3回以上の重ね塗りがよい．1回塗るごとに完全に乾かしてから繰り返すことで，防水効果が増すとともに，より光沢がでて完成度が高まる．

> **体験者の声**
> ・小さくて簡単なつくりの箸置きは，「私にもできそう」という印象を与える．
> ・友禅和紙を使った可愛らしい小物は，「自分で使いたい」と思うと同時に，「家族にもつくってあげたい」と思えるアクティビティである．

gradation

1．身体機能面の段階づけ

a．素材・道具による対応

友禅和紙に芯材を貼り付けてつくっているが，友禅和紙の代わりに布を使うこともできる．布にすると，まず型を取る時に，よれて線が引きにくく，切る時には握力を要し，また布のしなりがハサミの扱いを難しくする．結ぶ時にも，布の厚みの分だけ引き締めにくくなる．

芯材を牛乳パックに代えることもできる．エコクラフト®と同寸にカットし，準備する．ハサミ使いはエコクラフト®よりも難易度が増すが，結びでは安易になる．ただし，1枚では薄く張りがでないため，蝶々型の輪が扁平になる．エコクラフト®芯の作品とは見栄えが変わってしまうので，重ね貼りをして対応するとよい．

b．作業工程による対応

芯材に牛乳パックを使って，いろいろな形をつくり，例えば前述の完成写真のような扇形にすれば「折る」作業工程を加えられる．

c．作品による対応

エコクラフト®を細く裂いて用い，全体を細めにつくることで，各作業工程においてより巧緻性が要求される．

2．精神機能面の段階づけ

a．素材・道具による対応

芯材に牛乳パックを使った場合，アイロンで布を貼り付けることが可能で，その場合はアイロンがけの作業工程に切り替えられ，より生活場面の意識づけが図られる．

b．作業工程による対応

各作業工程には，線引き，和紙カット，エコクラフト®のカット，木工用ボンド付け，和紙貼り付け，結び，ニス塗りがあり多様である．各作業工程ごとに数人で分担して，集団活動とすることも可能であり，部分的な関与から全工程までを選択できる．

c．作品による対応

蝶々型につくることが困難な場合，輪にして貼り付けるだけでも箸置きになる．接着部分がずれて変則的な輪であっても，個性的な作品になる．

comment

友禅和紙の優美な色柄の箸置きは，見た目に美しく，また形がかわいい蝶々型となっており，より女性の受け入れが高いアクティビティである．身近な実用品でもあるため，つくる楽しさ以上に，でき上がったきれいな和紙小物を使う楽しさが期待できる．最初に自分のものをつくると，次は家族のもの，そして友達のものというように展開もしやすく，相手を思いながらの

作業は非常にモチベーションを高めることができる．手のひらにのるほどの小さな作品は，誰にでもつくれそうな印象を与え，実際，短い時間で容易に完成させることができ，途中で中断することも可能な，気軽に導入できるアクティビティである．

病院では，脳血管障害の患者に導入した．この患者は，上肢の基本的な各動作能力はあるものの感覚障害が強く，患側上肢への注意がそれるため両手動作への移行が困難であった．患側手で型紙を押さえながら健側手で線を引く，患側手で和紙を持ちながら健側手でハサミを使う，両手で結ぶ，など補助手としての役割が各作業工程ごとに違うレベルで要求され，自発的な両手動作を引き出すのに役立った．

老人保健施設では，グループによる作業療法場面も多いため，作業工程により多くの段階づけができる作業種目が求められる．「和紙の箸置き」は，作業工程1の型どりをはじめ，作業工程2〜4と9は片手動作で可能であり，ニスを塗る作業で最後となるため，自分の作品としての達成感が得られる．また，長期にわたり施設内で共同生活をするため，自己表現の場が少なくなってしまうことから，こうした作品をつくり，食事の際に自分の箸置きとしてテーブルに置くことにより，生活場面での自分らしさが出せる．

12. りんごジャムづくり

LEVEL 2

■ *characteristics*：調理動作，季節感，グループワーク

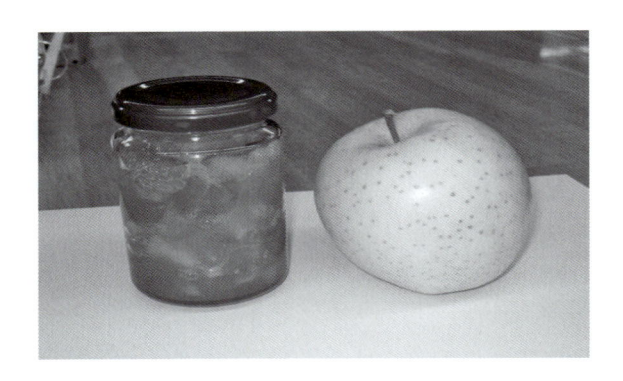

◆ 材 料

グループ 5～6 人分の量．りんご 4 個，グラニュー糖 150～200 g（りんごの重さの約 30％），レモン汁大さじ 1～2，りんごジュース 50 ml，シナモン小さじ 1，盛り付け用サンドイッチパン，ヨーグルト．

◆ 道 具

鍋（ステンレスまたはホーロー），包丁，まな板，ボール，はかり，計量スプーン，すりおろし器，ピーラー（皮むき器），木べら，IH 調理器またはガスコンロ．

◆ 作業工程

1. 参加者は手洗い，手指消毒を済ませ，エプロン，三角巾を着用する．
2. りんご 1 個を洗い，皮をむき，小さめ（いちょう切）に切る．
3. 残りのりんごは持ちやすい大きさに切り，すりおろす．皮はむかなくてもよい．

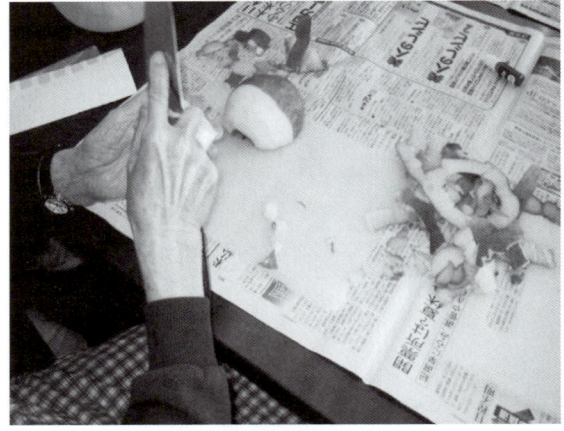

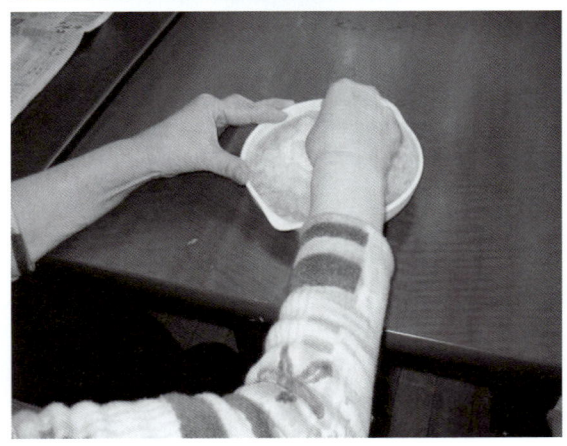

4 グラニュー糖の分量を量る．レモン汁，りんごジュース，シナモンは，それぞれ計量スプーンで分量を量る．
5 鍋にすべて材料を入れて混ぜ合わせ，中火にし，煮込む．ときどきかき混ぜながらアクをとる．
6 りんごを煮ている間にサンドイッチパンを一口大に切る．ヨーグルトを小皿に分ける．
7 ジャムの水分がとんだら火を止め，冷ます．
8 ジャムをパンやヨーグルトにのせ，盛り付ける．

作業工程上の留意点

1 りんごを切る，すりおろす作業は短時間で済むため，2回分の量を切って，すりおろすと，りんごを煮込んでいる間も調理作業を行っていることになる（2回目の分はグループでの調理作業終了後に煮込むことにしてもよい）．
2 鍋は大きめのほうが水分をとばしやすいが，鍋の中身をかき混ぜる時や，アクを取る時の火傷の危険性を考え，鍋の深さと調理台の高さを設定する．また，かき混ぜ用の木べらは柄が長いほうがよい．かき混ぜることで水分がとび，仕上がりが早くなる．
3 包丁の取り扱い，置く位置に注意する．ガスコンロやIH調理器の周りに物を置かないなど参加者に注意を呼びかける．

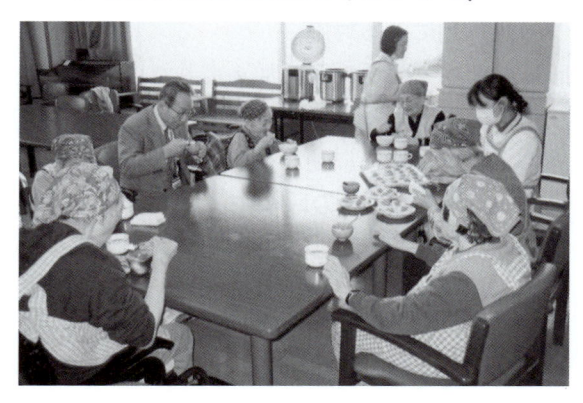

体験者の声
・簡単でおいしくできる．食べやすい．

gradation

1．身体機能面の段階づけ

作業はりんごを切る，すりおろすことが主である．参加者個人の上肢機能，使用する道具の操作能力に応じて段階づける．

a．素材・道具による対応

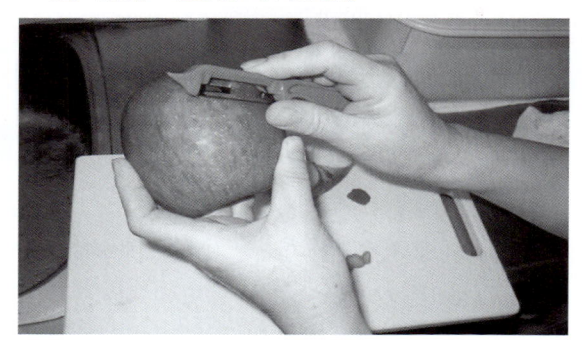

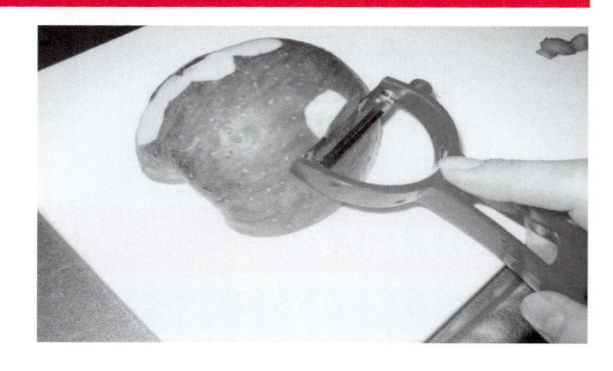

りんごの皮をむくための道具は，包丁またはピーラーのどちらかを選択する．ピーラーは，りんごを固定することにより片手でも皮むきを行うことができる．

りんごをすりおろすための道具は，すりお

し器を用いる．すべり止め付きのすりおろし器を用いると，りんごがすりおろしやすくなる．

b．作業工程による対応

りんごの皮をむく，切る，すりおろす，煮込む，おのおのの作業時間の調節や動作を行う姿勢（座位であるか，立位であるか）で段階づける．

c．作品による対応

りんごジャムの完成に加えてりんごジャムを使った菓子づくりの工程を増やすことにより，さらに調理動作の経験を積むことができる．

2．精神機能面の段階づけ

調理道具をなんらかの理由で扱えない場合，代わりに使用する道具を準備する，注意力・意欲・活動性の低下においては作業工程の一部に参加するなどで，段階づけを行う．また，作業の目的により個人で全作業工程を行うか，グループで行うかも選択する．

a．素材・道具による対応

精神機能面の低下により包丁が使えない場合は，操作性が容易なピーラーを使用してみる．

b．作業工程による対応

調理作業開始前にりんごの匂いや形状，季節感を感じる話，りんごの種類や産地といった話題を提供し，調理作業への意欲を高める．

全作業工程に関わる場合，調理を習慣としていたことを思い出しやすい．

作業工程に部分的に関わる場合，注意力の低下などがある人も負担感を感じにくい．

買い物，片付けは，日常生活に密着した活動であるため，活動性の範囲を広げる．

グループで取り組む場合，対人交流，楽しみ，気晴らしをもたらす．

作業難易度の段階づけ					
難易度	身体機能			精神機能	
	りんごの皮をむく	りんごを小さく切る	りんごをすりおろす	調理手順の多さ 調理内容の完成度	作業工程の種類
高 ↕ 低	道具の操作 ↕ りんごの固定，皮むき器の使用	道具の操作 ↕ りんごの固定	握力 強い ↕ 弱い	アップルパイなど ↕ りんごジャム	全工程 （1人で行う） ↕ 1工程 （工程ごとに分担）

comment

りんごは，なじみのある果物であり，その形状や適度な固さがジャムにするには扱いやすい食物である．また，すりおろす際の摩擦が比較的少ない，といった利点もある．

りんごジャムは短時間で仕上げたほうがおいしくできる，ということで調理手順は簡単である．そのため調理訓練の導入として活用しやすいと思われる．個別的には片手動作のための調理道具を使用することで片麻痺の調理動作訓練として導入することもできる．

りんごをすりおろす動作や鍋の中身をかき混ぜる動作，よそう動作など，作業工程が簡単であり，認知症のある人に対してのアクティビティとしても活用しやすく，注意力や感覚刺激

などが効果として期待できる．また，調理動作が習慣的に行われてきたことから，手続き記憶の喚起につながると考えられる．

　グループワークとしての調理は，完成するメニューを想像しながら共通の経験をし，会食するという一連の流れとしてアクティビティに導入しやすい．

　交流を深める，または楽しい経験を共有するといったことで得られる満足感および達成感が，次の活動のきっかけや動機づけになると筆者は考える．

13. 板じめ絞り

LEVEL 2

■ *characteristics*：構成作業，目と手の協応，楽しみ

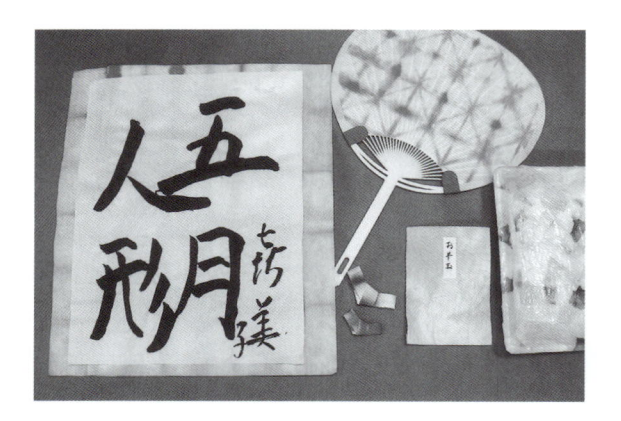

◆ 材　料

障子紙（和紙・半紙などでも可能），インク（革の合成染料，彩液，マーブリング液など），板（かまぼこの板など）2枚．

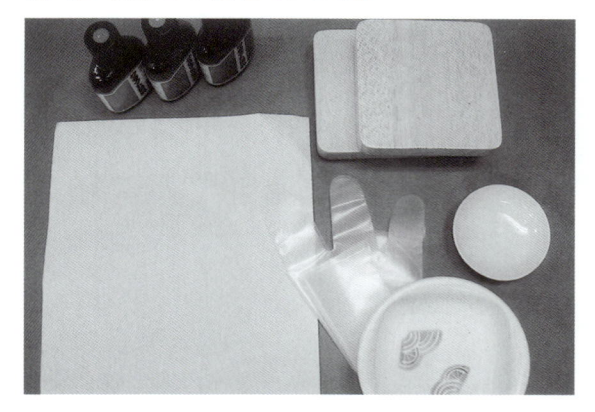

◆ 道　具

水を入れるバット，小皿，スポイト，薄いビニール手袋．

◆ 作業工程

1 紙を折る．

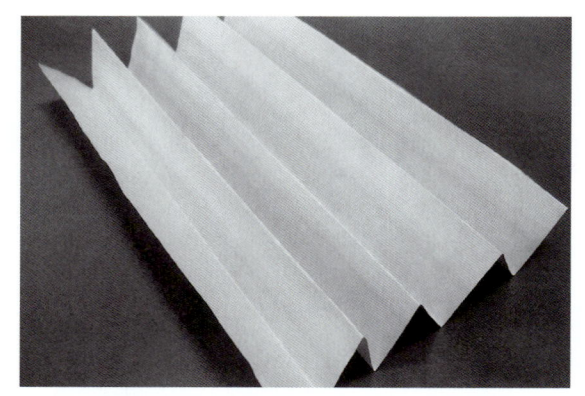

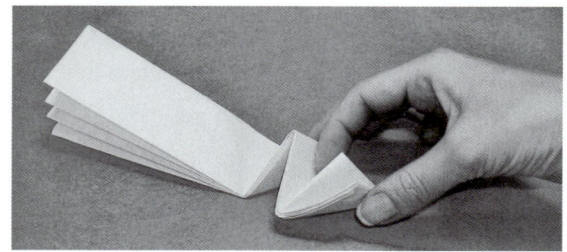

2 紙に水を十分に含ませ固く絞る．

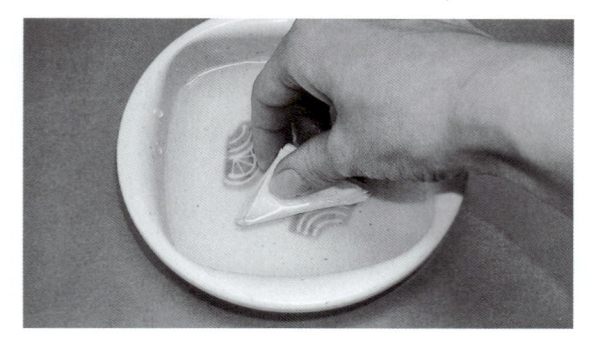

116　第3章　アクティビティの活用と実践

3 角や折り目にインクを付ける．

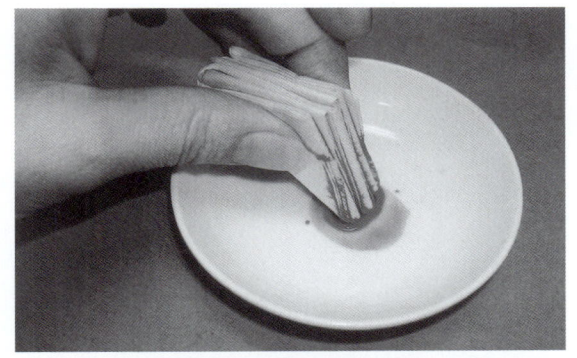

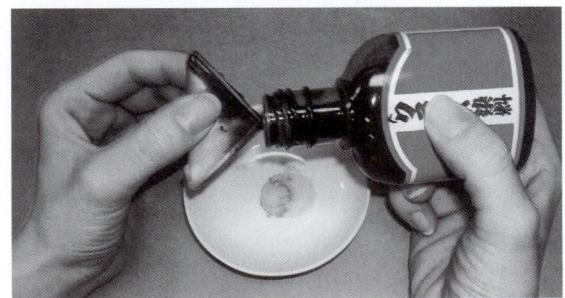

4 板に挟み絞る，または指で絞る．

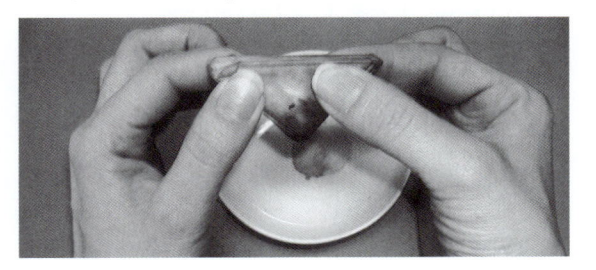

5 色を重ねる時や複雑な模様にする時は，作業工程 3 と 4 を繰り返す．

6 広げて乾かし完成．

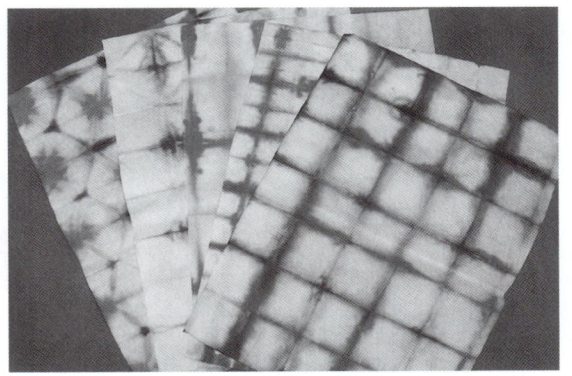

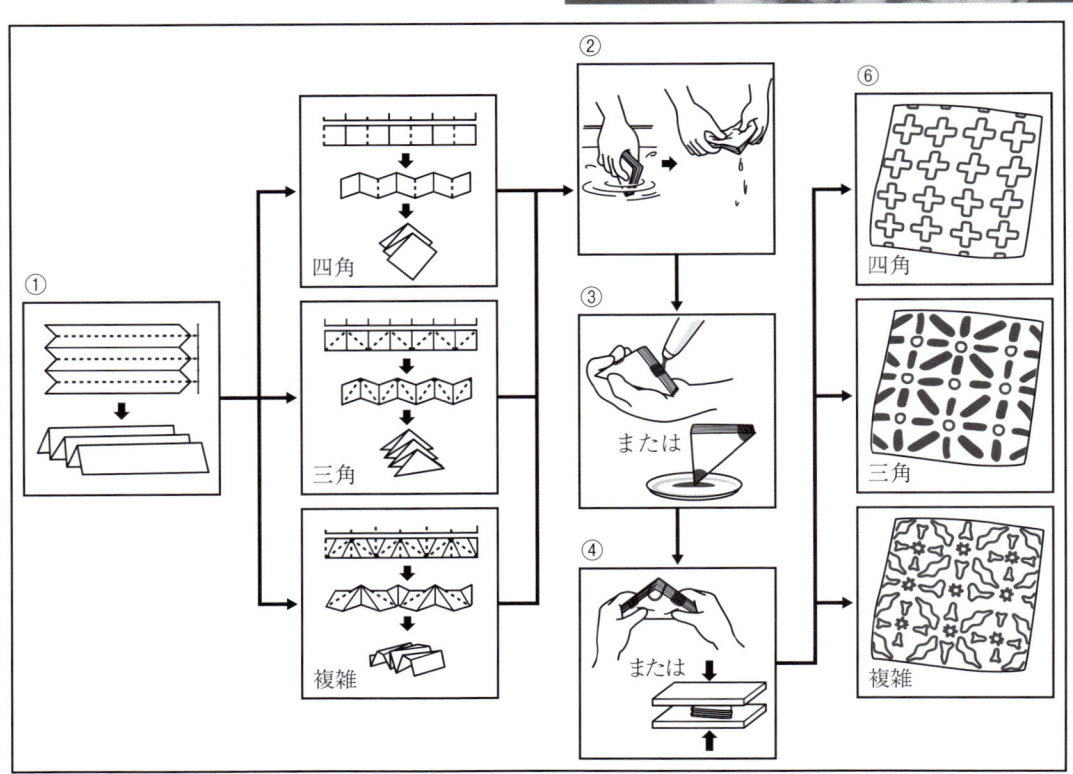

図A　折り方と完成品の違い

13．板じめ絞り

作業工程上の留意点

1. 作業工程1では，山折り谷折りを連続させ，均一に折り曲げたほうが柄の出方も均一となる．
2. 作業工程3と4では，インクが手や衣服に付くとなかなか落ちないので薄いビニールの手袋やエプロンを用意するとよい．
3. 作業工程6では，半乾きになってから広げたほうがちぎれない．
4. 広げて模様を確認した後，再度折り返して色を足すことも可能である．
5. 斜めに折り込んだり，あえて均一に折らずに色を付けてもおもしろい模様ができる．

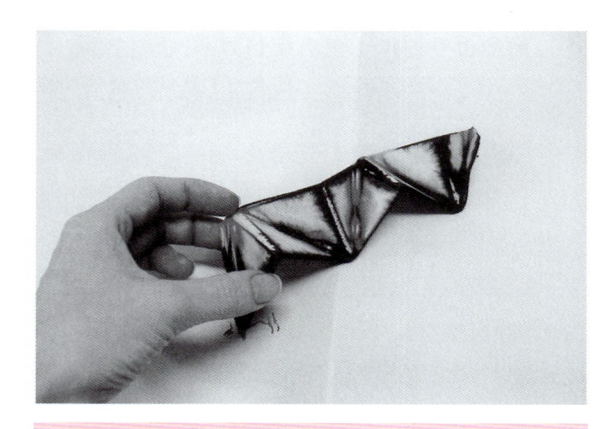

体験者の声

- 黒やあずき色など渋い色合いでもすてきな作品ができる．色の選択から任せれば男性にも喜ばれる．
- 広げた瞬間に想像以上の模様ができ，「わぁ」「きれい」など，思わず声を上げる人が多い．

gradation

1．身体機能面の段階づけ

a．素材・道具による対応

紙の厚さによって要求されるピンチ力，巧緻性に差が出る．紙の厚さや強度を選ぶことで段階づけができる．

b．作業工程による対応

四角→三角→複雑な折り方へと難易度は増す．対象者の作業能力または訓練目的に応じて段階の選択ができる．また正確・均一に折り込まないとでき上がりの模様が不均衡となり，より正確さを期す必要がでてくる．

色付けの方法はいろいろある．「乾いた紙のまま，水で薄めたインクを付け，色をふくませる」方法は作業を簡略化できる．絞り染めの要領で「紙の上に割り箸などを固定しインクを付け，色を抜きとる」方法もある．複雑な折り方や多色使用をきわめた人に勧めたい．作品のでき栄えが変わり，広がりができる．

c．作品による対応

単純に大きな和紙にすると折り重なりが増えて，色が付けにくくなるうえ，同一の模様を出しにくくなるので注意したい．

乾かした作品を加工することにより，さらに作業工程数を増やすことができる．例えば「習字などを貼る台紙にする」「お年玉袋や祝い箸」「うちわの台紙」「ちぎり紙」など，活動に広がりを出すことができる．

2．精神機能面の段階づけ

a．素材・道具による対応

水を含んだ和紙に色を吸わせる作業がイメージしにくい対象者もいる．角に色を「置く」要領で，筆やスポイトを用いて色をふくませることが可能であり，対象者に合わせた工夫を示すことにより作業の難易度が下げられる．

年末に障子の張り替え作業を行い，その中で出た障子紙を使い作品づくりを行うという流れは2倍に楽しい．

b．作業工程による対応

対象者の訓練目的に応じ作業工程数の増減が可能である．例えば，作業工程1の紙を折るな

ど，一つの作業工程のみ繰り返し施行することで，記銘力に働きかけ，全作業工程を実施するよりも記憶に残り習得しやすく作業が容易となる．

四角→三角→複雑な折り方になるに従い，構成能力・思考力を要する．また，指示方法によっても「隣で同時に折る」→「図示して見ながら行う」→「口頭指示で折る」と進むにつれて難易度が増す．対象者の自立度も左右する部分である．

c．作品による対応

四角・三角にこだわらず自由な形で折り，色を付けることも可能なアクティビティであり，うちわや，習字の台紙にしたり，多様な作品となるので，自由度が高く達成感も得やすい．

comment

白紙から色彩・折り目による複雑な模様へ瞬時に起こる変化は，ぐっと人を引き付けるアクティビティである．認知症の人など反応の少ない対象者でも，わかりやすく反応を引き出しやすい．広げた瞬間に予想以上の模様ができ「え〜」「きれい」など，思わず声を上げる人が多い．作業工程1の折る動作を苦手とする対象者でも作業工程3の角や折り目にインクを付け，仕上げる動作は簡易で楽しんでできるようだ．

色付けの方法が何種類かあり，対象者の範囲が広い．さらに，仕上がりにばらつきが少なく，短時間で完成する点で，症状が異なる集団活動での活用も可能である．集団内において，個人だけではなく全体の満足感を得られやすい．

1日で作品を完結するプログラムから，お年玉袋など関連性のある長期プログラムへの展開も可能である．加工する作業は，作業工程数を増やせるうえに「材料からつくった」という気持ちが残り，小作品でも愛着がわき対象者には好評である．

14. 絵手紙

LEVEL 2

■ *characteristics*：集団，季節感，年中行事

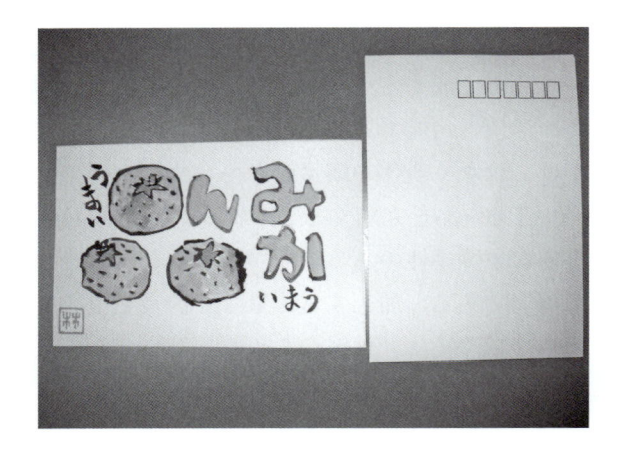

材　料

　画用紙（ハガキサイズに切る，縦 148 mm×横 100 mm），画仙紙，墨，絵の具，図案（ぬり絵画集）．画仙紙は下に手本を敷いてなぞり，それをハガキなどにアイロンで貼り付けることができるものを使用している．図案はインターネットで「絵手紙」「花　塗り絵」などと検索するとみつかる．そのほかにも，身近にある本のイラストなども活用できる．

道　具

　絵筆（水彩画用の細めのもの），墨用の筆，水入れ，絵の具用パレット，新聞紙，筆の水分調節用のタオル，アイロン．

作業工程

1　作品にする図案を画集から選択する．
2　図案の上に画仙紙を置き，墨でなぞる．画仙紙はフィルム面を下にして使用する．筆は上のほうを持ち，手本をゆっくりとにじむのを待つようにしてなぞる．

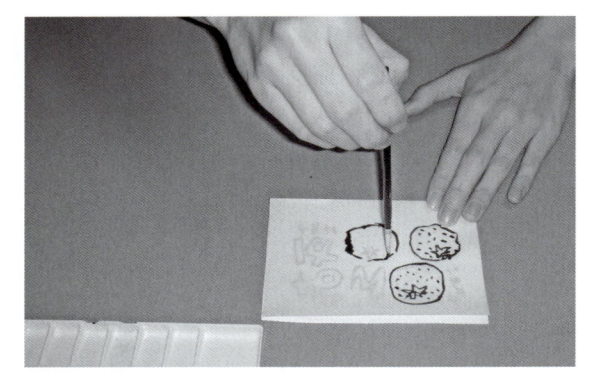

3　図案の色付けをする．その後，名前を書くか，ハンコを押す．

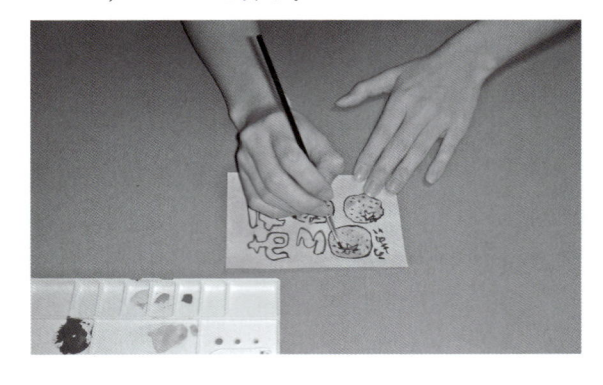

120　第 3 章　アクティビティの活用と実践

4 画仙紙をアイロンで画用紙に貼り付ける．その際，作品とアイロンの間に半紙を敷く．

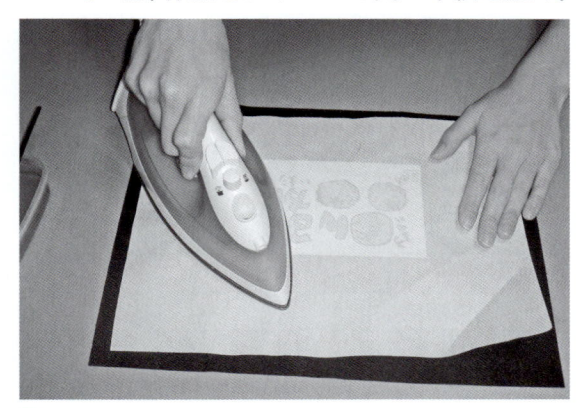

5 裏面に郵便番号のハンコを押し，完成．

作業工程上の留意点

1 周囲が汚れないよう，新聞紙を敷くとよい．
2 作品づくりにとりかかる前に，半紙で直線や渦巻きを書く練習をするとよい．
3 作品の図案を決める際には，細かい絵を選ばず，大きな絵を選んだほうがよい．また，デザインは各季節にあったものをいくつか用意し，その中からどの作品を書いてみたいか選んでもらうとよい．
4 作品に色を付ける前に，絵の具の色を確かめることができるような紙を用意しておく．対象者が色で悩んでいる際には，色を確かめている時にアドバイスするとよい．
5 筆の水分量を調整できるよう，捨ててもよいような小さいタオルを用意しておくとよい．
6 画仙紙をアイロンで画用紙に貼り付ける際，作品の上に一枚半紙などを挟むと色のにじみや色移りを防ぐことができる．
7 画仙紙と画用紙を貼り付ける作業は，ずれが生じやすく，絵手紙づくりで唯一失敗が生じてしまう可能性のある作業工程なので注意が必要である．
8 作業工程5は，画用紙ではなくハガキに貼り付けることで省くことができる．

体験者の声

・手本があることで作業が行いやすくなっている．
・各季節ごとに描くものを選ぶことができるので楽しみが増えた．
・つくった作品を飾ったり，家族に渡すことができるので完成が楽しみになる．

gradation

1. 身体機能面の段階づけ

a．素材・道具による対応

今回は画仙紙を貼り付ける台紙に画用紙を使用したが，既存のハガキ，牛乳パックなどを使用した手づくりハガキを使用することもできる．

b．作業工程による対応

画仙紙を使用して図案をなぞることが難しい場合には，画用紙に題材を直接コピーするという方法をとることにより，難易度が下げられる．そうすることで，絵を苦手とする人でも着色だけすればよいため容易に作業を導入することができる．

2. 精神機能面の段階づけ

a．素材・道具による対応

題材を単純なものにすることで難易度は下がり，複雑なものにすることで難易度を上げることができる．また，今回は題材を提供して，それをなぞるという簡単な方法を紹介したが，逆に難易度を上げる場合には，題材を自分で探し，それを模写するという方法をとる．コピーや転写に比べ，自由度が高く個別性が高くなる．ま

た，作業時間も長くなる．

b．作業工程による対応

作業工程は素材を模写するか，転写するか，コピーするかで複雑なものから簡素なものまで段階づけをすることができる．対象者の認知機能や耐久性に合わせて対応する．また，集団の場で使用することで対人交流も生まれ，互いに賞賛し合う場を提供できる．

c．作品による対応

本来のハガキとしての活用のほかに，季節感を味わう飾りとして利用したり，作品の大小により本のしおりやカレンダーをつくることにより生活感を増すことができる．

難易度	身体機能	精神機能		
	作業工程	素材・道具	作業工程	作品
高い ↕ 低い	模写 ↕ 画仙紙に転写 ↕ 画用紙にコピー	複雑なもの ↕ 単純なもの / 自分で書きたい題材を探す ↕ デザインの見本を提供	個別での作業 ↕ 集団での作業	その他の活用法の考案 ↕ ハガキとしての活用

作業難易度の段階づけ

◆ comment

　この活動は，下絵をなぞり，色を塗るだけというシンプルで簡単な作業工程であるため，認知機能が低下している人にも導入しやすい．また，片手でも問題なく行えるため片麻痺などの障害を負った人でも作業が可能である．

　一方，下絵をなぞるという作業は巧緻性と注意力を要する作業でもある．そのため，対象者によってはこの部分の作業工程が難しくなってくる場合もある．対象者の特性を考えて段階づけをする必要がある．

　また，絵を描くという作業には苦手意識をもっている人も多く，導入に際して抵抗を示す人も多いかもしれない．その際には下絵をコピーして行ったり，手本を示したりすることで導入をしやすくする．

　この作業は，線がにじんでしまうことや，色を付ける際にはみ出してしまったり，にじんでしまったりすることも作品としての味わいとなるため，失敗のない作業活動である．作品をつくった後も，それを家族や友人に送り，ともに楽しむことができる．また，飾っておくことで季節感を味わうことができたり，他者から賞賛される機会をもつことができる．そのほかに，小さめの作品をつくって本のしおりに活用したり，大きめに作成しカレンダーをつくることもできる．

　難易度を上げて自分で題材を探す際にも，野菜や果物など身近にあるものを使用することができる．提供する題材を季節感あるものにすることで認知機能への働きかけもできる．年間を通して，各季節ごとに「次は何を描こうか」と考え，季節感を味わいながら楽しんでいくことのできる作業活動である．

15. ビーズのキーホルダー

LEVEL 2

■ *characteristics*：つまみ動作，巧緻運動，実用性，生きがい

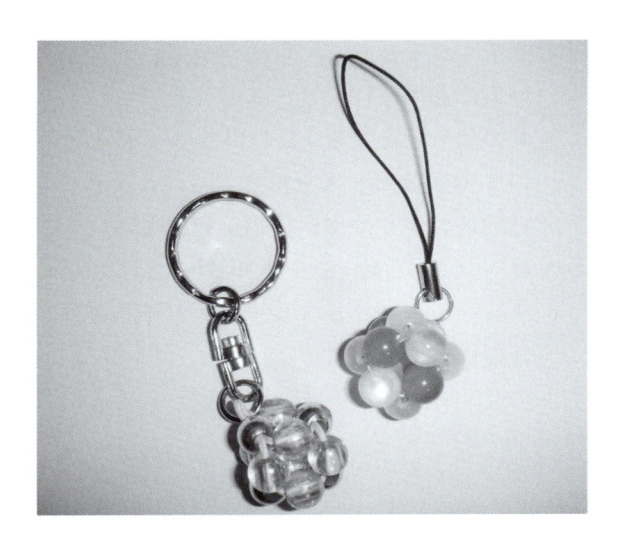

🔸 材　料

　直径 8 mm の球ビーズ 12 個，ひも（ゴムひもやテグスなどビーズ穴に通る太さのもの）約 40 cm，キーホルダー．

🔸 道　具

　ハサミ，ラジオペンチ，手芸用（木工用）ボンド，セロハンテープ．

🔸 作業工程

1　ひもの中心に 4 つのビーズを通す．

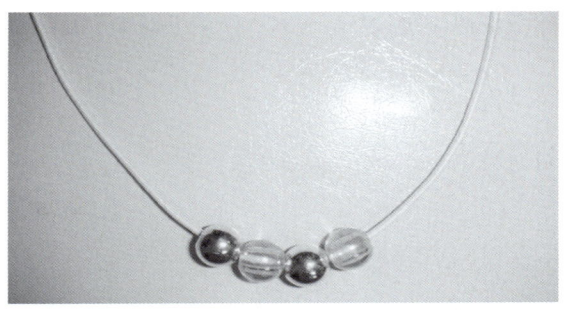

2　左端に入れたビーズに右側のひもを交差させるように通す．

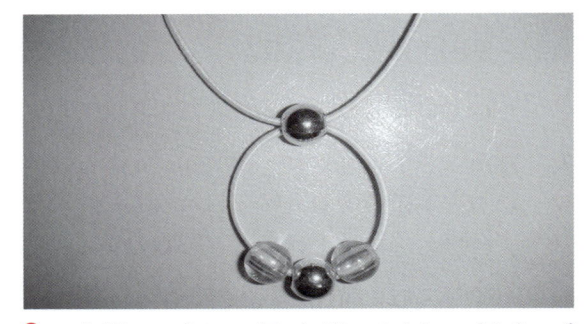

3　右側のひもに 1 個，左側のひもに 2 個ビーズを入れ，作業工程 2 と同様に，左側の 2 個目に入れたビーズに右側のひもを交差させる．

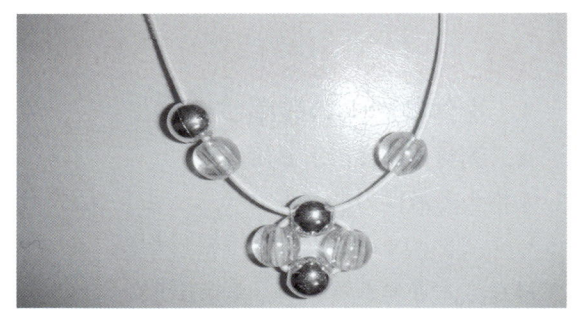

4 作業工程3をもう一度繰り返す．
5 最後に左右のひもにビーズを1個ずつ入れる．

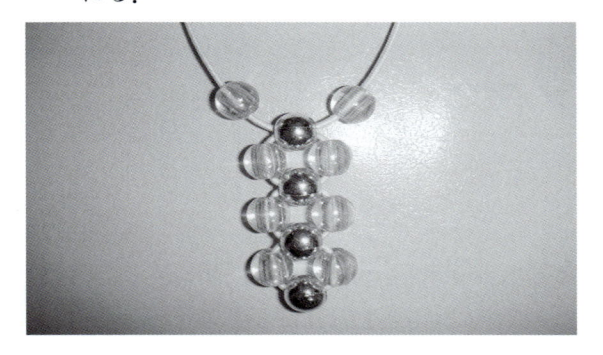

6 最初に通したビーズ（作業工程1では右から2番目に通したもの）にどちらか一側のひもを通す．

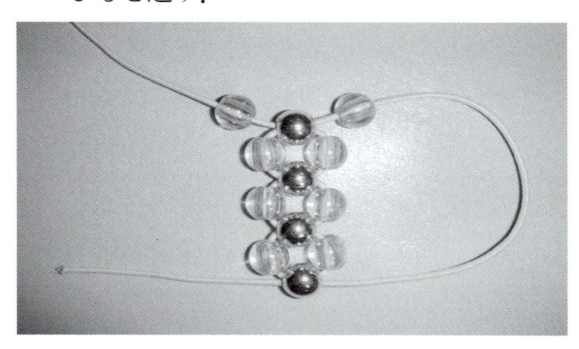

7 全体が球状になるように，ひもを強く引っ張る．
8 ひもを本結びする．結び目に手芸用ボンドを付けると，ほどけることが少ない．結び目をビーズの中に隠し，余分なひもを切る．
9 ラジオペンチでキーホルダーにビーズを取り付ける．

作業工程上の留意点

1 ビーズは小さいため散らばりやすいので，作業台の上に滑り止めマットを敷くか，トレイを用意するとよい．
2 巧緻動作を要求されるため，はじめは直径8mm程度の大きめのビーズを用いると，取りかかりやすい．
3 ビーズをひもに通しにくい場合は，ひもの先端をセロハンテープで巻くか，手芸用ボンドで固めて棒状にすると，ビーズが通しやすくなる．
4 ひもに通すだけのビーズと交差させるビーズの色分けをする（この場合は4個と8個の2種類のビーズを用意する）と，より視覚的にわかりやすい作業工程になる．
5 ビーズ手芸は，キーホルダーだけでなくチョーカーやブレスレットなど作品の種類は豊富である．

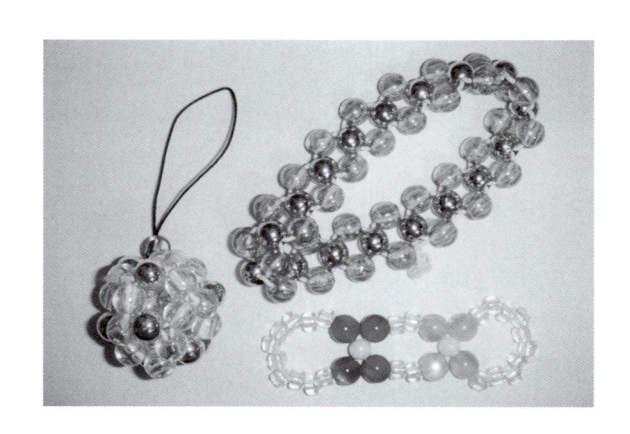

◆ gradation

1. 身体機能面の段階づけ

a．素材・道具による対応

手指の巧緻性の低い人には，つまみやすいようビーズを大きめのものを選択したり，テグスではなく太さのあるゴムひもを選択したりすることで段階づけができる．

また，つまみ操作への段階づけとして，球状のビーズではなく多角形のビーズを選択したり，プラスチック製ではなく滑りにくいウッド素材のものに変えることにより段階づけが可能

となる．

2. 精神機能面の段階づけ

a．素材・道具による対応

ビーズの色を多くすることにより，自分の好みの色を選択することができる．

b．作業工程による対応

作業工程の手順を理解しやすくするために，ひもに通すだけのビーズと交差させるビーズの色分けをすることで，視覚的にわかりやすくすることができる．

comment

このアクティビティは，一般の手芸店で材料を入手でき，特別な用具を必要としない．材料が少なく小スペースでの作業が可能なため，ベッドサイドでの実施も可能である．また，基本が理解できれば，自室での余暇活動として用いることができ，生活リズムの一助として用いることもできる．

作業工程は比較的簡単なため，認知面の低下がある人でも作成できる．また，作業時間が短く，エネルギー消費の大きい粗大な運動を必要としないので，集中力の低い人や作業耐久性の低い人にも適した活動である．

一方で，巧緻性の低い人や視力の低下した人には，使用するビーズの大きさが限られる．

異食が問題となる人の場合には，作業中も注意を払い，作業終了後はビーズの数を確認する必要がある．

実用的な作品をつくることができるので，自分の身の回りの持ち物に付けるだけでなく，贈り物として導入することもできる．誰にあげようと考えながらつくることで，よりつくる楽しみが増し，趣味や生きがいとしての活動としても利用しやすい．

体験者の声

- 作業時間が20分程度と短いため，その日のうちに作品を完成させることができる．
- ビーズの色が豊富なため，自分の好きな色を選択できる．
- 女性には特になじみやすく，取りかかりやすい作業なのではないか．

16. テーブルカバー・アート

LEVEL 2

■ *characteristics*：ぬり絵，アート，年中行事

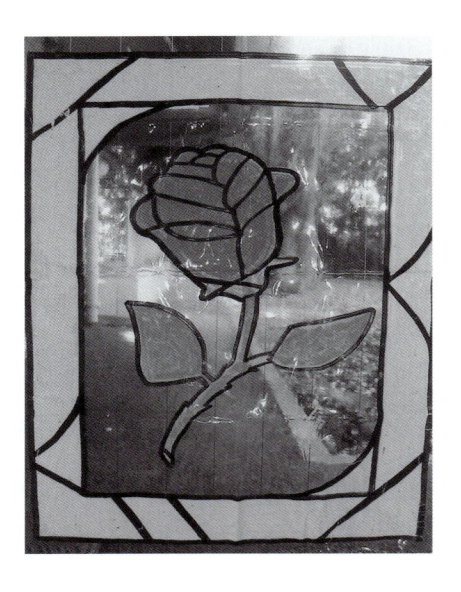

道具

ポスターカラー（太・細），油性マジック．

作業工程

1 テーブルカバーに油性マジックで下絵を描く．

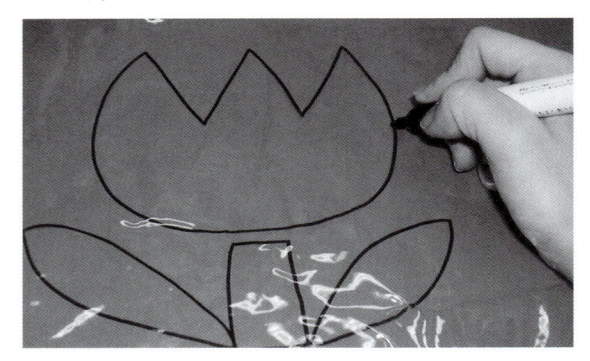

2 下絵に合わせて，ポスターカラーで色を塗る．

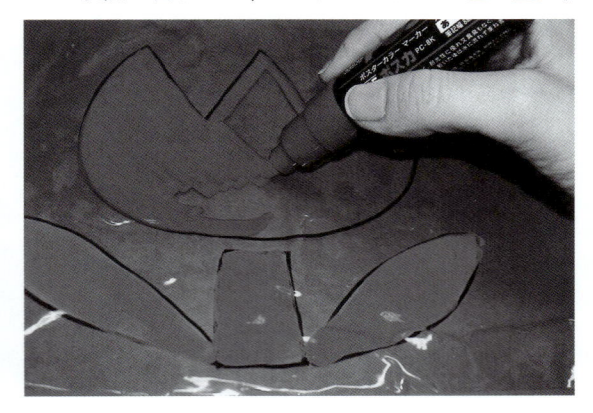

材料

透明なテーブルカバー．

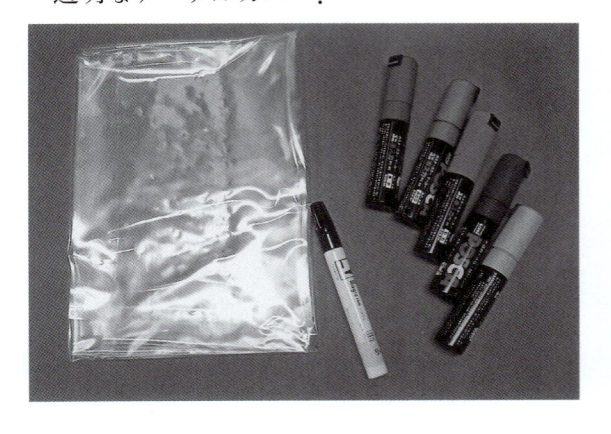

3 色が乾くまで待った後,テーブルカバーを裏返して表面からポスターカラーの黒色で縁取る(作業工程1の下絵の枠を太くなぞる).

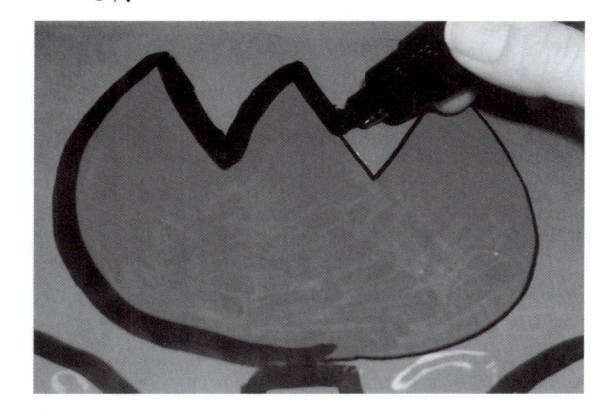

4 枠をすべてなぞり終えれば完成となる.

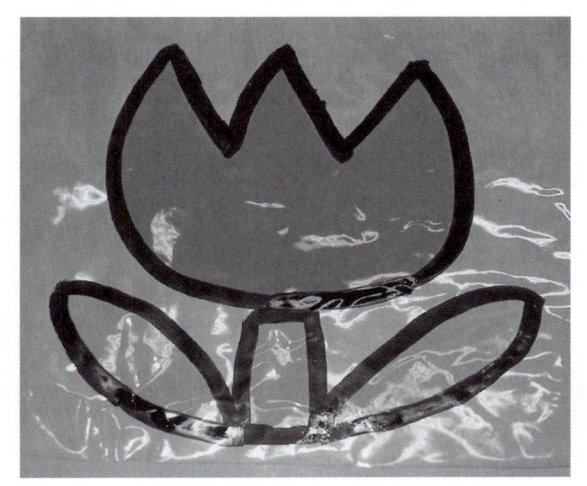

5 その他の作品例.

浴室内に貼った作品

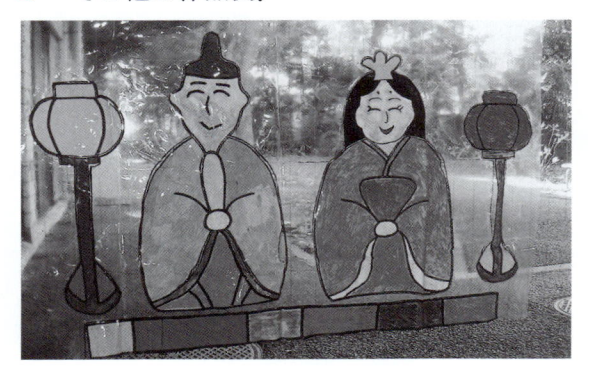

窓ガラスに貼った作品

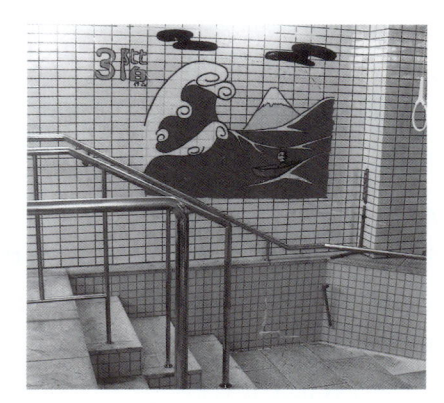

作業工程上の留意点

1 作業工程3で裏返すことで,左右逆になることに留意する.特に文字を入れる場合は注意が必要である.

2 透明なテーブルカバーを使用するため,下絵描きや色を塗る際は机の柄が気になり塗りにくい時がある.下に色紙を挟むなどの工夫をすると行いやすくなる.

3 作業工程2の色塗りの際,多少はみ出しても作業工程3の表面からの縁取りで修正できる.

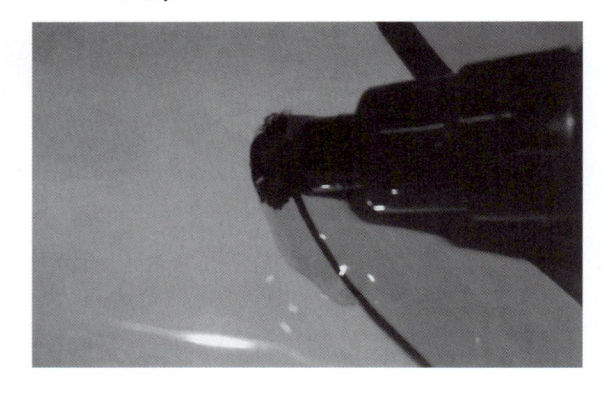

体験者の声

・すぐ完成するので,完成作品を窓に貼って鑑賞した.とてもきれいだった.
・下絵を工夫すれば男性の対象者も受け入れ良好だった.

gradation

1. 身体機能面の段階づけ

a．素材・道具による対応

色塗りの場合，より細かく複雑な図柄の連続では，注意力・巧緻性を必要とし難易度が増す．また，広範囲に色を塗る場合は塗り残しに注意を向ける必要が出てくる．

b．作業工程による対応

個人作品はもとより，他者との共同制作として，相互協力を促すことも可能である．小作品は短時間で完成し，大作品は数日を要することもある．

c．作品による対応

ハガキサイズなどの小作品から壁画などの大作品への展開が可能である．大きな作品は圧倒されるが，内側を塗るのがたいへんなことも多い．畳んで塗るなど工夫が必要である．また小さな作品を数枚つくり，窓にバランスよく貼って大きな作品をつくることが可能である．簡易なうえ作品としてのイメージが変わる．

2. 精神機能面の段階づけ

a．素材・道具による対応

下絵に応じて色合いを選択することが難しい場合がある．果物や動物などイメージしやすい絵にしたり，花火など色を限定しない下絵を用いることで難易度は低くなる．

b．作業工程による対応

対象者の訓練目的に応じ作業工程数の増減が可能である．塗る工程のみを繰り返し施行することから全作業工程に加え，原画を考え描く，額縁をつくるなど，作業工程を増やすこともできる．作業工程ごとに役割を分担し共同制作とすることも可能であり，楽しさも増す．

c．作品による対応

大きな作品でも色を塗る範囲が狭い図柄（透明な部分が多い）を選ぶことができる．また，複雑で多色を使用して完成させる図柄もある．図柄や作品の大きさを選ぶことにより，対象者の意欲や負担を考慮することができる．

comment

塗る作業がメインとなる簡単なアクティビティである．個人から集団まで活用可能で，作品の形や大きさは対象者の目的や好みによって変えることができる．四季や行事にちなんだ下絵を選ぶことで，対象者の気分も盛り上がるだろう．

塗る作業は比較的シンプルなので認知症状のある人にも導入しやすい．どの枠内を塗ったらよいのかわからない場合は，事前に外枠を囲み，その中を塗るように指示をしたり，ペンに手を添えて一緒に塗ることで対象者自身の動作がスタートする場合もある．症状に応じた介入を行う．

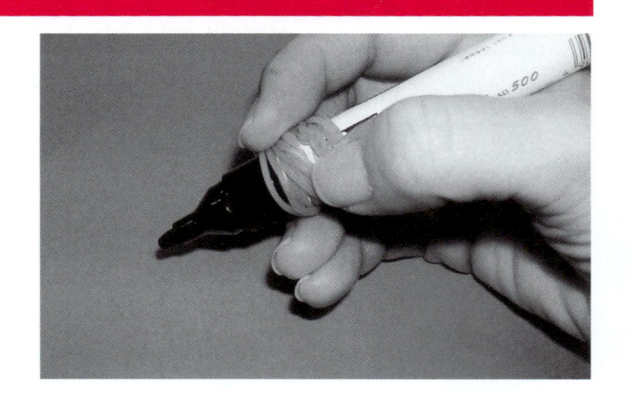

片麻痺のある対象者の場合，太いポスターカラーを使ったり，ペン先に輪ゴムを巻くことで滑りにくくするなどの工夫により，手指の動作や字を書くことの練習にもつながる．また，疲

れても休んだり，日をあらためて再開できるので，耐久性の低い人にも用いることが可能である．病院や老人保健施設のリハビリテーション場面でも活用できる．

　一般的な紙のぬり絵と違い，完成した作品を窓ガラスに貼ると，陽の光を浴びて輝き出す．でき上がりの満足感は高く，印象に残るので，会話の少ない人，日ごろから笑顔の少ない人にもお勧めである．

17. チラシのビーズ

LEVEL 2

■ *characteristics*：巧緻動作活動，工作活動，手仕事

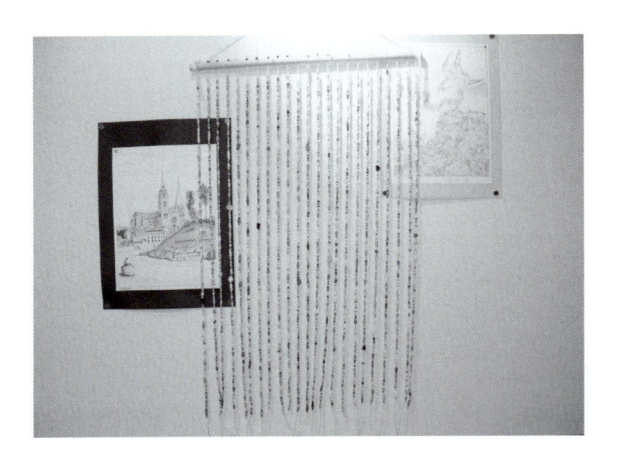

材　料

チラシ，つま楊枝，木工用ボンド．

道　具

ペン，定規，ハサミ，濡れ布巾．

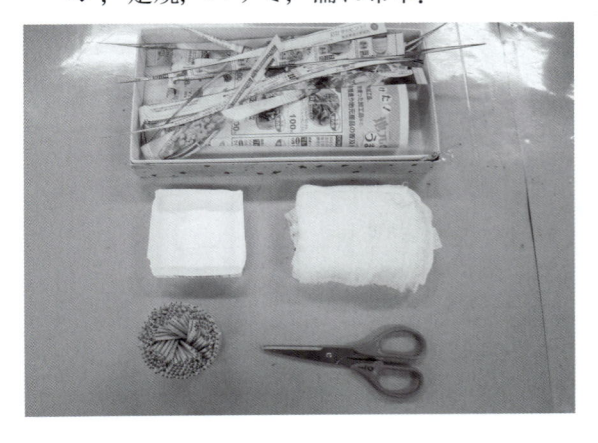

作業工程

1. A3 程度のチラシの場合は縦長に置き，チラシの片端に 2 cm 間隔に印を付ける．もう一方の端は下から 1 cm 開けて，同様に 2 cm ごとに印を付ける．その後，左右の印をペンで結び細長い二等辺三角形を描く．

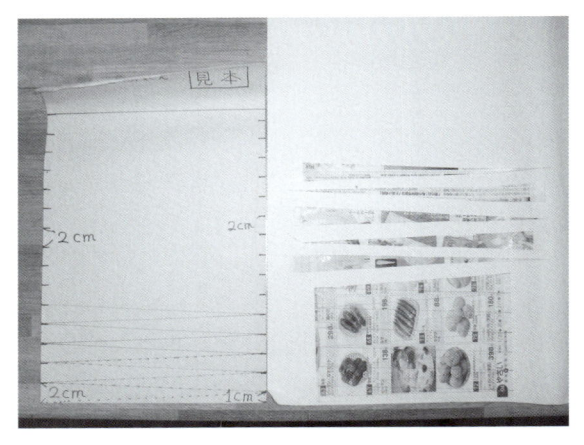

2. 描いた線に沿ってハサミで切る．細長い三角形がたくさんできる（短辺 2 cm，長辺 18〜20 cm 程度）．

3 三角形の 2 cm の辺につま楊枝を置き，両手できつく巻き付けていく．巻くに従い中央が盛り上がっていく．

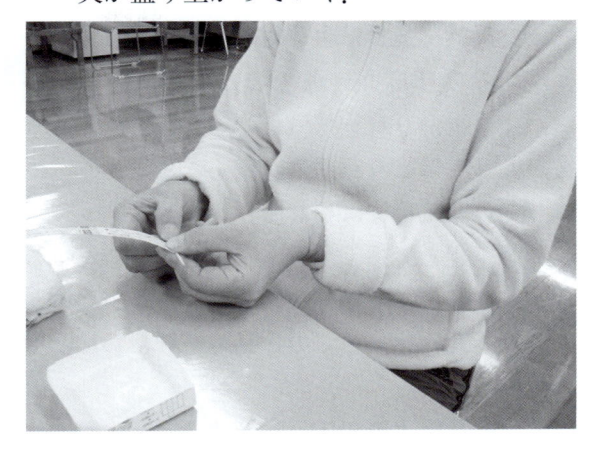

4 巻きが最後になったら，細長く残った最後の 2 cm に木工用ボンドを付けて留める．この際，余分な木工用ボンドをそのまま巻き上がった表面に塗り付けると，でき上がりに照りが出る．ただし，巻きの両端とつま楊枝の境目に木工用ボンドが付くと，つま楊枝が抜けなくなるので注意する．木工用ボンドで汚れた手はその都度，濡れ布巾できれいにする．

5 巻き終えたビーズ付きのつま楊枝は，しっかり乾くまでそのまま置く．紙箱のふたの間などに差して乾かすとよい．

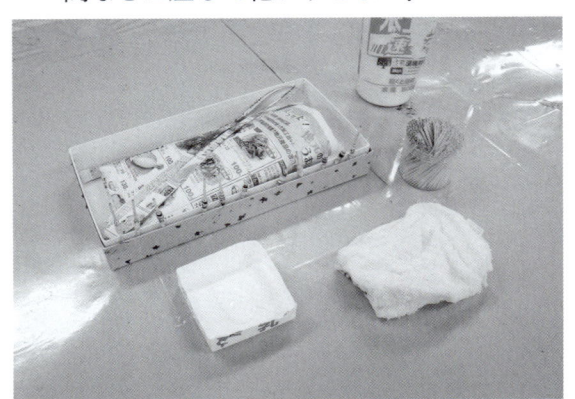

6 ビーズの表面の木工用ボンドが十分に乾いたら，中心にあるつま楊枝を回して，そっと抜いていく．これで一つのビーズができ上がる．

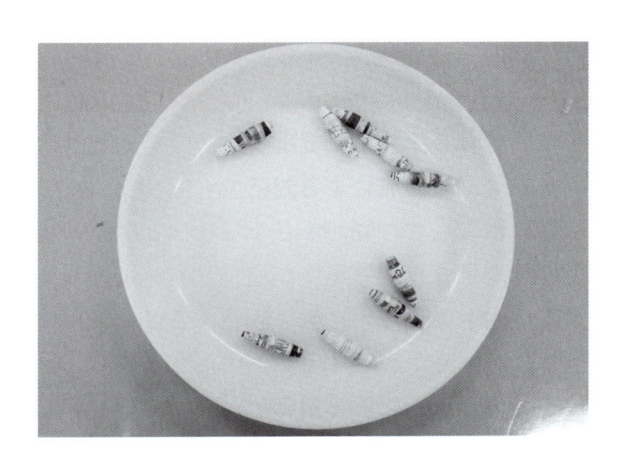

作業工程上の留意点

1 材料は薄手のチラシのほうが巻きやすい．毎週届く折り込みチラシなど，材質の同じチラシで作成すると，でき上がりのビーズに統一感がでる．

2 紙の固定を工夫すると，切る作業工程が片手動作でも可能となる．

3 チラシの巻き始めは，のりで固定するよりも，指できつく巻いていくほうが仕上がりがきれいである．あとで緩まないようにしっかりと巻く．

4 どれもかなりのつまみ動作が必要なので，練習を十分にし，失敗体験をあまりさせないようにする．

5 ビーズに着色する場合，つま楊枝が抜きづらくなるので外してからのほうがよい．また，はじめに表面加工すると巻きづらくなる．

体験者の声

・紙を巻く作業は物が小さくて難しいが，手指のリハビリテーションにつながっていると感じた．
・ビーズづくりは創作的作品ではないので，気持ちが楽である．
・単純なことを黙々と行うことが，内職仕事のように感じられ，おもしろかった．
・のれんをつくるという目標のため，一生懸命に巻いた．

17．チラシのビーズ　131

gradation

1. 身体機能面の段階づけ

a．素材・道具による対応

巻く紙は長さ・幅が小さくなるほど手指の巧緻性を要求され，難易度が増す．すべての作業工程は両手動作だが，紙を固定することで線引きや紙を切る工程が片手動作の活動となる．

b．作業工程による対応

作業工程を分担して，より単純な活動にできる（例えば，紙を切る人，巻くだけの人など）．

c．作品による対応

ビーズをつなげて首飾りや，ビーズのれんなどの大型作品に仕上げることも可能であり，段階づけができる．

2. 精神機能面の段階づけ

a．素材・道具による対応

チラシの印刷面の色の出方や濃淡をみながら，でき上がりビーズの色の調整をし，分類していくことにより難易度が高くなる．

b．作業工程による対応

作業工程を分担し，巻くだけとか切るだけの作業とすればより単純な活動となり，難易度が低くなるため共同しての作品づくりに参加ができる．

c．作品による対応

首飾りやのれんなどの作品完成を目標に，計画的にビーズを作成すると，企画力や注意力が要求され難易度は高くなる．

comment

無料で手に入る材料を使った工作の一つとして，以前より各地で行われていた．過去の作業療法学会のワークショップで紹介された作業工程を一部改編して利用している．

工作の基本形をつくるので，創作的作業の苦手な男性へも導入がしやすい．

菓子箱に道具材料を用意しておけば，ちょっとした空き時間に活動できる．

最終的に作品が完成しなくても，ビーズをつくること自体が内職仕事のようで，手が出しやすい．

紙を巻くだけなので，ある程度の認知機能障害がある人でも，過去の学習経験を活かして，次から次へと巻けるようである．

18. 西洋陶芸

LEVEL 2

■ *characteristics*：巧緻動作，構成能力，注意力，実用性，生きがい

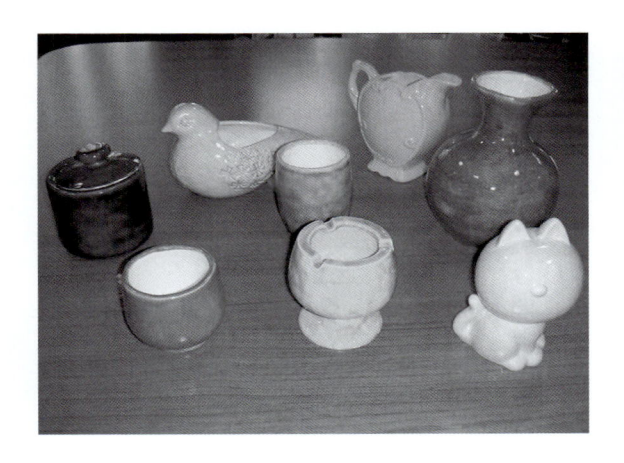

◆ 材料

液状粘土，釉薬，下絵具

◆ 道具

電気炉，西洋陶芸用の型，かくはん機，ゴムバンド，柄杓，こし器，ボトル，クリンナップツール（削り器），スポンジ，筆，トチ（本焼き用の台）．

◆ 作業工程

1 つくりたい型を選ぶ．作品見本や型から選択する．
2 石膏の型をゴムバンドで固定する．
3 液状粘土をかくはんし，こし器で塊を取り除く．
4 液状粘土を石膏の型に入れる．

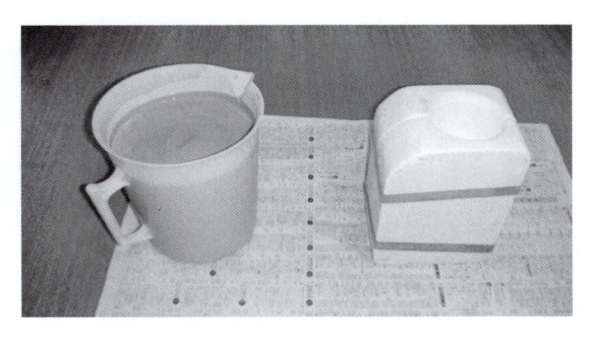

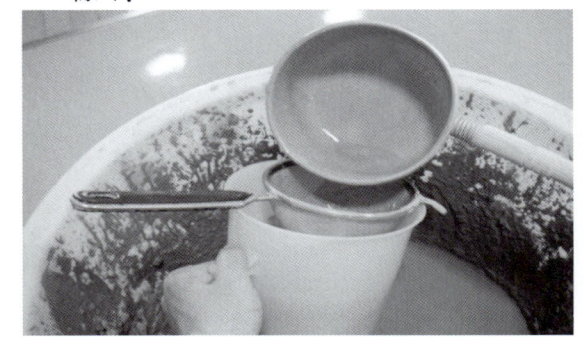

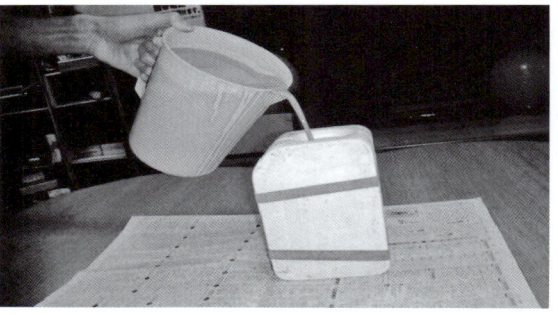

5 石膏に入れた液状粘土の縁が，石膏により水分が吸収されて 5 mm ほど固まってきたら余分な粘土を捨てる．（この状態で 20〜30 分放置）．

6 石膏の型から粘土を取り出す．

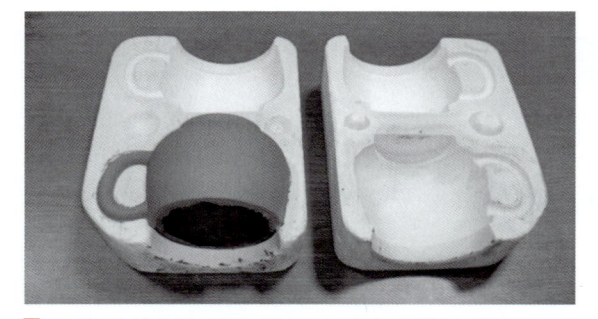

7 数日乾燥させた後，余分な部分を削る．

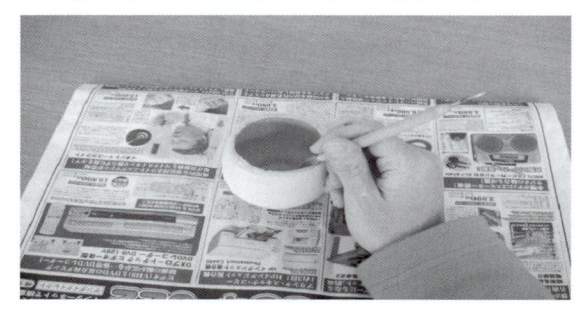

8 水に付けたスポンジで全体を拭き，凹凸を修正する．

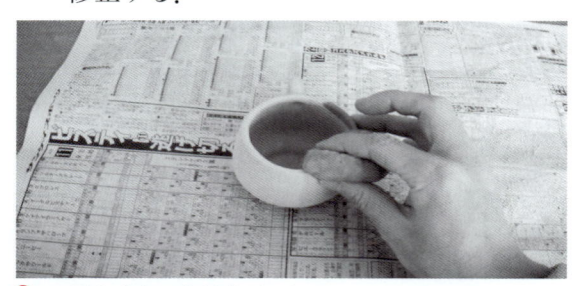

9 電気炉で素焼きをする．

10 釉薬・下絵具にて着色する．

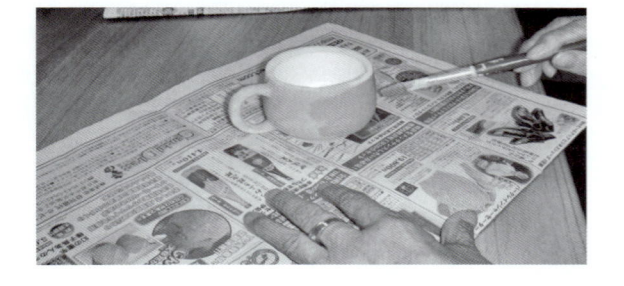

11 トチ（本焼き用の台）の上にのせ，電気炉で本焼きを行い完成．

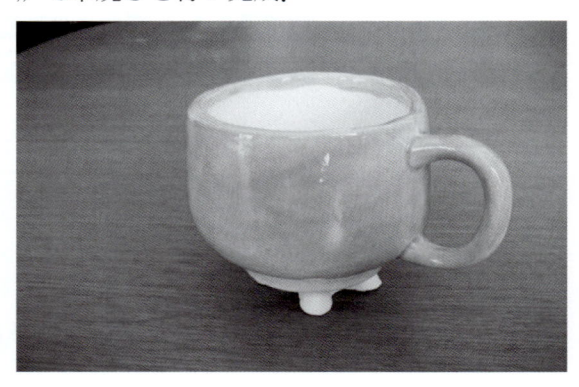

作業工程上の留意点

1 前回使用した型は，湿気を帯びて水分の吸収が悪いことがある．日当たりや風通しのよいところで保管するとよい．

2 石膏の型をゴムバンドで固定する作業は時間がかかるため，事前の準備が必要である．

3 コーヒーカップや鳥の首など，細い部分の型出し，削り段階での取り扱いには注意を要する．

4 季節や液状粘土の状態により，石膏の型から取り出すタイミングが変わる．周りが固まりかけて，耳たぶぐらいの硬さの時がちょうどよい．

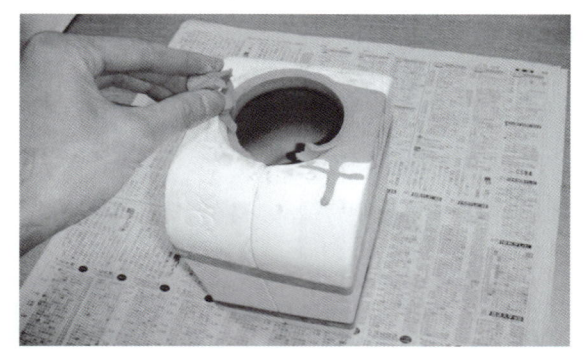

5 素焼き前の粘土の状態はもろいため，雑巾などを敷くことが必要である．

6 削りの際には，多量の粉が出る場合があるため，マスクやエプロンを用意するとよい．

gradation

1．身体機能面の段階づけ
a．素材・道具による対応
　作品を壊すことなく固定することは難しいが，石膏の型を半面使用し雑巾で保護したうえで，削りの作業を行うと容易にできる．

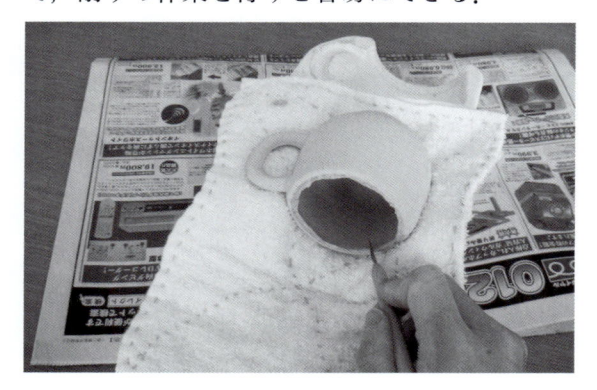

b．作業工程による対応
　作品決定，型組み，流し込み，削り，素焼き，着色，本焼きの工程中で，対象者が可能な部分のみ取り組むことができる．例えば，片手動作の場合は上記工程の中で，ゴムバンド使用での型組みと削り，着色での固定にて一部介助が必要だが，残り部分の作業は可能である．

c．作品による対応
　石膏の型は大小さまざまであり，導入時は人形や置物など「小物」を選択できる．なお，大きい作品は削りや塗りの部分が多くなるため，より巧緻性・持続性が必要となる．

2．精神機能面の段階づけ
a．素材・道具による対応
　液状粘土を使用するため，取り組みへの心理的な抵抗感は少ない．

b．作業工程による対応
　作業に集中できない人には，削りや着色を途中で中断し，後日に行うこともできる．取り組みとしては，個人を対象としているが，数人を集めて行うことで，談話しながら共同で作業を進めることも可能である．

c．作品による対応
　作品の大きさや形状を選択することにより，注意力に段階がつけられる．例えばコップや花瓶など，取っ手があるものや大きい作品は削りや着色する部分が多く，湯呑みやお皿などは作業時間を短くすることができる．

体験者の声
- 和陶芸に比べ，粘土の管理が容易である．
- 成型は容易であり，途中で失敗しても再成型が可能である．
- 完成品の色は，塗り方や湿度などで変化するため，独自感は高い．

---

comment

　この西洋陶芸の特徴としては，和陶芸に比べて成型段階での失敗が少なく，完成度が高いことが大きな利点としてあげられる．万一，途中で失敗をしても，液状粘土を石膏の型に流し込むだけで再成型が可能で，軽度の認知症など取り扱いに介助が必要な人にも導入が可能である．また，コップや花瓶も内側の釉薬の流し込みをしっかりすることで，実際に施設内での食事やベットサイドのテーブル台で使用することができる．

　介護老人保健施設では，自分の孫や息子，娘に「湯飲みやコーヒーカップ」をプレゼントすることができ，喪失感の多い高齢者にとって役割感がもてる活動になっている．

材料としても土は，幼少期には土いじりなどで必ず触れたことのある素材であり，抵抗感なく導入できる．しかし，最大の難点は備品の調達時のコストが圧倒的に高いことで，電気炉，石膏の型，釉薬などで合計 60〜120 万円程度の費用がかかる．

陶芸に類する活動をすぐに導入しようと考える際には，電子レンジでできる簡単陶芸キット（手工芸用品取扱店で販売）で代用することも可能である．

19. 二種類の造花づくり

LEVEL 2

■ *characteristics*：リサイクル，対人交流，室内装飾品

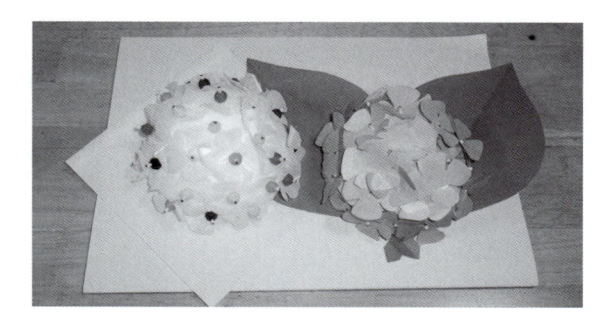

材　料

コンビニなどのビニール袋（幅20 cm，長さ30 cmほどで白色のもの数枚），不要となったA4用紙，市販のつま楊枝，小カラービーズ，発砲スチロール製ボール（直径10 cm程度），工作用画用紙（花びらの型用）．

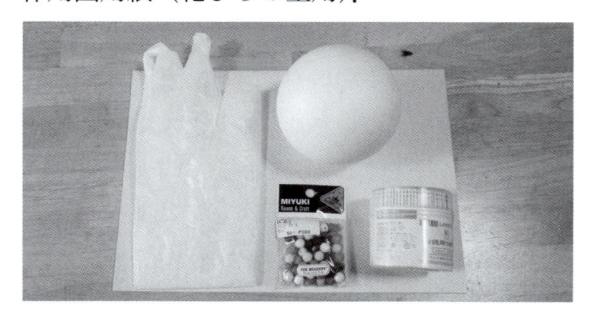

道　具

ハサミ，木工用ボンド，ゼムクリップ，ホッチキス，カラースプレー，太めのサインペン．

作業工程

1. ビニール袋の手さげと底の部分を切り取って除き，残りを半分に切り分ける．
2. A4用紙に16等分の折り目を付け，付いた線に沿ってビニールの上からでも透けてみえやすいよう，太めのサインペンなどで線を付ける．
3. 工作用画用紙を約4 cm四方に切り取り，そこに花びらの形を描き，それを切り抜いて「切り抜き用の型」をつくる．
4. 作業工程2で用意した紙の枠中央に作業工程3の花びらの形を写し取る．次に，作業工程1で用意したビニールを上に敷き，ゼムクリップで固定する．

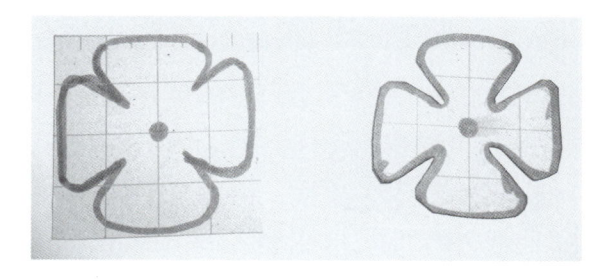

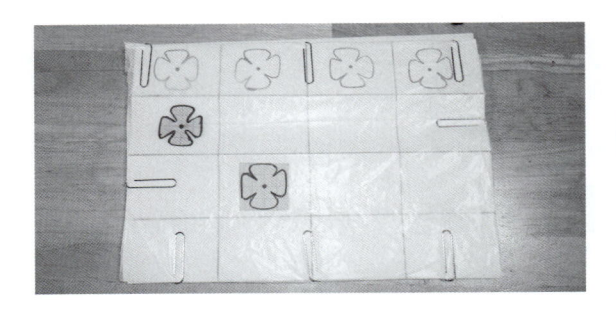

5 枠線に沿って切り分けた後，下紙とビニールの四方をホッチキスで留め，花びらを透けてみえる線に沿って切り抜く．

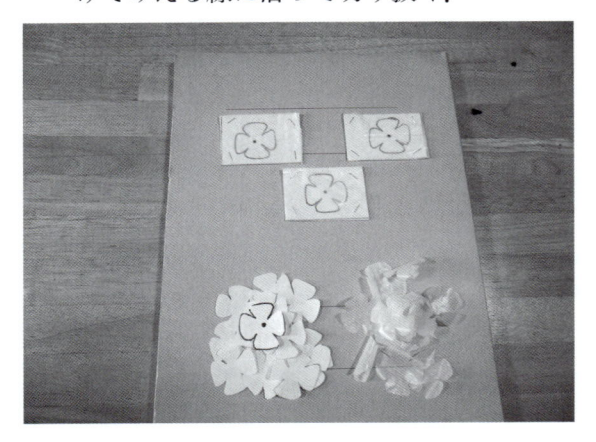

6 紙の花びらにつま楊枝を通して接着し，カラースプレーで花びら両面を着色する．

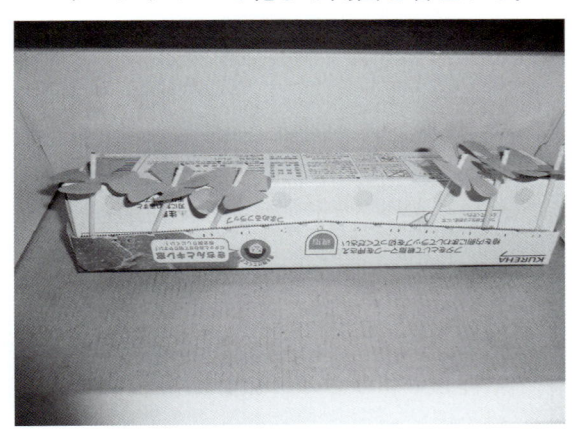

7 十分に乾燥後，半分に切り分けた発砲スチロール製のボールに刺し込む．

8 ビニールの花びらは，つま楊枝にカラービーズを通し，そのまま半球ボールに刺し込む．

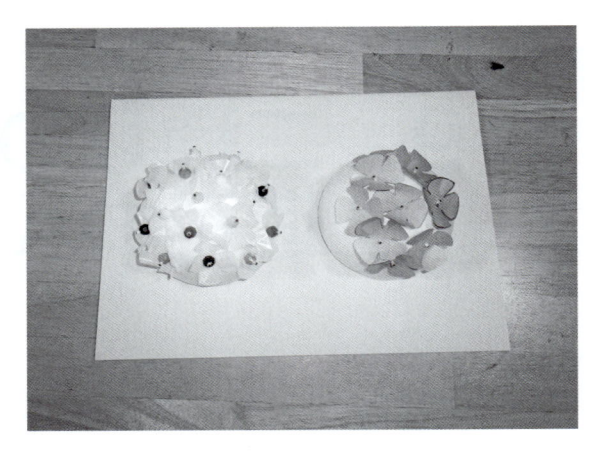

作業工程上の留意点

1 ビニールをハサミで切り抜く際には，普通紙を下敷きにして，両者をゼムクリップまたはホッチキスで固定後，一緒に切り抜くと作業がしやすくなる．

2 室内環境（乾燥状態）により静電気の影響でビニールが丸く反り返ったり，指先や衣服などにまとわり付きやすくなった場合は，水をわずかに含ませたティッシュペーパーなどで，ビニールの表面を加湿すると作業がしやすくなる．

3 スプレーで着色する際は，換気に配慮するとともに，対象者が行う場合には，衣服に染料が付着しないよう，エプロンを着用するなどの注意が必要である．

4 花びらにつま楊枝を刺す際には，あらかじめキリなどで小さな穴を開けておくと作業が行いやすくなる．同時に，つま楊枝の先による指先のケガを予防することができる．

5 発砲スチロールにつま楊枝を突き刺す（作業工程6および7）際には，両者の摩擦による抵抗により，手指などの関節に予想以上の負荷が加わることも予想されるため，特に関節リウマチなど，関節保護の必要性の高い対象者が行う場合には，状況に応じて随時介助するなどの対応が必要である．

6　特に異食のある対象者が参加する場合には，常に机上の整理整頓を図ることに努める．誤飲事故に結びつきやすいカラービーズやビニール片，つま楊枝などの管理に細心の注意を払う必要がある．

> **体験者の声**
> ・スプレーを吹き付ける，つま楊枝を発砲スチロールに差し込む作業工程で「スカッとする」「気持ちがよい」などの感想が多く寄せられたことから，精神的効果としてカタルシス効果も推測された．

gradation

1. 身体機能面の段階づけ
a．素材・道具による対応

花びらのデザイン（単純な形から導入し，対象者の能力に応じて花びらの先に切れ込みを入れる，先端を尖らせる，曲線を増やす），ビーズの大きさおよび形状（大きいものから小さなものへ，または多角形から楕円形，さらに円形）により，手指の巧緻性およびつまみ動作への段階づけが可能である．

作業工程6でカラースプレーの代わりに，絵の具と筆を使用することで難易度の段階づけが可能である．

b．作業工程による対応

作業工程の中で，固定方法の工夫などをすることにより，片手動作でも行うことができる．

c．作品による対応

作業に慣れ，小さい花びらもつくれるようになれば，大小の花びら数枚を重ね合わせて一つの花をつくることで作品の完成度の段階づけが可能となる．

2. 精神機能面の段階づけ
a．素材・道具による対応

道具の選択（和バサミの使用）により，紙の花びらの形状をより複雑にすることができ，より達成感が得られる．

b．作業工程による対応

つま楊枝を自分の好きな場所に自由に刺し込む，あるいは差し込む場所にあらかじめ印を付けて，規則的に刺し込むといった段階づけにより，認知機能の低下した対象者でも参加可能である．また，作業工程7と8を集団で行うことで，対象者同士の対人交流および会話を促進させることができる．

c．作品による対応

カラービーズおよびカラースプレーの色数が多い作品に取り組むことにより，作品の色どりが豊かになり，意欲の低下した対象者に対して作品完成までの意欲を継続させる動機づけとなる．

comment

このアクティビティは「日常生活になじみ深いコンビニのビニール袋の特性を活かして，作業活動に利用できないだろうか？」というケアワーカーからの依頼をきっかけに，作業療法の視点から活動計画を立案したものである．

所要時間は，約1時間程度が目安となる．

材料選択の際には，事前につま楊枝とカラービーズの穴径をそろえるなどしておくと作業がしやすくなる．また，材料（ビニール）の性質上，花びらの大きさは2〜4cmが最適である．

スプレーで着色する際には，着色にこだわらず，吹き付けるといった気楽な感覚で行うことで，ぼかし，霧散様（細かい点状），濃淡のグラデーションなど予想外の効果が得られるばかり

でなく，より自然な仕上がりとなる．吹き付け作業は認知機能の低下した対象者でも，ケアワーカーの介助で容易に行うことができる．

作品の完成形態として，木工用ボンドで接着して完成させる恒久的な方法のほか，接着しないで花びらの色や配置を変えるなど工夫を図ることで，作品を随時変化させることができるのも特徴である．

20. お手軽ネット手芸 LEVEL 2

■ *characteristics*：手続き記憶，実用性

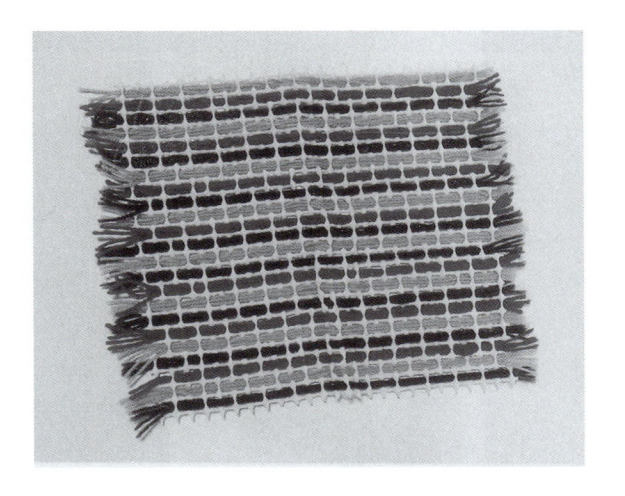

材 料

ネット（滑り止めマット，園芸用鉢底ネットなど安価なもの），ペーパーフラワー用ワイヤー（20番程度の太さ），毛糸（各色，中細）．

道 具

ハサミ．

作業工程

1. ハサミでネットを好みの大きさにカットする．ペーパーフラワー用ワイヤーを15 cmほどの長さに切り，半分に折り曲げたあと，軽くねじってより合わせ，毛糸用の針をつくる．

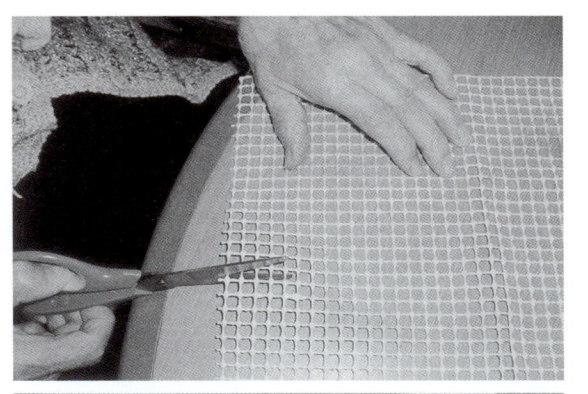

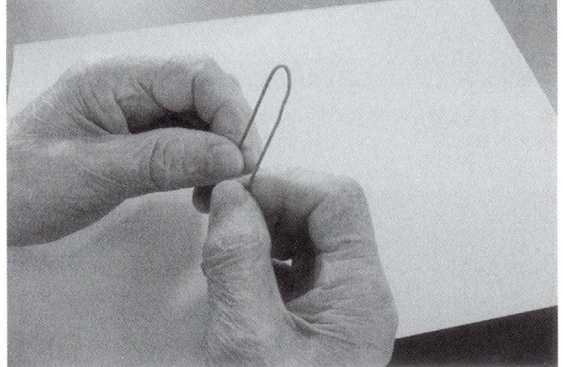

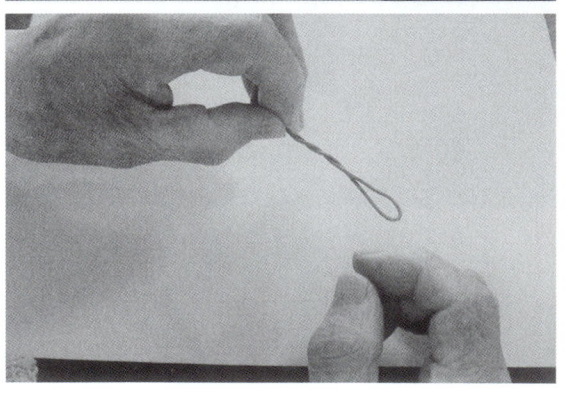

2 ネット幅のおよそ6倍の長さに毛糸を切る（中細毛糸の場合の目安）．

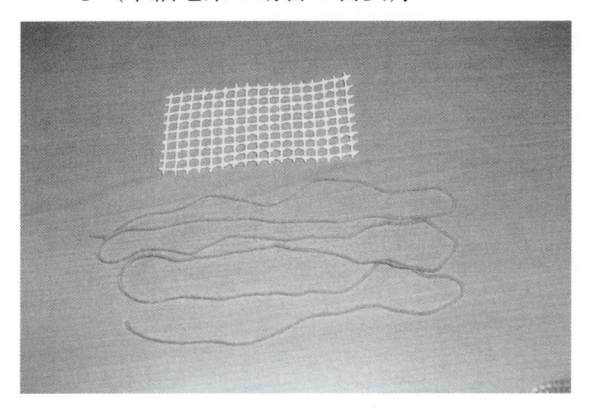

3 作業工程2の毛糸を半分にし，2本どりで針に通す（毛糸は4本になる）．

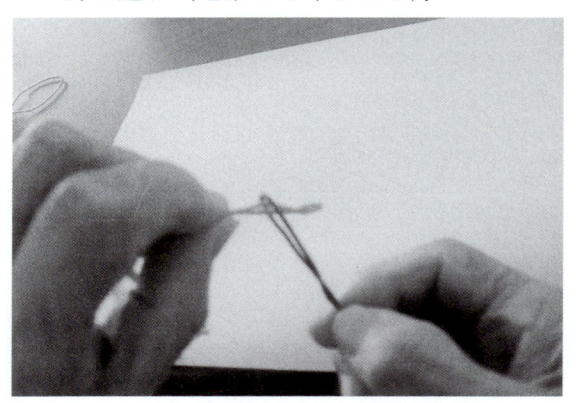

4 縫い物の要領でネットに毛糸を通していく．

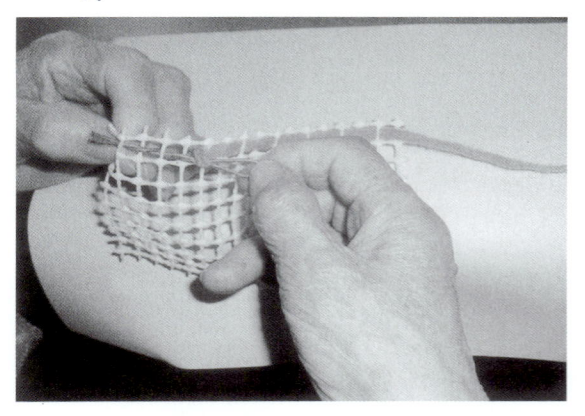

5 一段ずつ配色を考えながら毛糸を変え，仕上げていく．

6 全段毛糸を通し終えたら，左右の端を好みの長さに切りそろえて完成となる（滑り止めマットのため毛糸は抜けにくい）．

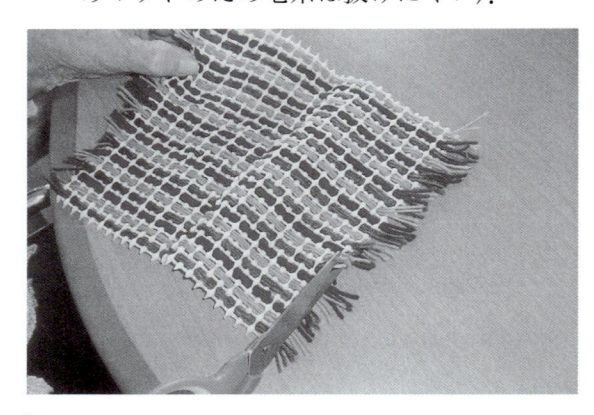

7 その他の作品例．

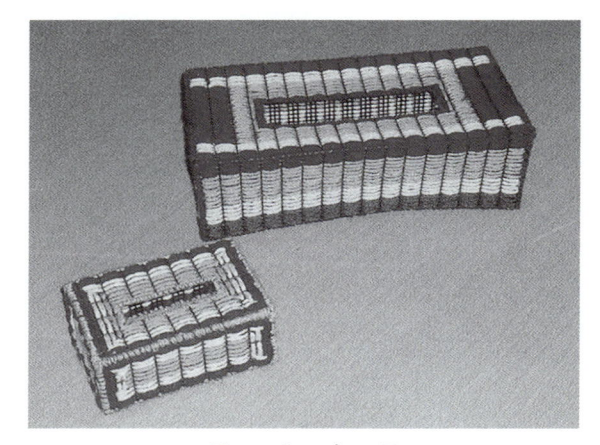

ティッシュケース

✚ 作業工程上の留意点

1 毛糸をネットに通す際，左右の毛糸の端は長めに残しておく．
2 視覚に障害がある場合は，濃い目の色の毛糸を使う（ネットが白の場合）．
3 ネットの刺し目がとんだ場合もそれなりの模様の作品に仕上がる．
4 毛糸は4本並んだほうがきれいに仕上がる．よじれて重なりやすいので整えながら進める．

gradation

1. 身体機能面の段階づけ
a．素材・道具による対応

毛糸の本数が少ないと通しやすく，多いと滑らないため抵抗が大きく巧緻性が必要となる．また，おもりを使って押さえを工夫すれば片手動作でも可能となる．

b．作業工程による対応

毛糸を通すネットの目数は変則でも模様になるが，規則性をもたせたり，計画的に模様を考えながら毛糸を通す作業工程とすることにより，より難しい作業となる．

c．作品による対応

ネットの大小で難易度が変わるほか，一枚物ではなくティッシュケースなどの立体作品をつくることで，さらに巧緻性が要求される．

2. 精神機能面の段階づけ
a．素材・道具による対応

毛糸は，あらかじめ何色か用意しておくことで選択時の緊張が少なく取り組みやすくなる．また，多くの色の毛糸から自分で選んで配色を決めるようにすることで個性を発揮することができ自由度が増す．

b．作業工程による対応

毛糸を針に通した段階から開始することで，縫う動作を思い出しやすく認知症の対象者に導入しやすい．

c．作品による対応

小さいものは仕上がりが早く動機づけに適している．大きい作品は時間がかかるため，使用目的をイメージしながら根気よく取り組むことが求められる．

市販のネット手芸の要領で，ティッシュケースなど立体作品にすることで完成時の満足感が大きくなる．

comment

「縫う」ということは女性が昔から親しんできた作業だが，視力低下や巧緻性の低下を感じて取り組みに消極的になってしまっていることが多い．この作業は簡単かつ単純で，見た目もきれいなため取り組みやすい．完成見本をみせると彩りが興味を誘い，より導入がしやすくなる．毛糸針の代わりにワイヤーを使うことで，毛糸を通しやすくしてみた（縫い物では針に糸を自分で通すことが困難な人が多い）．毛糸を針に通す場面では4本取りという習慣はなく，戸惑うこともある．太めの毛糸を2本取りにしたほうがなじみやすいとも考えられる．でき上がり作品は花瓶敷きなどの敷物，ランチョンマットなどに応用できる．1回30〜40分とした場合，4〜5回で中程度の一枚物の作品が完成できる．

滑り止めマットと毛糸の組み合わせは糸に対する適度な抵抗があり，巧緻性が要求されるが，糸が抜けにくく端の始末は切りそろえるだけでよい．この仕上げの作業工程は適度な緊張感をもたらす．

体験者の声

- コストがかからず見栄えがよく，準備に時間がかからないので，病院では導入の作業活動としてよく使う．
- 縫いものと同じ動作なので高齢の女性にとってなじみやすいため，老人保健施設でも取り入れやすい．配色を本人が選択することで個性を発揮することができるのもよい．
- 毛糸が刺している間にねじれてしまうので，毛糸を並べ直しながら行う必要があった．

21. でんでん太鼓

LEVEL 2

■ *characteristics*：楽器，回想，リサイクル

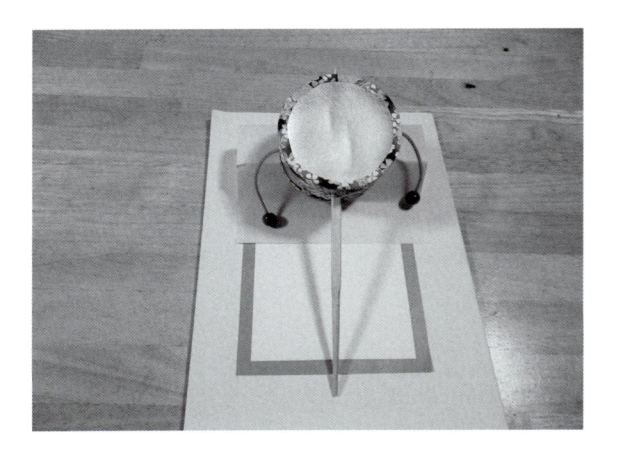

道 具

ハサミ，カッターナイフ，のり，木工用ボンド，サインペン(油性)，8本組みドライバーセット．

作業工程

1 テープ芯の4カ所（おのおの90°になるように）に定規を使いサインペンで印を付け，ドライバーセットのキリで穴を開ける．

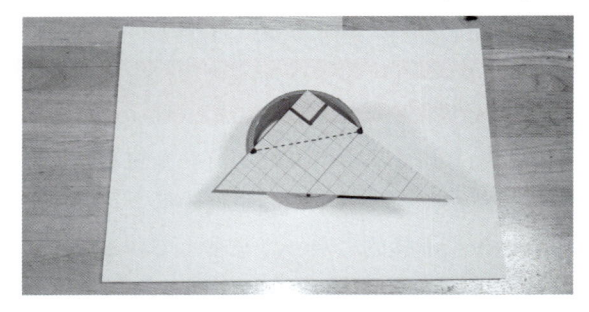

2 テープ芯の側面長より数cm長めに千代紙を短冊状に切る．その千代紙を，テープ芯側面に巻き付けるように転がしながらのりで貼り付ける．

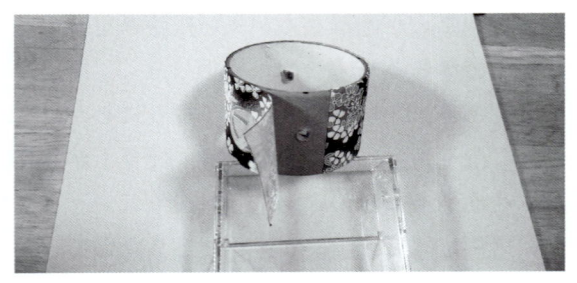

材 料

使用済みの紙または布製梱包用テープの芯（テープ幅4 cm，直径8 cmほど），割り箸，工作用画用紙（金色），千代紙，手芸用ひも（太さ2 mmほど），ビーズ2個（直径10 mmほど）．

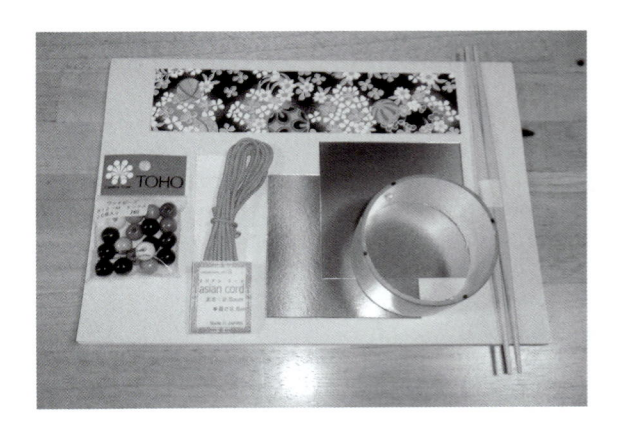

3 作業工程1で開けた穴に再度，外側から穴を開け，ひもと割り箸を通す．
4 ひもは外側から内側に通し，内側で結んだ後，結び目ごと木工用ボンドでテープ芯に接着する．
5 割り箸は，上部にリボンで飾り付けができるように1cmほどテープ芯から出し，木工用ボンドで接着する．

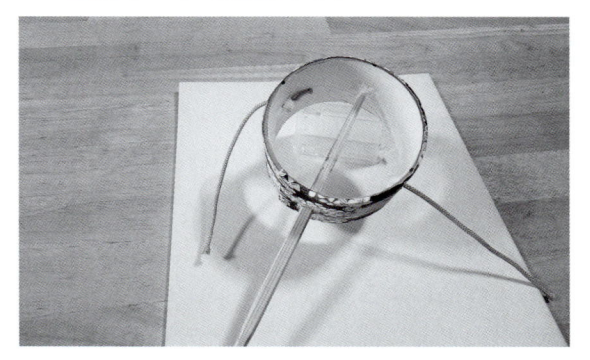

6 テープ芯の片面に，10cm四方に切り出した工作用画用紙を貼り付け，十分に乾燥させた後，テープ芯に沿って切り取る．

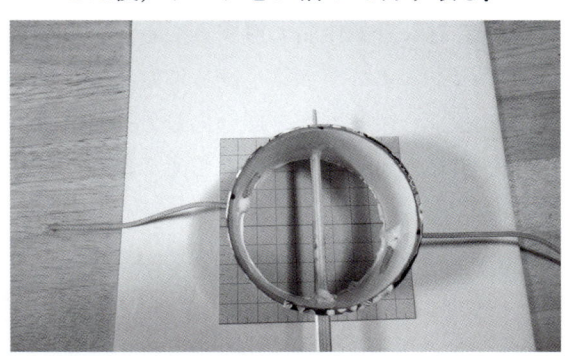

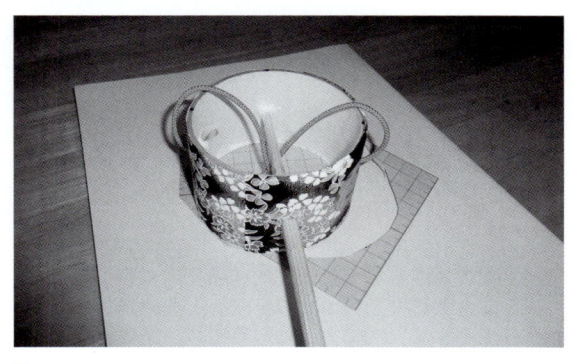

7 反対側も作業工程6と同様に処理する．
8 テープ芯に取り付けた2本のひもに，カラービーズを長さと位置を調整して木工用ボンドで接着し，完成．

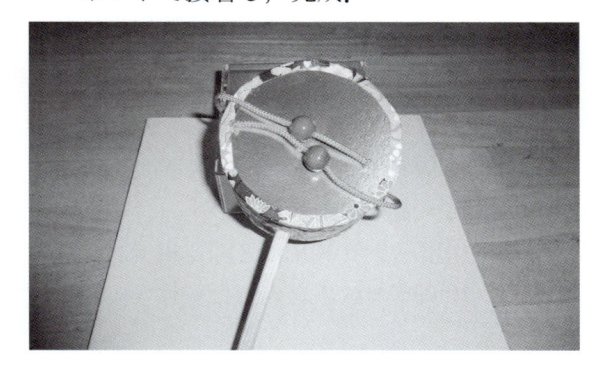

🔶 作業工程上の留意点

1 市販されている各種テープの芯であれば，ほとんど利用できるが，芯が薄く，強度が不足する場合には，内側を厚紙などで補強して調整する．
2 テープ芯の4点の位置を決める際，直角三角定規の「直角の頂点を任意の円周上に置き，直角を挟む2辺が芯と交差する場所」に印を付けると，より正確な作業が可能となる（作業工程1参照）．
3 テープ芯は意外に硬く滑りやすいので，穴を開ける際には，十分な固定が必要である．この際，電動工作用ハンドドリルを使用すると，より安全で容易に作業を行うことができる．
4 テープ芯に割り箸を差し込む際，関節リウマチなど関節保護が必要な対象者に対しては，穴の径を細い金属性の丸棒状やすりで広げながら行うことで，関節への負荷軽減を図ることができる．
5 テープ芯と割り箸の間に隙間ができた場合には，少量の木工用ボンドをつま楊枝に付けて隙間を埋めるようにして固定する．
6 カラービーズの選択にあたっては，作品の雰囲気にマッチするだけでなく，ひもを通す穴径を広げやすい木製が適している．

7 異食のおそれのある対象者に対しては，誤飲・誤食の危険性が高いカラービーズやひも，のりなどの取り扱いに細心の注意が必要である．

◆ gradation

1．身体機能面の段階づけ
a．素材・道具による対応
電動工作用ハンドドリルと固定用治具の工夫により，片麻痺のある対象者にも片手動作が可能となる．

b．作業工程による対応
作業工程6では，あらかじめ芯の形を工作用画用紙に写し取り，それを切り抜いてから貼り付けるなど，作業工程を複雑化することで段階づけが可能である．

c．作品による対応
完成品の全体的なバランスで，材料の規格（ひもの太さ，カラービーズの大きさなど）がある程度限定されるものの，作品の大きさや飾り付けなどにより，手指の巧緻性・つまみ動作・結び動作の段階づけが可能である．

2．精神機能面の段階づけ
a．素材・道具による対応
認知機能の低下した対象者に対しては，完成作品を提示しながら，ひもやカラービーズの色，千代紙デザインの選択を促すことにより，対象者の意欲を引き出すことができる．

b．作業工程による対応
短冊状に切り出した千代紙を貼り付ける代わりに，あらかじめちぎっておいた千代紙を，ちぎり絵の要領でテープ芯に貼り付けるなど，作業工程を簡素化することで，認知機能が低下した対象者でも活動に参加することができる．

c．作品による対応
太鼓の表面に細かくちぎった千代紙を貼り付ける，リボンを結んで飾り付ける，割り箸の木目を活かしてニスなどで仕上げるなど，完成度の高い工夫を必要とする作品づくりにすることにより，対象者の作品に対する愛着をよりいっそう深めることができる．さらに対象者の精神機能に応じ，作業工程を細分化し分担して実施することで，集団での対応も可能である．

◆ comment

このアクティビティは，「①音が出る，②安価な廃材の利用，③身近な道具の使用，④高い完成度」というケアワーカーの要望を受け，筆者が作業療法の視点から提案したものである．

オリジナル作品は，併設の特別養護老人ホームで破棄される大量の工業用ラップ芯を材料として使用しているが，入手困難な場合も少なくないことから，今回は使用済みの梱包用紙テープ（市販品）の芯を利用することにした．

特徴としては，①所要時間は下準備状況および対象者の状況により異なるものの，約1時間程度が目安となる．②材料選択の際，ひもとカラービーズの穴径をそろえることでひもが通しやすくなる．

> **体験者の声**
> ・体験者の声として，「（完成作品見本をみて）こんなに上手くできるかしら……」と開始当初はやや心配そうな表情であった対象者も，完成後には，完成作品の想像以上のでき栄えに満足された様子で，でき上がるとすぐに手に取り，その音色を楽しまれている．

22. 和の小物袋

LEVEL 2

■ *characteristics*：有能感，回想，実用性

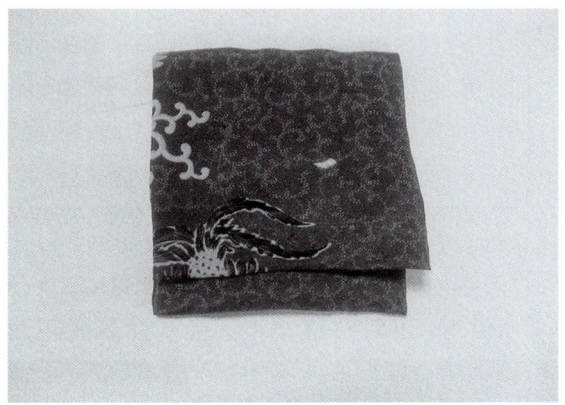

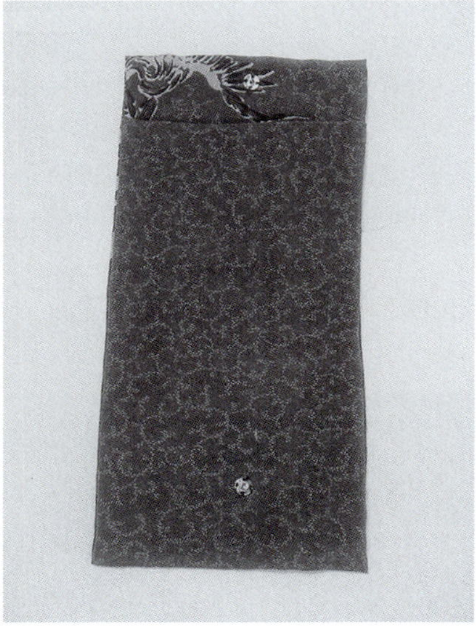

🔶 道　具

裁縫道具（針，糸，ハサミ），アイロン．

🔶 作業工程

1. 作成したい袋の大きさの寸法を決め，布を切る．長さは完成したい寸法のおよそ4倍，幅は完成したい寸法に両側の縫いしろ（1〜2 cm）を足した寸法にする．

2. 切った布を折り紙の要領で以下の手順で折り畳む．
   ①布を中表にする．
   ②右端が約6 cm余るように2つに折る． 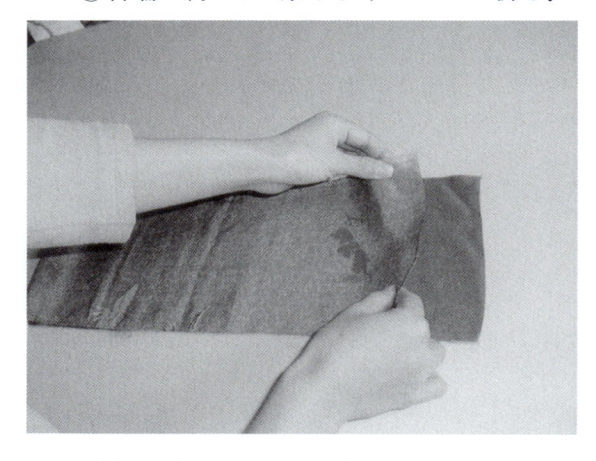
   ③左の輪になっている端を右の短いほうの端に合わせる．

🔶 材　料

和布の端切れ（14×70 cm，完成時は約13×18 cm）．

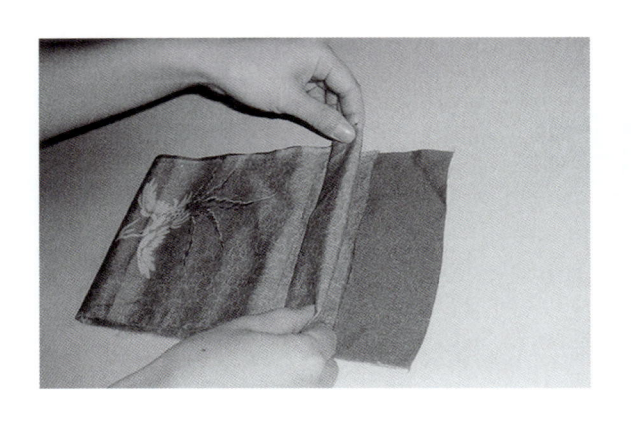

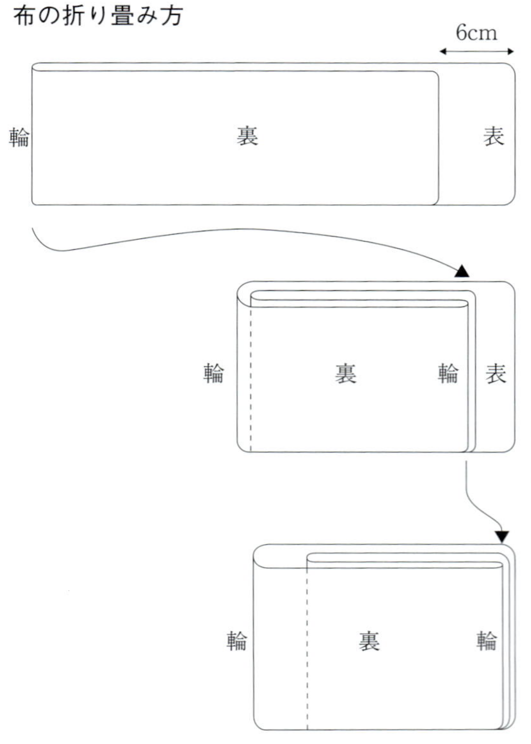

3 両側をそれぞれ直線縫いにする．

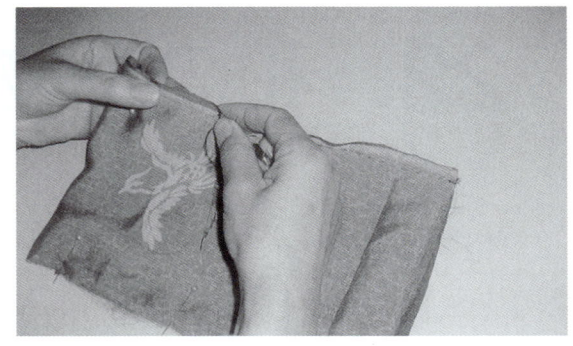

布の縫い方

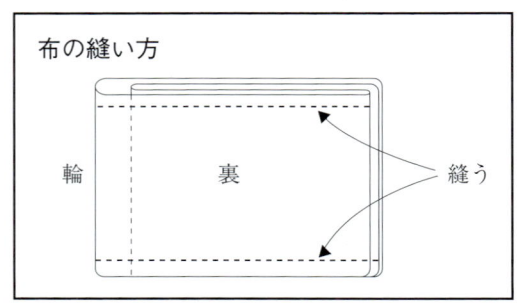

輪　　裏　　縫う

④合わせた右の3枚を一緒に持ち，一番右端に重ね合わせる．

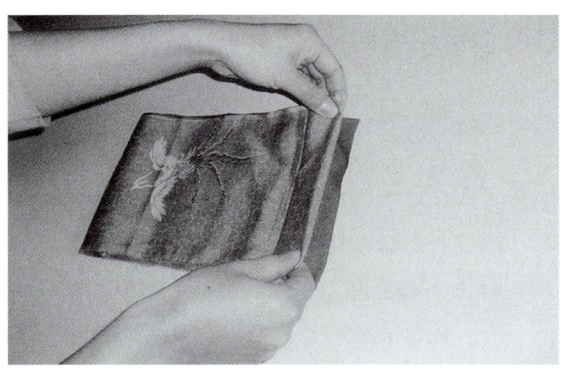

4 縫い終わったら以下の手順で2回ひっくり返す（間が空いているほうを右にした位置での説明）．

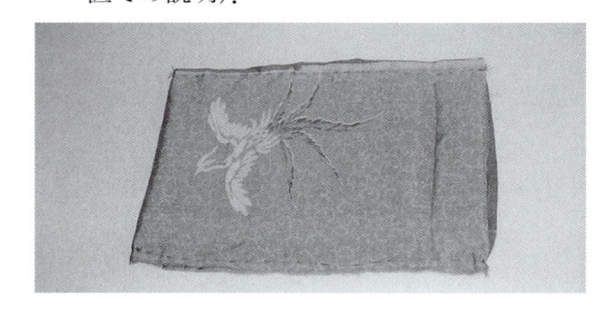

①右側の裁ち端2枚の間に手を入れて布をひっくり返す．

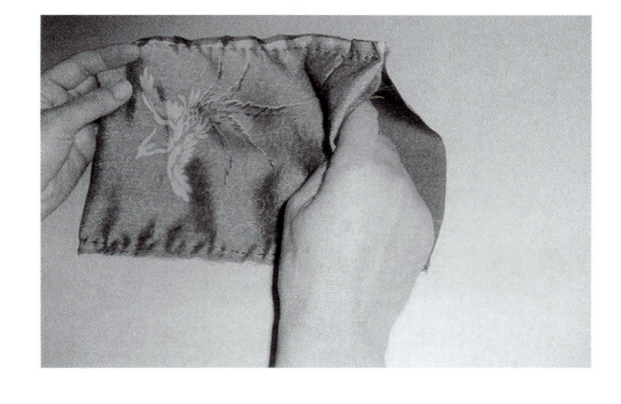

布の折り畳み方

6cm

輪　　裏　　表

輪　　裏　　輪　　表

輪　　裏　　輪

148　第3章　アクティビティの活用と実践

②裁ち端のあるほうを左にし，右から手を入れて底をつまむようにして布をひっくり返す（先の裁ち端が袋の内底になる）．

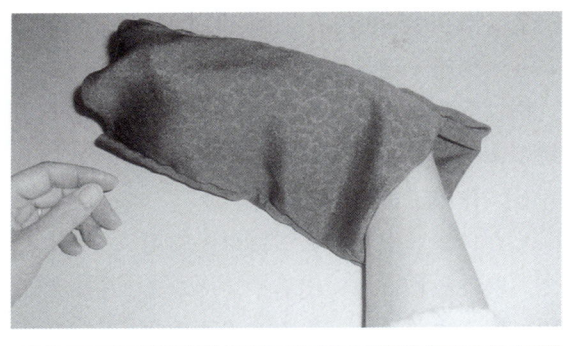

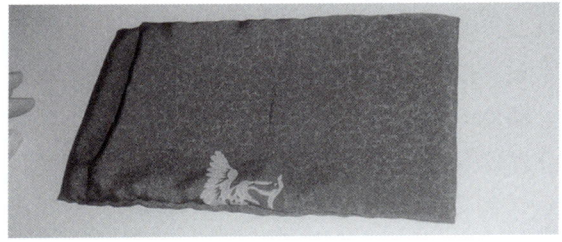

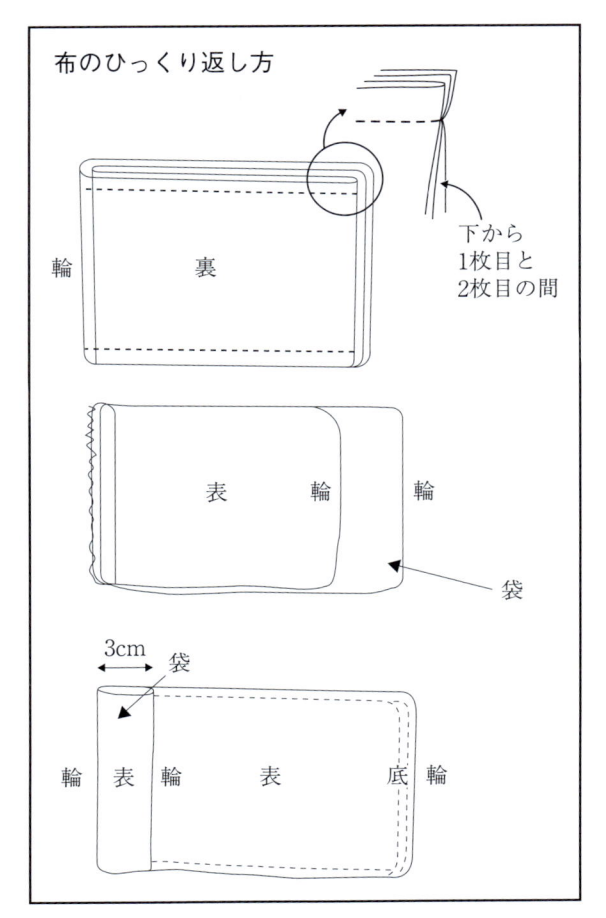

5 アイロンをかけて完成．

✚ 作業工程上の留意点

1 対象者が布の畳み方を習得するのは難しいが，折り紙の要領で見本をみせながら一緒に行うとよい．

2 4枚重ねて縫うため，一度しつけ糸で押さえてから縫うほうがやりやすい．

3 返し縫いや二度縫いをすることでしっかりした袋になる．

4 布を畳む時に余らせた6 cmの部分は仕上がりでは1/2の3 cmになる．6 cmの長さを変えることで蓋付きの袋にすることもできる．

▷ 体験者の声

・完成後は飾っておくという作品が多い中で，実際使うものをつくるという点で有能感を得やすい．また1回の活動で形になるため，満足しやすいという声が聞かれた．

布のひっくり返し方

下から1枚目と2枚目の間

gradation

1. 身体機能面の段階づけ

a．素材・道具による対応

厚さ，柔軟さ，素材（絹，木綿，化繊）など布の種類によって縫いやすさが異なる．

b．作業工程による対応

直線縫いのほかに，返し縫い，二度縫いをすることで丈夫なものに仕上がる．二度縫いは巧緻性の維持や改善を図ることができる．

c．作品による対応

基本の袋は両サイドを直線に縫うだけで完成するが，蓋を付けて折り返し，ボタンやホックを付ける作品に取り組むことで他の技術が要求される．また，ひもを付ければポシェット風になり実用性が増す．

ミシンで縫うとしっかりした袋が仕上がり，一度に多くの作品をつくることができる．

2. 精神機能面の段階づけ

a．素材・道具による対応

絹は呉服の生地であり，高齢者にとっては回想の素材になる．和裁の話題にも展開しやすい．

b．作業工程による対応

しつけ縫いをしてある段階から導入することで，縫う動作が思い出しやすくなる．縫い目が粗い場合でもしつけ糸をそのままにし完成させれば，実用的に使うことができる．

c．作品による対応

細長く裂いた3枚の布を三つ編みにし，袋のさげひもにする．三つ編みは高齢者にとって，これまで経験してきたなじみの作業の一つであり，回想と自信の回復につながる．

comment

女性にとって縫い物はなじみの作業と思われるが，細かい仕事という印象が強く，特に高齢者にとっては最近していないことの代表的な作業にもなっている．できなくなったと思っていることを簡単な直線縫いだけで，実用的で見栄えのよい袋をつくることは自信につながる．和布は利用する機会も少なくなって，高価なため処分することもできず自宅に保管している人も多い．今は着ることの少なくなった着物の話や，和裁のおけいこの話，仕立ての自慢話など回想の素材としても活用できる．

直線縫いは巧緻性の低下している場合は縫い目も大きくなりやすいが，二度縫いをすることで使用に耐えられる程度に仕上がる．材質もよく，形も手ごろの小袋はプレゼントやバザー作品としても喜ばれ，実用的な作品に仕上がる．

23. 三つ編みを使った帽子

LEVEL 2

■ *characteristics*：繰り返し作業，回想，対人交流

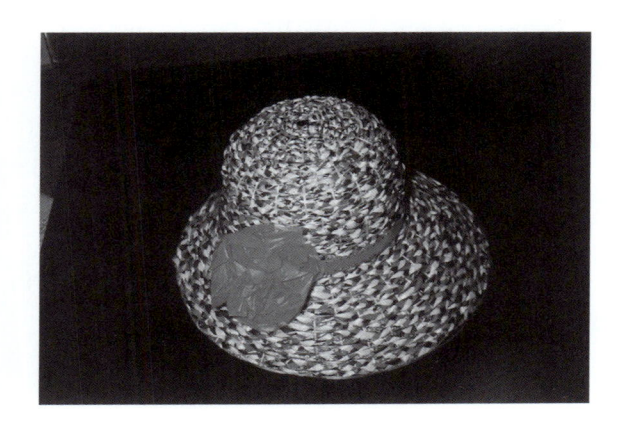

材料

帽子型のネット枠〔直径 33 cm，あみあみハット（株式会社ハマナカ）〕，平テープ（幅 5 cm の薄く平らな赤，青，黄色のビニールテープ），リボン 60 cm，お花紙 6 枚，木綿糸，木工用ボンド，セロハンテープ．

道具

ハサミ，洗濯バサミ．

作業工程

1 赤，青，黄色の平テープを約 50 cm におのおのハサミで切る．

2 三つ編みに使うために，3 色の切ったテープを端で結んで一つにする（帽子の色に応じて，好みのいろ 1 色でもよい）．

3 一つに結んだ 3 色の平テープを帽子型のネット枠に必要な数だけ用意しておく．

4 一つに結んだ 3 色の平テープの端をセロハンテープで机上に固定する．

5 固定した 3 色の平テープを三つ編みで編んでいく．

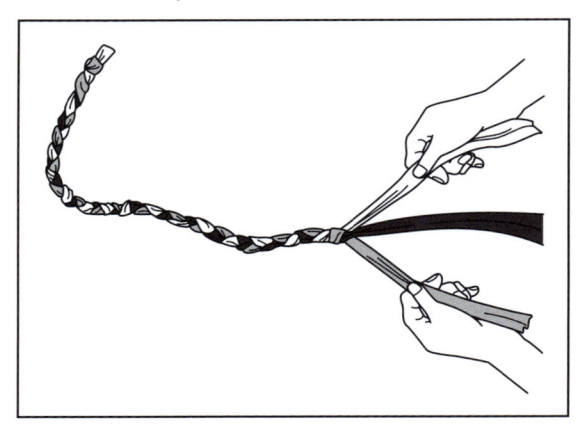

6 帽子型のネット枠に編み込むための三つ編みのひもを必要な数だけ編んでいく．

7 平テープでつくった三つ編みのひもを帽子型のネット枠に一つひとつ編み込んでいく．まず，ひもを枠の外側から内側へ，内側から外側へ通していく．ひもとひもをつなぐ時は，内側に木工用ボンドで貼り付け，乾くまで洗濯バサミで固定しておく．帽子型のネット枠がすべて三つ編みのひもで編み込まれるまで，この作業を繰り返して行う．

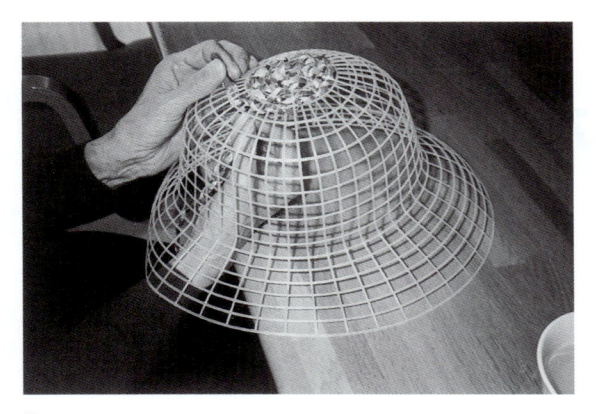

8 お好みで帽子の周囲にリボンを木工用ボンドで接着する．
9 お花紙で花をつくり，その花をネット枠に木綿糸で結び付ける．

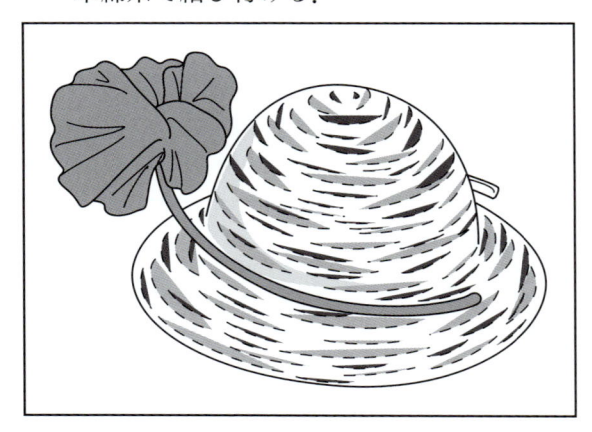

体験者の声

- 二人で協力し合って三つ編みを編んでいる人は，会話をしながら明るい雰囲気で取り組まれる場合が多い．
- 昔，髪を三つ編みにしていたことなど話のきっかけを提供すると，昔を思い出し，昔話をしながら作業に取り組む人もいる．

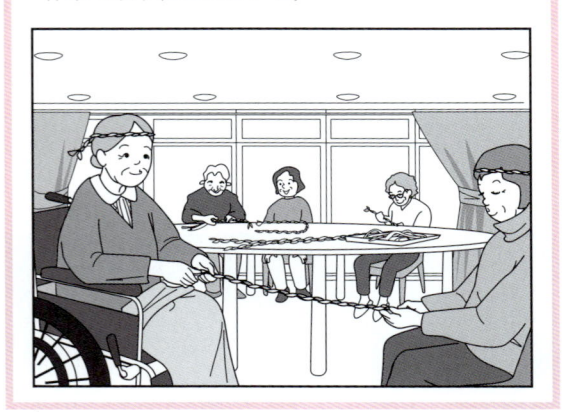

作業工程上の留意点

1 三つ編み作業では，編み目をきつく締めて細かくすると，ひもがきれいにみえる．
2 色の識別が難しい人は同色3本の平テープを編むより，異なる3色の平テープを編むほうが編みやすい．色の識別に問題がない人は，同色の平テープ3本を三つ編みにするのもよい．

gradation

1．身体機能面の段階づけ

a．素材・道具による対応

帽子型以外のネット枠に編み込むのもよい．さまざまな形のネット枠が市販されている．

b．作業工程による対応

三つ編みを繰り返す工程では，時間を増やしたり減らしたりすることにより，作業耐久性の段階がつけられる．

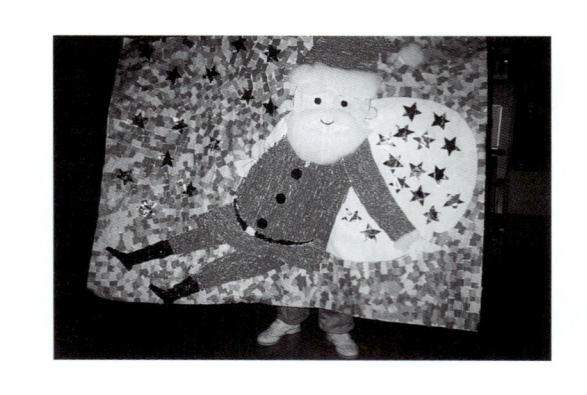

c．作品による対応

①貼り絵による対応

同色の平テープで編んだ三つ編みのひもを貼り絵に利用できる．紙の代わりに三つ編みのひもを絵に貼ると，作品に立体感が出てみえる．

②マットづくりによる対応

同色のひもで三つ編みを編み，でき上がったひもを平行に並べてフェルトに木工用ボンドで貼り付けるとマットをつくることができる．

2．精神機能面の段階づけ
a．作業工程による対応

重度の認知症がある場合でも，三つ編み作業の可能な人はいるが，重度の人への設定は，平テープを編みやすくするために，20 cm ぐらいに平テープを短くするとよい．重度の人で，三つ編みに慣れてくると，机から固定してあるセロハンテープを外しても上手に編めるようになる人もいる．

comment

三つ編みは組みひもの一種で，3 本のひも状のものを編み，1 本の太い束にしたものである．

三つ編みは，高齢の女性にはなじみのある人が多い．三つ編みは簡易な作業工程で，繰り返しの多い作業のため，なじみのある高齢者なら，認知症で MMSE の得点が 0/30 でも可能な人がいる．また，三つ編みの作業工程は繰り返しの単純作業のため，作業に集中しやすい．

認知症で訴えの多い人，不安を示す人，落ち着かない人などは，三つ編みを繰り返す単純作業の時間を設定することで，短時間ではあるが気分転換や情緒の安定につなげることが期待できる．

ネット枠に編み込む作業も単純な繰り返し作業のため，空間認知に問題がなければ認知症のある人も取り組むことができる．

片麻痺のある人は，おもりなどで帽子型のネット枠を固定し，できるだけ両手で作業することが望ましい．また，平テープを 20 cm ぐらいに短くしたほうが，三つ編みを編みやすい．

三つ編みを二人で取り組む場合，一人が平テープの端を持ち，もう一人が三つ編みを編むように作業を分担する．このような協力関係を設定することで，なじみの人間関係づくりを期待できる．女性の場合は子どものころ，三つ編みをして遊んだ経験を思い出し，会話する機会を設定することができる．重度の認知症で端を持つことしかできない人の場合でも，編む人との会話の機会を設定することができる．

そのほか，スタッフなどの髪を対象者に三つ編みにしてもらうことで楽しむことができる．

24. モザイク瓶

LEVEL 2

■ *characteristics*：タイル細工，実用性

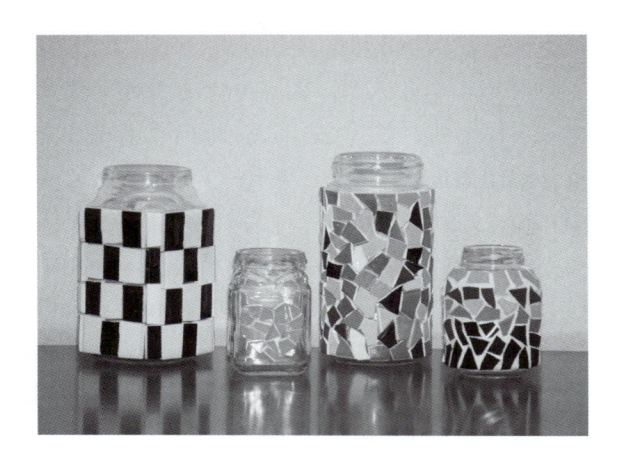

材　料

モザイクタイル（クラフト用につくられたカラータイル）各色，空き瓶各種，木工用ボンド，タイル目地材．

道　具

モザイク用カッター（食い切り式），固定用と手拭き用にぬらしたタオル，タイルカッター・ニッパー，金属製定規，ピンセット．

作業工程

1 準備として，空き瓶を大小さまざま用意しておく．丸瓶，角瓶を使い分けるとつくりやすい．

2 デザインに合わせて瓶を決める．ランダム模様には丸瓶がつくりやすい．不揃いのカットタイルを貼るため，角瓶ではコーナー部分に沿わせにくい．格子模様・部分模様には角瓶・丸瓶どちらでもよい．

3 モザイクタイルをカットする（すでに他の「モザイクタイル」作品などで半端になったものを使えば，すぐに始められる）．ランダム模様ならば，多色のカラータイルを1cm角ほどの大きさにカットしておく．形は四角・三角など，いろいろあると合わせやすい．

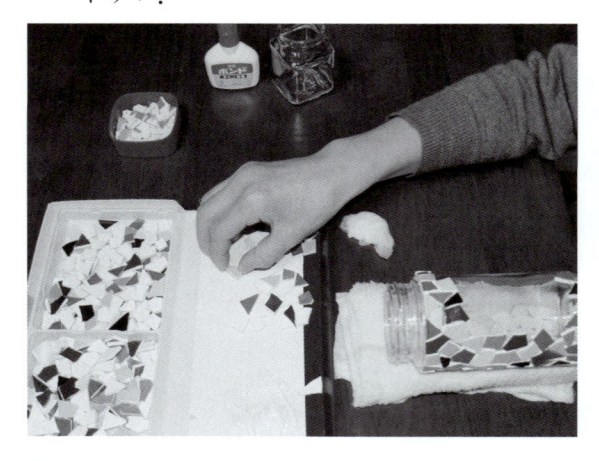

4 カットしたモザイクタイルの中から，縁がきれいなものを選別する．空き箱などを利用して分けておくと，貼り付け作業が行いやすい．

5 モザイクタイルを瓶に貼り付ける．まず，瓶の上端と下端から貼り始めるが，作業工程4で選別したモザイクタイルのきれいな縁が外側になるように貼る．順次中央に向かって隙間を埋めるように貼る．丸瓶の場合，木工用ボンドが乾くまではモザイクタイルが滑り落ちてしまうため，上面での作業を終えてから，瓶を回して次の面へと移行する．

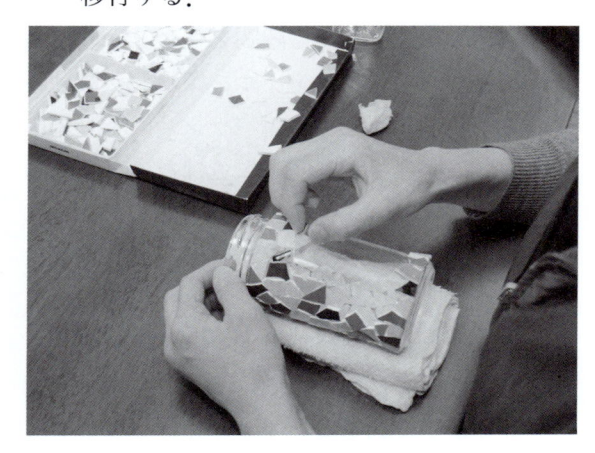

6 木工用ボンドが完全に乾けば仕上がりだが，モザイクタイル表面に木工用ボンドがはみ出してしまったら，半乾きのうちに濡らしたタオルで拭き取っておく．

作業工程上の留意点

1 モザイクタイルの大きさは，大小さまざまあったほうが「ランダム模様のモザイク瓶」ならではのおもしろさが出せると思うが，大きすぎると瓶に貼りにくく，小さすぎるとつまみにくい．丸瓶では約1cm角ほどの大きさが貼り付けやすく，モザイクタイルのカットした縁が瓶の丸みから飛び出すのを防げる．角瓶では大きめなサイズも使えるが，コーナー部分のモザイクタイルは細目（縦長に貼る）に，または小さくカットして対応させる必要がある．瓶の大きさも合わせる必要がある．丸瓶では，瓶が小ぶりになるほどカーブが強くなり，モザイクタイルは小さいほうがよい．モザイクタイルをカットする際には，切り口でけがをしないように気をつける．また，飛び散らないようにビニール袋の中で行ってもよい．

2 モザイクタイルを貼る時にはきれいな縁を外側にすると，仕上がりがよいのと切り口のギザギザが手に当たらない．

3 木工用ボンドは，やや多めに付けることで瓶の丸みに対応しやすくなるため，つくりながら加減する．しかし，木工用ボンドが多すぎるとモザイクタイルが滑り落ちやすくなる．この時，はみ出した木工用ボンドは，乾けば透明になるので気にならない．木工用ボンドは，そのつどモザイクタイルに付けてもよいが，レベルに合わせ，先に瓶に塗っておいてもよい．手でつまみながらの貼り付けは，木工用ボンドが手に付いてしまうため，濡らしたタオルを用意して拭きながら進める．場合によってはピンセットを利用してもよい．

4 片手動作で行うなど，固定が必要な場合は，瓶の固定に堅く絞ったタオルを下に敷く．その際，タオルの両サイドを少し高くして回転を防ぐ．セラピー粘土があれば，瓶のさまざまな形に合わせて固定できる．

体験者の声

・細かい作業を「面倒」がる女性もいたが，「工作感覚で楽しい」という男性もいた．
・花瓶として使ったところ，「変わっておもしろいわ」という声も聞かれた．

gradation

1. 身体機能面の段階づけ

a．素材・道具による対応

ランダム模様では1cm角ほどにカットしていたモザイクタイルを，より小さくカットすることで，つまみ動作の難易度が増す．

使う瓶を大きくすればモザイクタイルを貼る回数が増え，作業の耐久性を要求することができる．モザイクタイルが小さければ，なおいっそう繰り返し作業が増えることになる．

b．作業工程による対応

カットしたモザイクタイルを，一つの箱にまとめてたくさん入れて準備した場合，その中から使いたいモザイクタイルを探し出すには，いろいろな向きで入っているモザイクタイルに対応させながらつまみ出さなければならず，その上で向きを変えて形をみて選別しなければならない．より巧緻性を要求することができる．

一方，モザイクタイルを平置きにして一つひとつを離して配置することで動作の単純化が図れる．さらにモザイクタイルの下にタオルなどを敷けば，手に納まりやすくなりつまみやすい．

c．作品による対応

オリジナルデザインを考えそれに合わせてモザイクタイルをカットするところから行えば，モザイク用カッターナイフなどの道具の使用が必然となる．また，今回はモザイクタイルを貼り付けるところまで仕上げにしたが，最後に目地材を埋めてもよい．作品の設定により作業を複雑化することで上肢・手指の機能を要求することができる．

2. 精神機能面の段階づけ

a．素材・道具による対応

ランダム模様では，ただ貼り付ければよいように思えるが，それでも隙間を埋めるようにあてはまる形のモザイクタイルを探しださなければならず，また配色も各色バランスよくしようとすると，同じ色が隣同士に並ばないようにしなければならない．タイルの数や形，色数を増やせばその分難易度が増す．しかし，ランダムらしく計算しない仕上がりに意外性のおもしろさを追求すれば，難易度は低く抑えられる．

b．作業工程による対応

デザインを決めモザイクタイルをカットし，貼り付けて目地埋めするまで一人で行えば達成感は大きい．一方，タイルカット，貼り付け，目地埋め作業を各作業工程ごとに数人で役割分担して，共同作品とすることも可能である．

c．作品による対応

格子模様ならば形で迷うことはないが，配色がポイントとなる．デザインに合わせてつくる場合には，形・色ともに選択と判断が必要となり，難易度が上がる．

comment

このアクティビティは，特別な準備もいらずセッティングしやすい．すでに半端になっているモザイクタイルを使えばすぐに始められ，中断しても影響がない．モザイクタイルには光沢があり，カラフルな面では女性に受け入れられ，モザイクタイルのカット，貼り付け面では男性に受け入れられやすいと思われる．モザイクタイル貼りで隙間を埋めていく過程は，ジグソーパズルをはめていくようなおもしろさもある．

空き瓶と半端になったモザイクタイルでつくる作品では，完成度に不安を感じるかもしれないが，だからこそ，完成後の意外なでき栄えに

満足を得られるのではないだろうか．なんといってもモザイクタイルの光沢や色彩が華やかで美しく，それが全面に出た作品は，ガラス瓶の光の反射や透明感とあいまって，想像以上の仕上がりになる（今回，「ランダム模様のモザイク瓶」で目地材を使わなかったのは，ここを強調したかったからである）．

したがってモザイクタイルを貼る時は，厳密にモザイクタイルの形を合わせなくても，隙間が残るくらいのほうがガラスの透明感を出せることになり，形を合わせるのが困難な場合でも失敗ということがなく，気軽に取り組むことができる．

また，「タイルモザイク」に使う目地材で，隙間を埋めると前述の透明感は減るが，使う時の機能のよさが得られる．目地材分の重量が増せば，ペンを立てたり花を飾ったりしても安定感がある．また，モザイクタイルを適度な間隔で貼り付ければ，手に持ってもモザイクタイルのカット面のギザギザ感が気にならなくなる．

25. 厚紙デコパージュ　LEVEL 3

■ *characteristics*：絵画，自己効力，自信

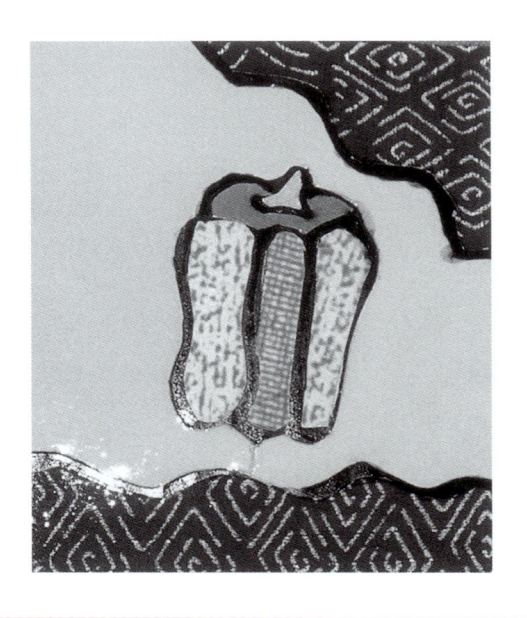

材　料

紙の空き箱各種（ハサミで切ることができる程度の厚さのもの），ベニヤ板（原画大，厚紙やダンボールでも代用可），原画，木工用ボンド，ニスまたはスプレーニス．

道　具

鉛筆，ハサミ，のり付け用筆，黒マジックペン．

作業工程

1 原画（モザイク画）を選ぶ．空き箱は切り開き，色や柄をみながら好みのところを取り分けておく．原画の絵のパーツに番号を書き入れる（2枚用意する）．

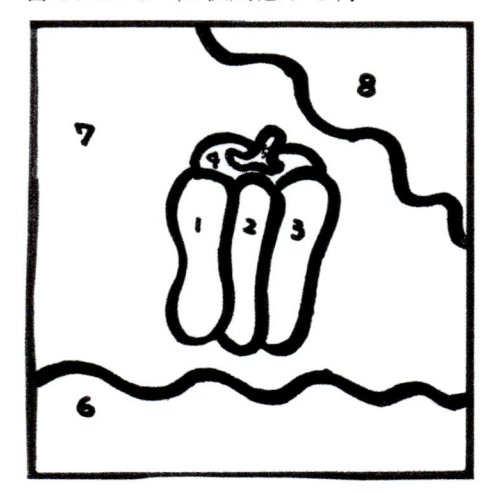

原画の1枚を台紙になるベニヤ板（または厚紙）にぴったりと貼り付ける．

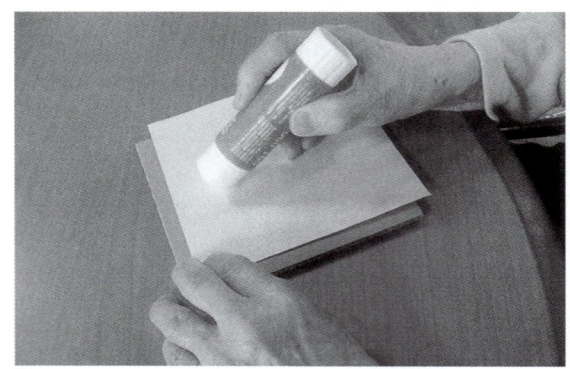

2 もう1枚の原画をパーツの番号別に切り取る（黒い線の内側を切る）．

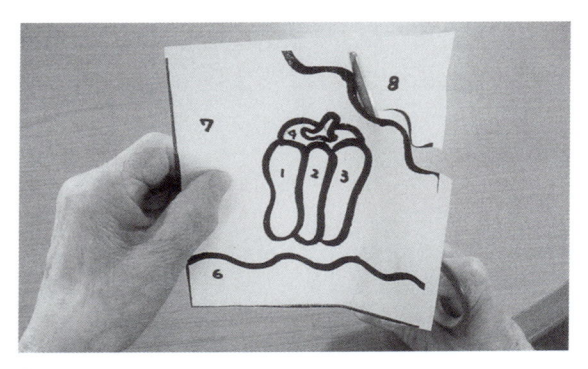

3 切り取った原画のパーツを，空き箱の気に入った色柄に合わせて型を切り取る．

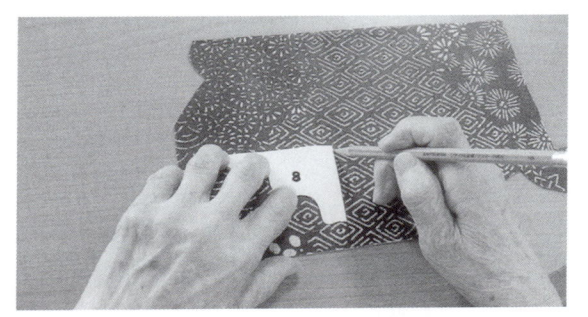

4 型取りをしたパーツに木工用ボンドを付けて，パズルの要領で台紙の原画の番号に合わせて貼る（目地は残す）．

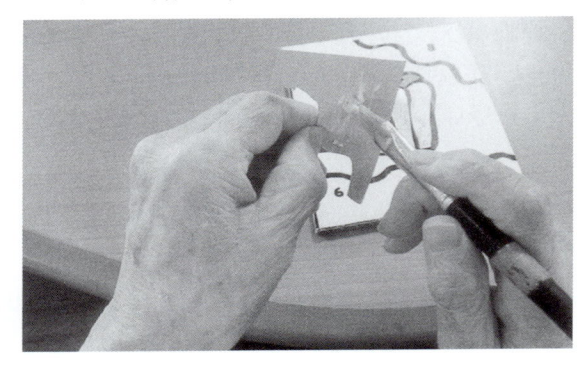

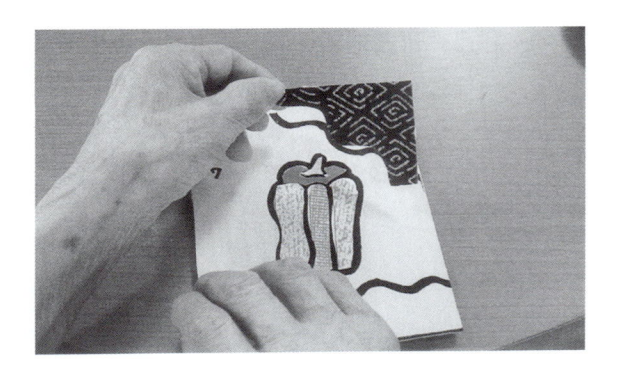

5 全部貼り終わったら，目地の部分を黒マジックペンで塗りつぶす．

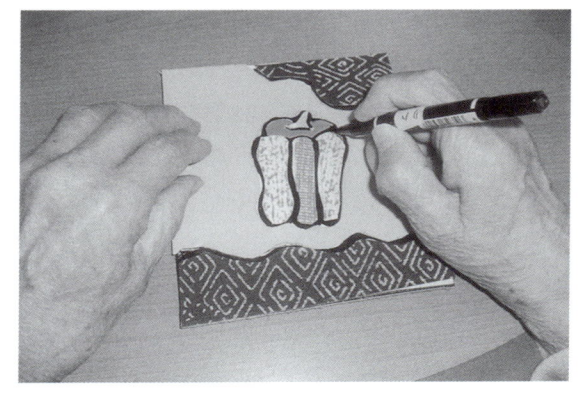

6 木工用ボンドと黒の目地が乾いたらニスを全体に塗る（スプレーニスでもよい）．

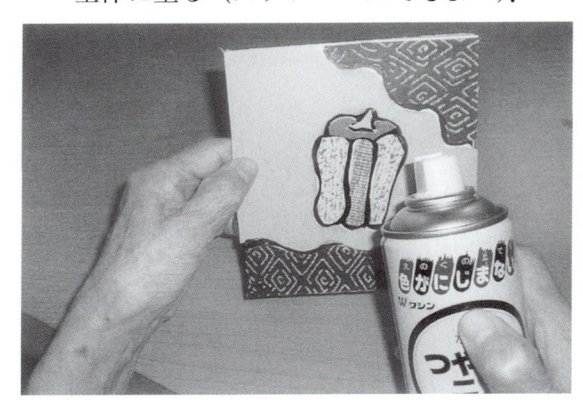

7 その他の作品例．

25．厚紙デコパージュ

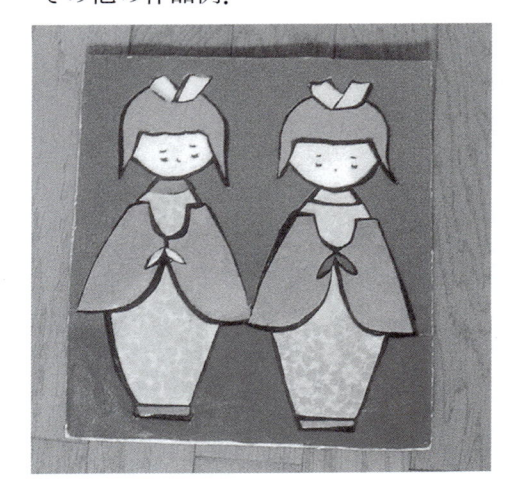

作業工程上の留意点

1. 原画は貼り絵やステンドグラスの絵を応用してもよい．
2. 各パーツの目地の部分は切り落とす．
3. 紙箱の裏面に型取りをすることで型取りの線が表に出ず，仕上がりがよりきれいになる（パーツの表裏を間違えないように型取る）．
4. 型取りしたパーツは，箱紙の厚みの部分も黒マジックペンで塗りつぶしておくと仕上がりがきれいになる．
5. 黒マジックペンや木工用ボンドが完全に乾いてからニスを塗らないと，にじみがでることがある．
6. 図案は切り離すと紛失しやすいため，余分にコピーをしておくとよい．

体験者の声

- 老人保健施設ではコストがかからないので導入しやすく，完成作品は見栄えがよいため，高い自己評価が得られたとの声が聞かれた．
- 病院の作業療法では，利き手交換や両手協調動作訓練が必要な対象者に対して実施した．非利き手の片手動作訓練としてハサミを使用する場合，おもりを移動しながら固定する必要があり，固定法の練習になった．両手協調動作訓練では道具を介するという点で難易度の増した訓練になった．
- 見た目がきれいなことで動機づけられ，色を主体的に選ぶということで創作意欲が高まった．
- 完成作品に対する満足感も得られ，好褥的だったケースの離床のきっかけになったと報告されている．

gradation

1．身体機能面の段階づけ

a．素材・道具による対応

直線の多い原画は切り取りやすく，曲線の多いものは巧緻性が必要となる．

b．作業工程による対応

写し取る，切り取る，貼り付ける，書く動作から成り立っており，作業工程の開始段階を変えることで活動のねらいを変えることができる．

原画を描くことから始めれば全作業工程を行うことになり，より多様な身体機能が必要となる．

大きな作品は共同作品として分担作業にも適している．

c．作品による対応

額絵などの小作品から壁画などの大作品までつくることができ，段階づけができる．

2．精神機能面の段階づけ

a．素材・道具による対応

原画のパーツが大きくて数が少ないものは取りかかりやすく，完成までの時間が短いため導入しやすい．パーツが小さくて数の多いものは，耐久性も必要で興味が持続しないこともあるが，絵柄が複雑になるため完成度が高く，達成感は大きい．

b．作業工程による対応

パズル様に準備されたものから始めることで，認知機能にポイントをおいた作業になる．

c．作品による対応

タイル様に切った厚紙パーツを規則正しく貼ることで作業が単純になり，精神面の緊張が少なく，仕事としての意味合いが強い活動になる．額縁や写真立てに仕上げることもできる．

comment

　このクラフトは完成作品をみても作業工程のイメージがつきにくい．名称も空き箱の模様を利用してつくる貼り絵として説明したほうが理解を得やすい．また，主材料が不要になった紙箱であるため動機づけをしにくい面がある．しかし，最終工程のニスを塗り終わった瞬間，紙の質感が変化し作品の完成度が大きく高まり，強い達成感が得られる．絵画を好む対象者に簡単な数のパーツからなる絵で始めてみるとよい．

　日常的にある箱，その箱の彩りの美しさにあらためて感心したり，「もったいない」世代の高齢者は，それがきれいな絵に変身することに感激したりする．通所の施設で活動する場合は自宅から積極的に箱を持ってくるなど，家庭生活とのつながりもみられることがある．

26. 絞り染め

LEVEL 3

■ *characteristics*：染色，布，両手協調性，自助具

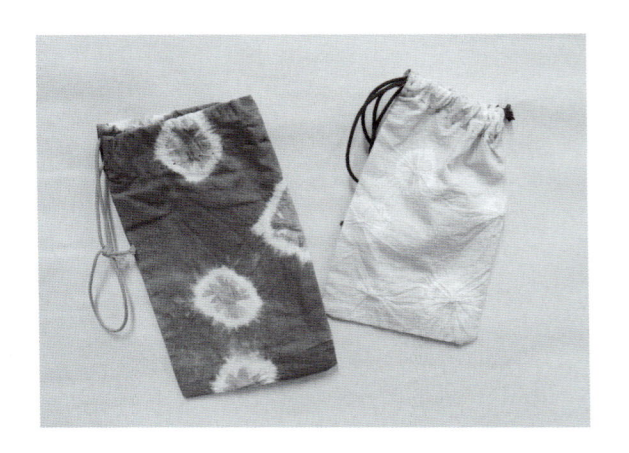

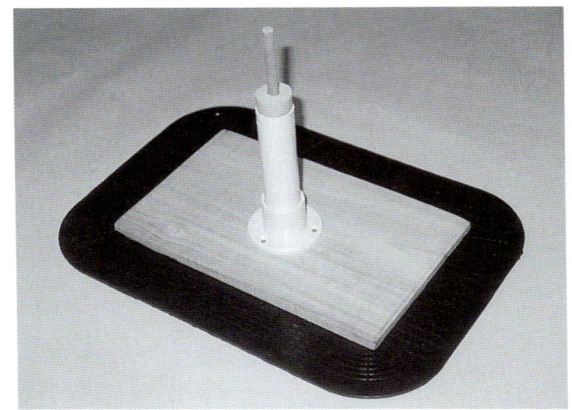

図A　自助具

材　料

ハンカチ，座布団，のれんなどの白布地，棒（丸棒，割り箸，つま楊枝），輪ゴム（中～大），糸（たこ糸，木綿糸），模様を付ける小物（クルミ，石など），チャコペン（水で消えるもの），染料（化学染料），塩．

道　具

かくはん用具（棒に布を巻き付けたものでも可），鍋，反りバサミ，滑り止めシート，自助具（必要に応じて用いる，図A）．

作業工程

1　チャコペンで，布の絞る位置に印を付ける．
2　輪ゴムや糸を使い布をくくる．棒を軸にしてくくったり，クルミや石などを入れて縛る．
3　この動作を繰り返してくくっていく．麻痺がある場合，必要に応じて自助具を用いる（図B）．

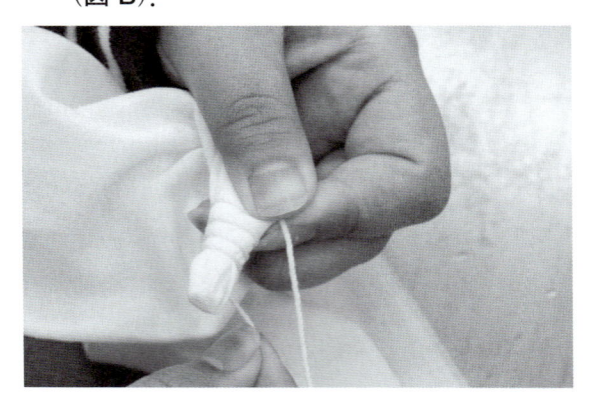

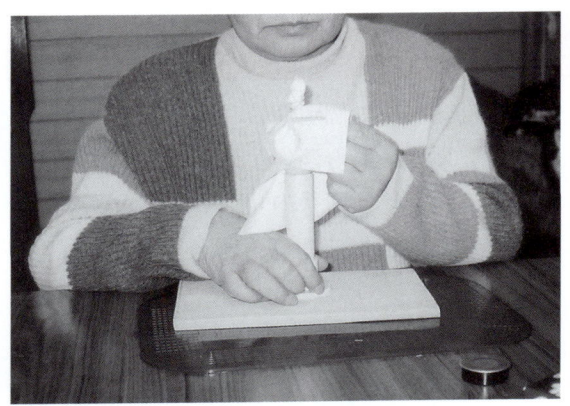

図B　自助具を使って布をくくる

4 鍋にお湯を入れてから染料を入れ，布を浸す．
5 かくはんし，色止め（塩）を入れる．沸騰するまで火にかけて，沸騰してから10分程度弱火にかける．
6 布を取り出して水洗いし，陰干しをする．
7 布が乾いたら輪ゴムや糸を外す．必要に応じて反りバサミを使う．
8 もう一度，水洗いをしてしわを伸ばし，布が乾いたら作品の完成である．

作業工程上の留意点

1 輪ゴムや糸でくくる際，自助具が動かないように配慮する．あらかじめ自助具の裏に滑り止めシートを貼っておくとよい．
2 鍋の中でかくはん作業を行う時，周囲に染料が飛ばないように注意する．エプロンなどをして行うとよい．
3 布が乾いた後に，くくった輪ゴムや糸を取る作業になるが，その際に反りバサミで布を切らないように注意する．

体験者の声

・高齢者の場合，「みや古染め®」などを行った経験があり，「学校でやったことがある」といった声が聞こえる．なじみやすい作業といえる．実際に作業をしてみると複雑な作業工程はなく，でき上がった作品もハンカチやのれん，座布団といった実用性が高いものが多いので，家に持ち帰っても喜ばれる．
・化学染料を使うと失敗がなく，「きれいにできた」といった感想が聞かれ，あざやかな色に仕上がり達成感が得られる．

gradation

1. 身体機能面の段階づけ

a．素材・道具による対応

布は，小さな布から大きな布へ（ハンカチ→のれん・座布団），柔軟な素材から荒い素材（綿ローン→木綿）にすることにより難易度は高くなる．

糸はくくる材質を変えたり（輪ゴム→たこ糸・木綿糸），くくる糸の太さを変える（太い糸→細い糸）ことにより難易度は高くなる．

くくる道具では，棒を使っての模様づけ（太い：割り箸→細い：つま楊枝）や小物を使っての模様づけ（クルミやビー玉）により難易度が変わる．自助具の活用により難易度は低くなる．

模様づけでは，単純な模様から複雑な模様にすることにより，難易度は高くなる．

染料では，化学染料ではなく草木染めにすることにより，難易度は高くなる．

2. 精神機能面の段階づけ

a．素材・道具による対応

布の素材を柔らかいものから荒いものにするなど，触感が心理的な影響を与える．

b．作業工程による対応

「かのこ絞り」など，くくりの数を増やすことにより，注意機能への働きかけが増す．

c．作品による対応

家庭で使われるような実用性の高い作品にすると，完成後の喜びも増し，情緒機能への働きかけが高くなる．

comment

デイケアやデイサービスなど通所系のサービスでは，自助具の活用や道具，作業工程に工夫を加え，活動に広がりをもたせることが多い．

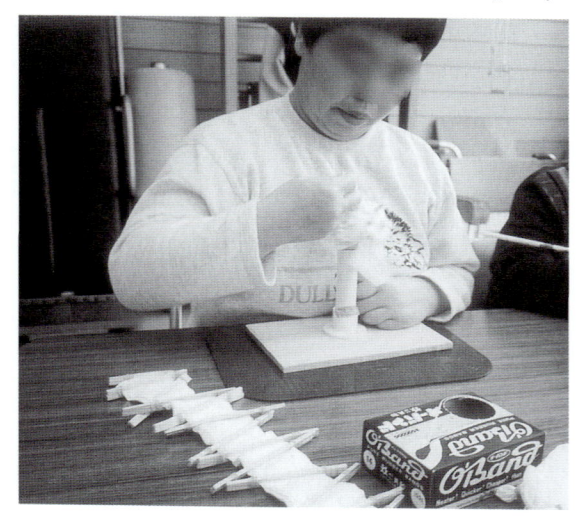

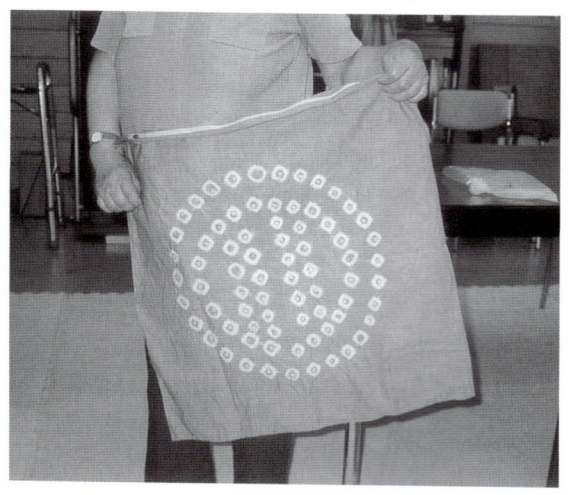

上の写真は，患側上肢の左手が廃用手レベルの利用者であるが，左手で自助具を押さえることにより，右手で輪ゴムのくくり作業を行っている場面である．通所系のサービスでは，入所系サービスの急性期や回復期の施設と比べると，対象者と長期に関わるため作品による段階づけも行いやすく，ハンカチなどの小さい布から始めて，しだいに座布団やのれんといった大きな作品に取り組むことができる．

集団活動の中で個別性の高い手工芸を取り入れることには困難も多いが，こうした汎用性の高い手工芸は，通所系のサービスにおいて，若年者から高齢者までなじみやすい作業種目であるといえる．

病院などの医療機関では，全作業工程を前提にしてしまうと対象者を選んでしまうが，作業工程を絞り，その作業工程での動作や運動に焦点をあてるようにすれば対象者の範囲が広がる．例えば，模様を付ける動作では棒をビー玉に変えると作業が容易となり，作業の自立度が高まる．認知症や高齢者，中〜軽度の麻痺のある対象者の両手動作訓練として対応できる．全作業工程に目を向けると，調理や洗濯，裁縫（丸や線上を波縫いして絞りの模様を付ける）などに通じる要素が多く含まれており，一つのアクティビティで多面的な家事動作を評価することもできる．

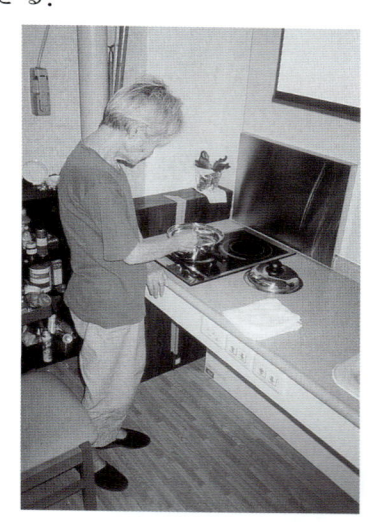

また，「鍋を使って染料で煮る」といった調理の要素に着目すれば，調理訓練の代用ともなる．特に，調理訓練に自信のない人や調理に抵抗のある男性には，訓練の導入として役立つ．

27．文化刺繍

LEVEL 3

■ *characteristics*：手芸，絵画，季節感

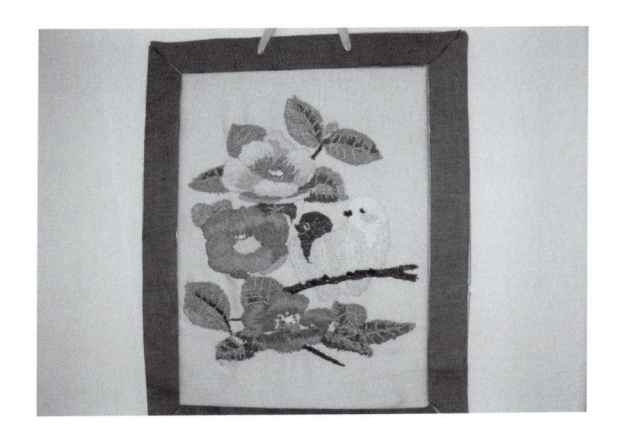

材　料

文化刺繍用の布（目の細かい厚地の布でもよい），文化刺繍糸（リリヤン糸），ボール紙，木工用ボンド．

道　具

文化刺繍針，ハサミ，図案集，カーボン紙またはチャコペーパー，画びょう，文化刺繍枠，ボールペン，定規．

作業工程

1　図案集より好みの図柄を選択する．
2　図柄または額縁に合わせ，3cm ほどの余白を残して布を切る．
3　カーボン紙で図柄を布に写す．
4　布を画びょうで刺繍枠に取り付ける．
5　刺繍糸をほどいて刺繍針に通し，布に刺していく（刺繍する）．
6　布に刺した糸が抜けないように刺繍した部分の裏側に木工用ボンドを塗って留める．
7　ボール紙（台紙）を額の大きさに合わせて切る．
8　ボール紙を布の裏側に置き，布の余白部分を折り曲げて木工用ボンドで貼り付ける．

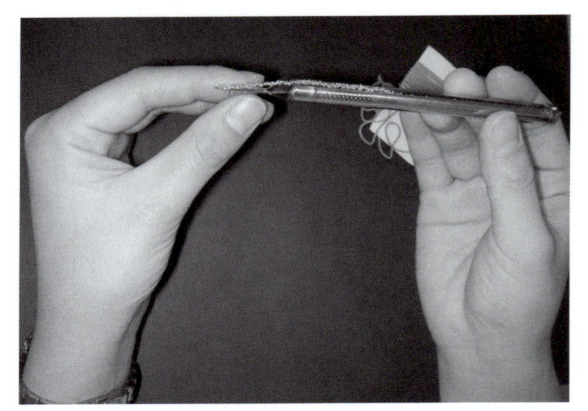

作業工程上の留意点

1　図案集を利用するのもよいが，自分で書いた書道作品やイラストなどを使うのもよい．

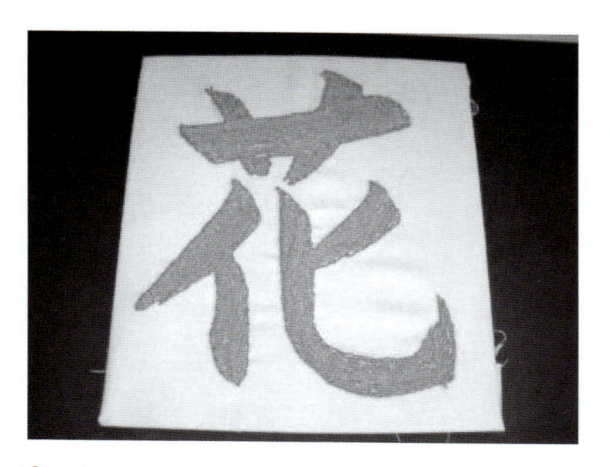

2　刺繍針で刺していくのは単純作業になりやすく，対象者によっては図柄の大きさを考慮することが必要である．
3　布の色によってカーボン紙（またはチャコペーパー）の色を工夫する．
4　布がたるまないように強く張って画びょうで留める．
5　糸はあらかじめ厚紙などに巻いておく．また，糸は三重に織ってあるため，しっかりとほどきながら刺繍していく．
6　刺繍枠の上部を台の上に置いて高くし，傾斜をつけると刺しやすい．
7　布に刺す時，針先が布から離れないよう布上を滑らせるように刺す．また，隙間なく刺していくと見栄えよく仕上がる．
8　糸を切る時は，針を刺したまま布の裏側で切ると，刺した糸が抜けにくい．
9　刺繍部分の裏側に付けた木工用ボンドが乾かないうちに台紙を貼り付けると仕上がりがきれいになる．

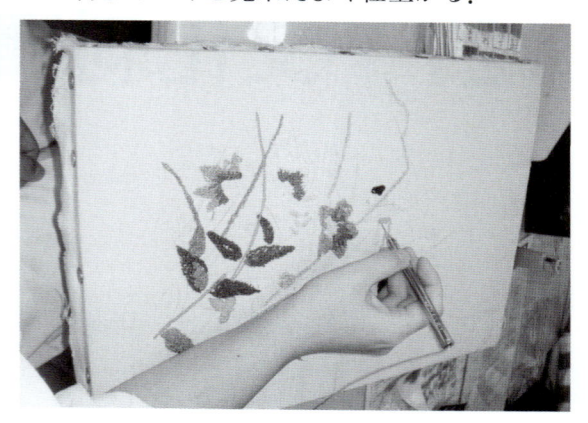

体験者の声

- 刺繍というと女性的なイメージがあるが，文化刺繍は男性でも楽しめる．
- 刺す間隔が一定でなくても，隙間なく塗りつぶすように刺していくと簡単で思った以上にきれいな作品ができる．

gradation

1．身体機能面の段階づけ

a．素材・道具による対応

①布の厚さによる対応

市販の文化刺繍用の布は針が刺しやすいが，厚手の布を使用すると針を刺すのに手指の力が必要になる．

②針の刺し方による対応

穴埋めするようにブスブスと刺していく刺し方にすると容易になる．一方，糸で塗り絵をするように刺していく方法は，針の動かし方に微妙な力加減が必要となり，巧緻性の高さが要求される．例えば，葉のような図柄は針の刺し方で葉脈を表現することで完成度が高く，より難しいものになる．

b．作業工程による対応

図柄を描く，額縁をつくるなどの作業工程を増やすことでさまざまな上肢機能を強化することができる．逆に刺繍する工程のみ部分的に行うことで片手動作の訓練になる．

c．作品による対応

図柄の色別に刺繍していくため，細かい図柄は糸を切ったり替えたりする動作が増え，両手

協調動作が多くなる．また，用いる色の数を加減することで難易度を変化させることができる．

2．精神機能面の段階づけ

a．素材・道具による対応

単純な図柄を選択し，使用する糸を単色にすると，途中で糸を替える必要がないため，理解力に乏しい場合でも簡単にできる．

b．作業工程による対応

作品が大きくなれば時間がかかり，耐久性，集中力が必要となる．また，大きな作品は共同製作に発展させることができる．

c．作品による対応

自分で書いた書道作品やイラストなどを図案に利用することで作品に広がりができ，より大きな満足感や達成感を得ることができる．

comment

このクラフトは，針を使う手芸の中では比較的男性にも受け入れられやすく，少々煩雑になっても見栄えのよい作品に仕上がる．しかし，道具や材料が限定され，手軽さに欠ける．また，でき上がった作品は絵画とは違った作風が得られ，額に飾ると一段と完成度の高いものになるが，鑑賞するのみで他の刺繍に比べ実用性は低い．

刺繍する工程では片手動作を主体とするため，上肢の片麻痺が重い対象者にも工程を部分的に用いることができる．また，針を布に突き刺す技法はやや攻撃的なイメージがあるが，精神的なストレス発散効果も期待できる．その反面，抑うつ傾向にある対象者には，不向きな活動となりやすい．精神科領域でこの活動を用いる場合は，対象者の精神状態をよく把握することが必要である．

自ら書いた書道作品などを図柄に用いると，書道作品とは違った味わいがあり，書字の苦手な対象者にも満足感が得られる．図柄作製や額づくりの工程を加えることで，種々の能力を高めるだけでなく，満足感や達成感をより深めることができる．

針の形状がペン型であるため，工夫次第で対象者の幅も広がり，手指の変形を伴っている対象者でも楽しめる手芸活動である．

28. ビーズのれん

LEVEL 3

■ *characteristics*：装飾品，手芸，プレゼント

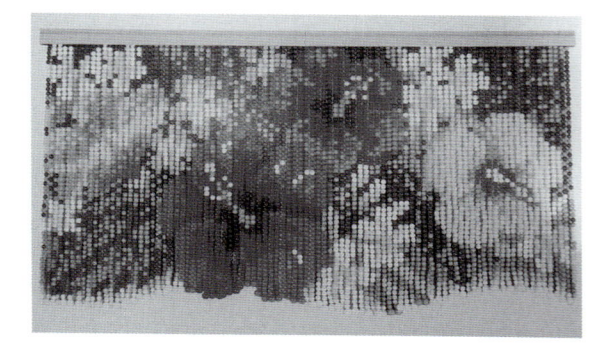

材料

スキルスクリーン市販セット（ビーズ，止珠，糸，吊棒，吊棒カバー，組立説明図）．

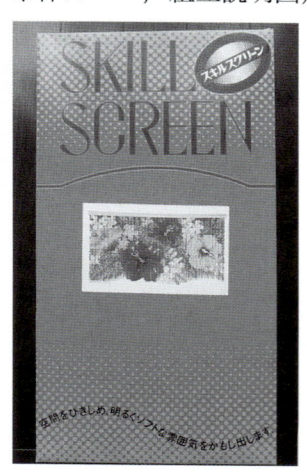

道具

針（セットに入っている），ビーズを入れる容器（仕切りのある空箱でもよい），ペン（蛍光ペンがよい）または色鉛筆，ハサミ．

作業工程

1　ビーズを色番号ごとに容器に入れる．
2　各容器に記号を表示する．

色番	記号	玉数量	色番
05	無印	374	33
21	●	488	35
23	♯	281	40
26	V	87	42
28	I	63	49
30	◆	393	61
31	◎	500	62

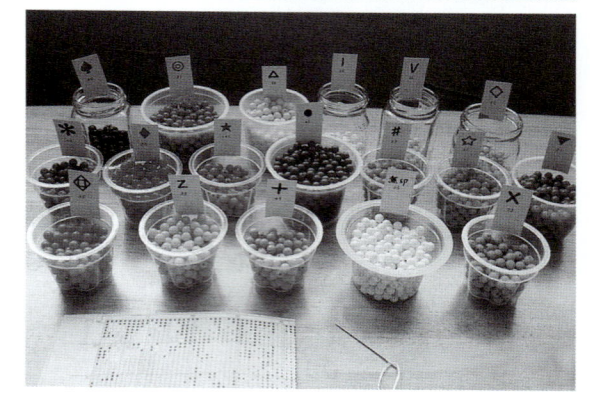

3 糸に止珠を通してから糸を二重にして針に通し，次にスソ珠を通す（のれんの下端）．

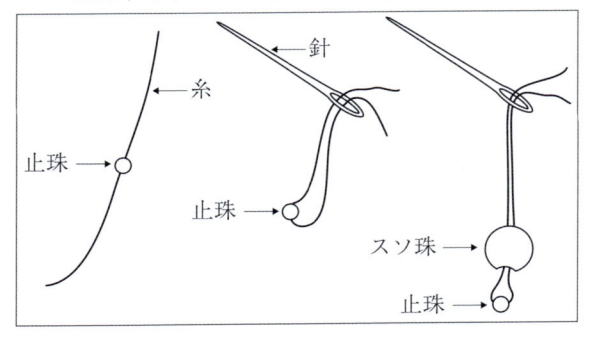

4 組立説明図をみてビーズの色記号とその数を読み取り，ビーズを選んで針に通す．

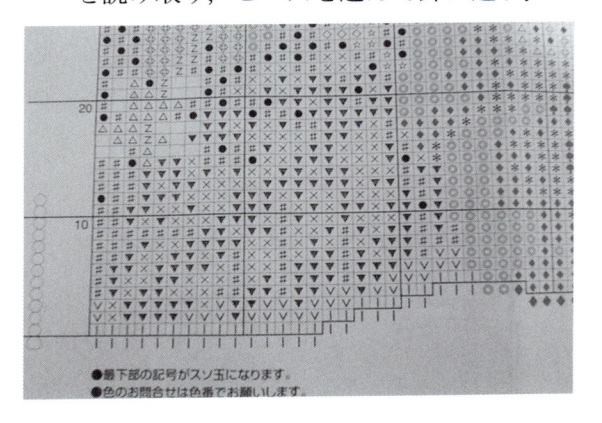

5 通した部分をペン（色鉛筆）で組立説明図にチェックをする．

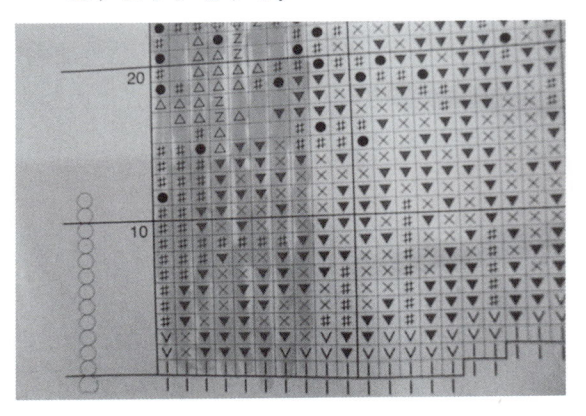

6 1本目ができたら吊棒に仮止めし，2本目ができたところで一組にして固結びをする．

7 作業工程3〜6を繰り返し，全本数を通し終える．

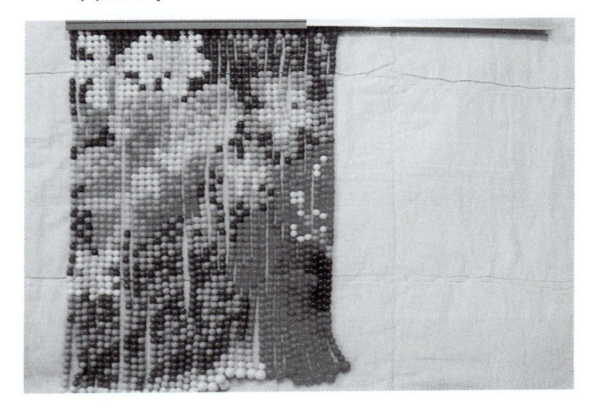

8 糸の始末をして吊棒カバーに差し込む．

◆ 作業工程上の留意点

1 各容器に表示する記号が理解できない場合は，色名で表示する．

2 ビーズを針に通していく時，タオルなどを机上に敷いておくと，ビーズを取り出した時に作業がしやすい．

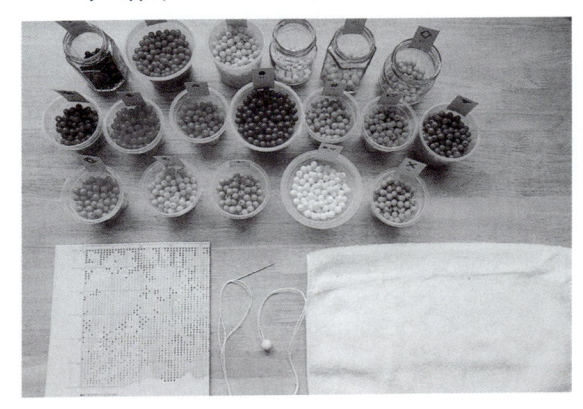

3 片手で行う場合，針を発泡スチロールに刺して固定したり，通したビーズを下方へ詰めるためにY字型の自助具（**図A**）を使用したり，能力に合わせて工夫することで作業がしやすくなる．

28．ビーズのれん

4 組立説明図をみて通すビーズの色記号とその数を読み取れない場合は，あらかじめ職員が別紙に記号とその数を書き出し，それをみて作業をする．色名表示の場合も同様である．

> **体験者の声**
> ・完成作品は色鮮やかで見栄えがするので，作り上げた満足感，達成感が味わえる．
> ・家族や知人にプレゼントして喜ばれてうれしかったとの声が多い．

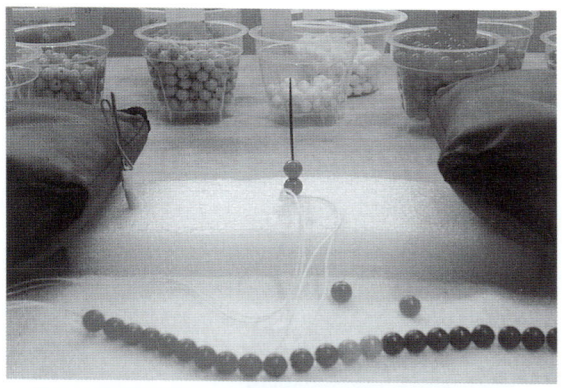

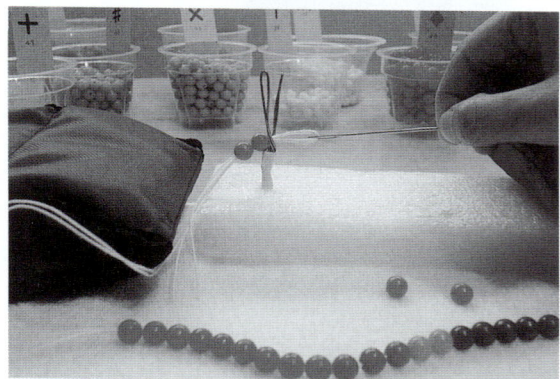

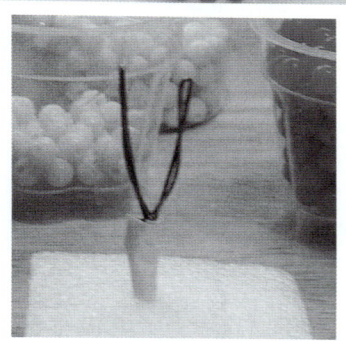

図A　Y字型の自助具（自作品）

gradation

1. 身体機能面の段階づけ

a．素材・道具による対応

片手で行う場合，針を固定する自助具を活用すると作業がしやすい．

b．作業工程による対応

1本を通し終えなくても作業を中断できるので，身体耐久性に合わせて作業時間・作業量を設定することができる．

c．作品による対応

小さい作品は1本の長さが45 cm，大きい作品では倍になり，座位の耐久性と作業の耐久性が必要となる．

2. 精神機能面の段階づけ

a．素材・道具による対応

作品の絵柄が単純で色数が少ない場合は容易にビーズを選べる．絵柄が複雑で色数が多い場

合や類似した色があると，ビーズを正しく選ぶのが難しくなり，より注意力が必要となる．

b．作業工程による対応

作業工程4において，職員の書き出した用紙をみて行う場合に比べ，組立説明図から自分で色記号と数を読み取って行う場合は，色記号と数に対する注意に加え，作成している箇所も間違えないように注意力がより必要となる．

c．作品による対応

小さい作品は短期間で完成し，容易に達成感が得られる．大きな作品は完成までに日数がかかり根気強さが必要となる．また1本に通すビーズの数が増すと，作業中の注意力の持続がより必要となる．

作業難易度の段階づけ						
難易度	身体機能			精神機能		
	1回の作業時間・作業量	作品サイズ		作業手順	絵柄	作品サイズ
高 ↕ 低	【時間】 長 ↕ 短	【本数】 多 ↕ 少	【作業耐久性】 大 ↕ 小	【作業工程4】 自分で読み取る ↕ 用紙をみて作成	【ビーズ色数】 多 ↕ 少	【注意力の持続】 大 ↕ 小

■ comment

完成作品は色鮮やかで見栄えがするので，家族や知人に贈ることを動機づけに取り組む人が多い．

作品完成前でも，1本通し終えると達成感があり，また作業の進行に伴い絵柄がみえてくるので，作業後にできた部分の確認をすると取り組む意欲の維持につながる．

作業は手指の巧緻運動と注意力の連続のため，眼に負担をかけてしまうことがあるので，意欲的に取り組んでいる場合でも，1回の作業時間・量を調整することが大切である．

作品は必ず見本と同じものができ上がり，ビーズの通し間違いはやり直しができるので失敗することがなく安心である．作品のでき栄えを気にする人や自分で創造することの苦手な人にも勧めやすい．

数字の認知力が低下している場合には，作品づくりで数字を数える訓練ができ，また視空間認知力が低下している場合にはビーズの容器の位置など，作業環境を設定することにより視空間認知力の訓練ができる．

普段は落ち着きのない人がビーズを通す作業中は集中できたり，意欲低下している人が作品づくりを楽しんだり，精神機能を賦活させる治療的な意義もある活動である．ビーズの鮮やかでさまざまな色は，色そのものが有意義な刺激になっているとも考えられる．

ビーズの色を記号で各容器に表示するが，色記号を理解できない場合は色名で表示する．日常生活の中では色を表現する時，色名で表現するが，作品づくりにおいては記号化されてしまうために混乱するようである．つまり，色名を記号に変換するには，ある程度の情報処理能力が必要と考える．

最後に，この作品づくりは市販のセットを購入して行うため金銭的な問題がある．他のクラフトに比べ高額であることも含め，経済状態や金銭管理などへの配慮も必要である．

29. 割り箸細工の写真立て

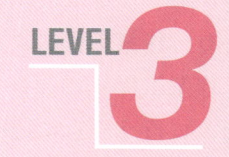

LEVEL 3

■ *characteristics*：巧緻運動，木工，実用性，構成能力

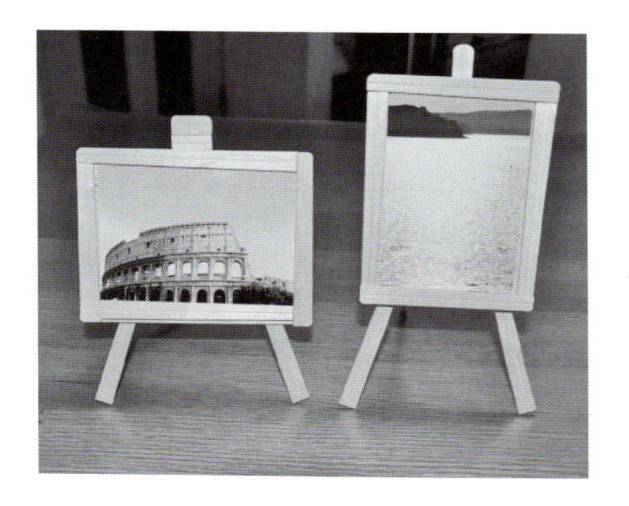

材料

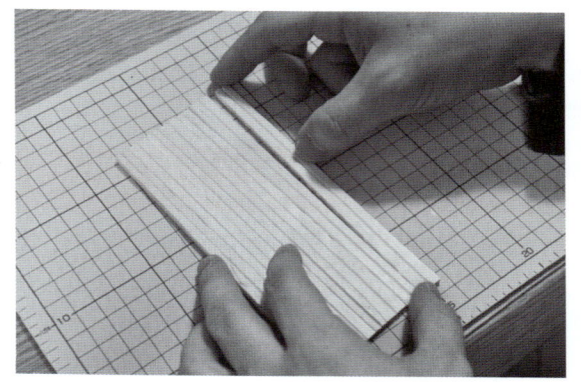

割り箸 20 膳，木工用ボンド．

道具

鉛筆，定規，カッターマット，オルファ便利のこ（以下，ノコギリ），ハサミ．

作業工程

1. 使用済みの割り箸は，きれいに洗って乾燥させる．極端に曲がったりしていないものを選ぶ．未使用の割り箸を使う場合は，割らないで使用する．
2. 割り箸の太いほうと，細いほうを交互にして木工用ボンドで接着し，写真の額の基礎部分をつくる．なお，写真の縦幅に枠になる割り箸 2 膳分を加えた幅まで組む．
3. 写真の大きさに合わせて，額の部分の外寸，内寸の寸法を決める．内寸は，写真の大きさに合わせる．外寸の横幅は，写真より 2 膳分長くして，線を引いておく．

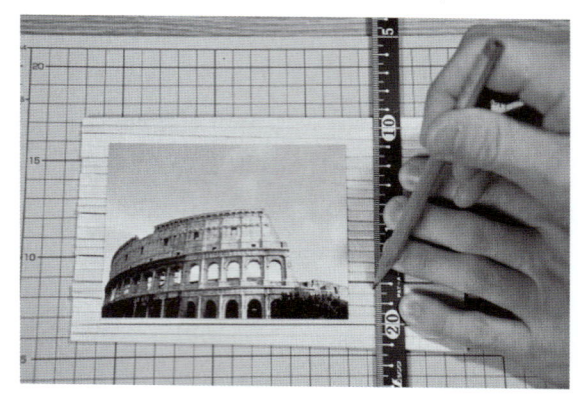

4 線に沿ってノコギリで割り箸を切る．固定が難しい場合は，割り箸の使用しない側を万力で挟んでもよい．切り口がささくれた場合は，その部分をハサミで切り落とす．

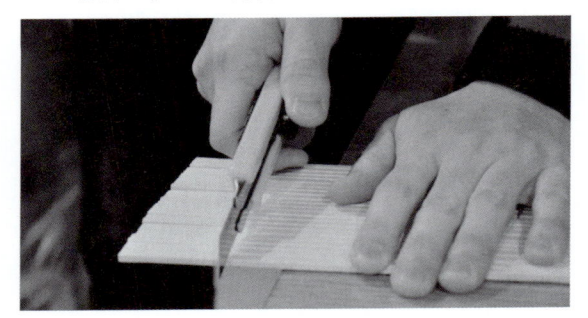

5 作業工程4でできた額の基礎に，額の枠に相当する部分の割り箸を適切な長さに切って木工用ボンドで貼り付ける．枠で囲まれた部分が内寸になり，写真がちょうど収まる大きさにする．

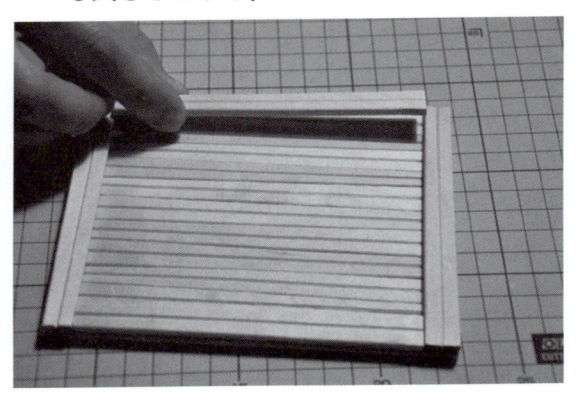

6 額の三脚部分を作成する．脚を組んだ部分は，残った割り箸を使って，下図のように挟んで接着し，強度をもたせる．

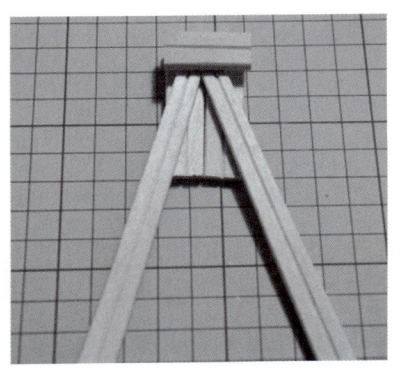

7 後ろの脚は，写真が好みの傾きになるように，長さと接着部の角度を調整する．接着面を広くするため，割り箸を2膳重ねて接着して太くしてから斜めにカットする．

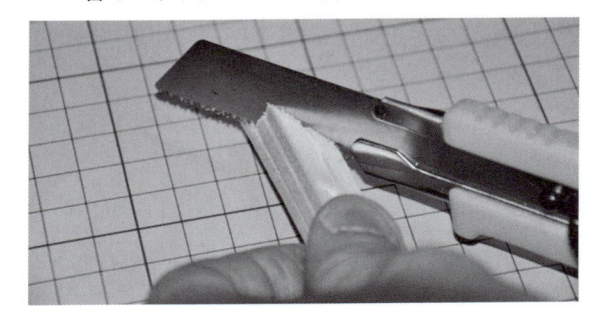

脚を木工用ボンドで接着して三脚部分を仕上げる．

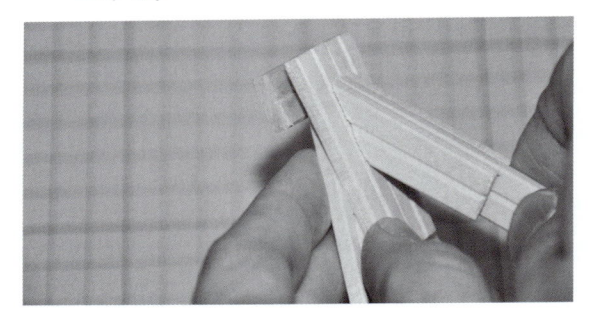

8 額と三脚を木工用ボンドで接着する．

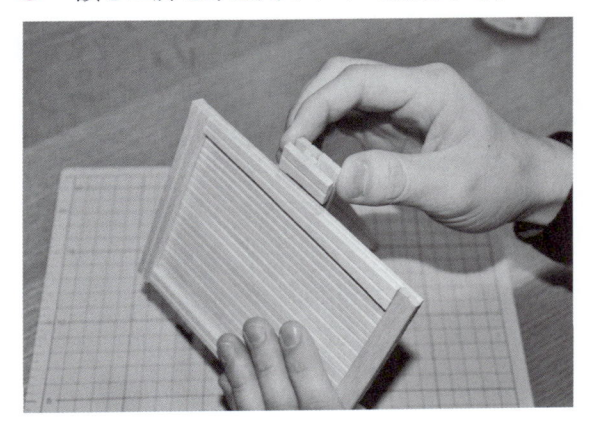

9 角をやすりで削って，丸みをつけて仕上げる．

29．割り箸細工の写真立て

作業工程上の留意点

1. 使用する割り箸は，曲がっているもの，太さが不揃いなものは除く．
2. 事前に，作品の見本を用意しておくとイメージが湧きやすい．
3. 道具として，ノコギリやハサミなどの刃物を使うので，取り扱いには十分注意する．安全面で不安がある場合は，あらかじめ材料をカットして，組み立て作業のみ導入してもよい．
4. 片手で行う場合は，万力や文鎮などを利用して固定する．

体験者の声

- 材料が安価で，入手しやすい．
- 比較的男性の受け入れがよい．
- 形を変えたり，色付け，ニス塗りなどで作品の見栄えが変わる．

gradation

1. 身体機能面の段階づけ

a．素材・道具による対応

大きめの写真立てにするなど，割り箸の使用本数が増えることで，作業耐久性の調節ができる．

b．作業工程による対応

箸を割って短く切り，部分的に寄せ木細工のようにすることにより，ピンチ力を強化することができ，さらに，ノコギリで切る，サンドペーパーで磨いてなめらかにするなどの作業工程も増え，作業耐久性を上げることができる．

写真立ての三脚部分は，額との接合部の角度調整と，斜めに切断加工するのが難しい．三脚の制作を省き，壁掛けタイプに変更することで，作業工程を減らし，難易度を下げることができる．

c．作品による対応

実用品として設置する．飾る写真を自分で撮影したり，定期的に変えるなど，実用的に活用することで活動が広がる．

2. 精神機能面の段階づけ

a．素材・道具による対応

額の基礎部分に板あるいは厚紙を使用し，その上に割り箸を貼り付けて作成することで，組み合わせやすく，構成能力などの認知面の難易度を下げることができる．

b．作業工程による対応

曲がっている箸を選別する工程を加えたり，写真立ての額の形を四角ではなく，より複雑な形にすることで認知面の難易度を上げることができる．あらかじめ，材料を切って加工し，組み合わせのみ行ってもらうなど，作業工程を一部減らして，難易度を下げることができる．

c．作品による対応

作品を訓練室に飾る，展示会やバザーに出品する，プレゼント目的にするなどで，制作意欲を高めたり，人間関係の輪を広げることができる．

comment

このアクティビティは，材料が安価で入手しやすく，普段使われている身近なものでなじみ深い．木工の特性もあり，男性に導入しやすい．写真立て以外にも，ランプシェードやプラン

ターなど，比較的単純な繰り返し作業が多い課題から，車の模型，家屋模型，ゴム鉄砲など，複雑で，より加工技術を要求する課題まで難易度に幅をもたせることができる．一方で，刃物を使用することもあるので，取り扱いに注意を要する．

身体機能面では，両手でつかんで割り箸を割る，ノコギリで切断する，サンドペーパーで磨くなど，物の固定や道具の操作で，両手の協調性，目と手の協調性，巧緻性，ピンチ力などの筋力強化が期待できる．精神機能面では，材料の組み合わせ，配置などの構成能力や，作業手順などの計画性も要求される．作品をつくる過程や，できた作品にもこういった能力が反映されやすく訓練と同時に評価もしやすい．また，できた作品はインテリアとしてだけでなく，実用品としても利用できるものも多く，制作意欲も高まりやすい．

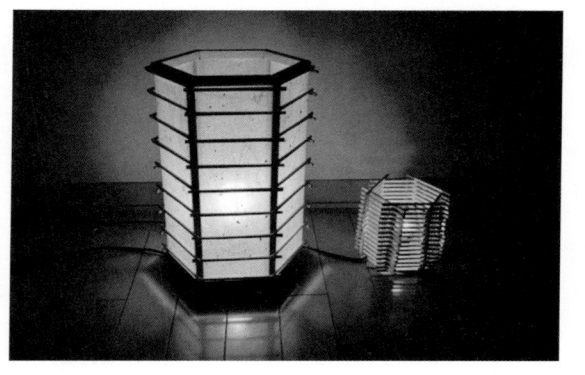

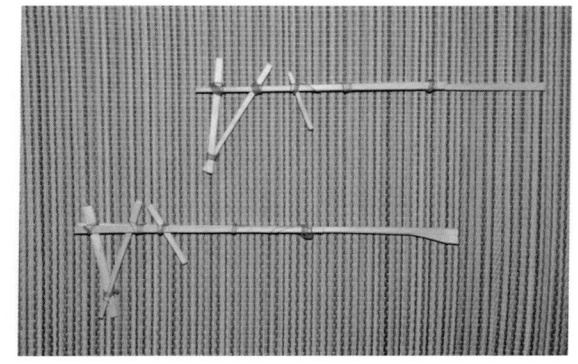

ランプシェード

ゴム鉄砲

29．割り箸細工の写真立て

30. 紙版画

LEVEL 3

■ *characteristics*：道具操作，構成能力，回想

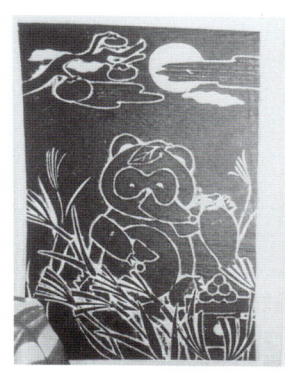

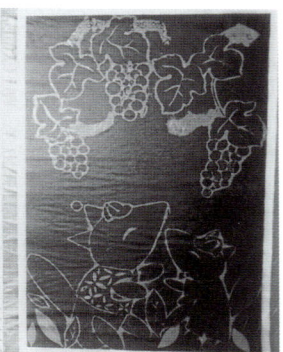

材 料

画用紙（インクを弾かない紙ならよい），版画インク（水溶性），紙（和紙など），木工用ボンド，カーボン紙．

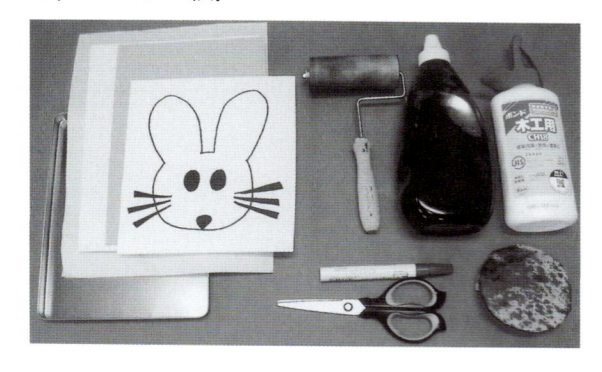

道 具

ばれん，ハサミ，ローラー，ペン，平らなバット（インク入れ）．

作業工程

1 原画を用意する．

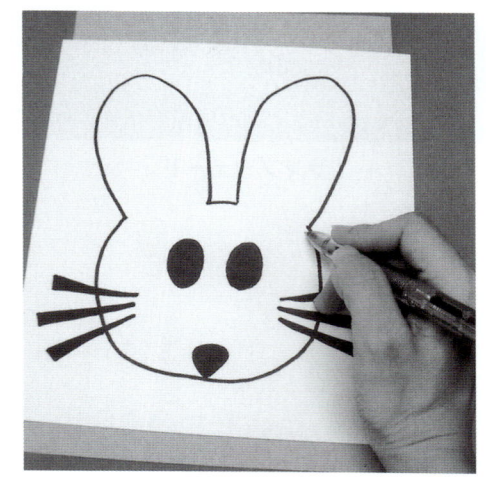

2 原画をカーボン紙で写す．各パーツごとの型紙をつくり，型取りする．

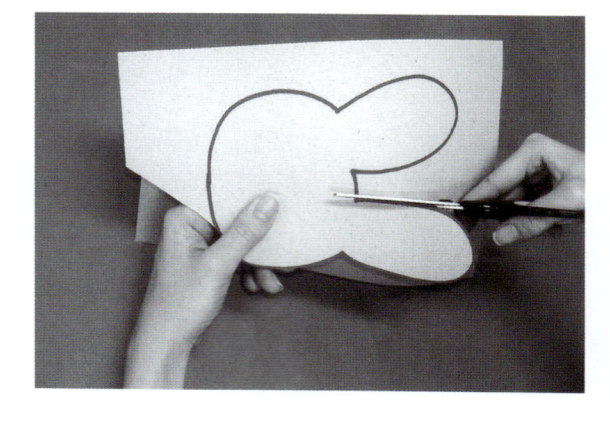

3 ハサミで切り抜く．

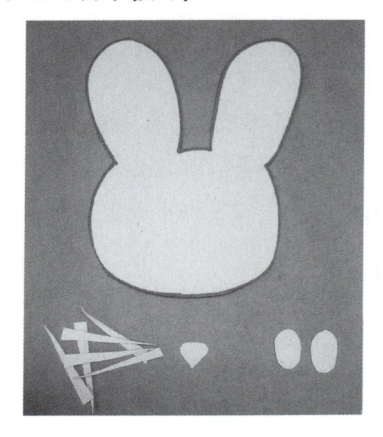

4 原画をみながら立体的に再構成し，木工用ボンドで貼る．

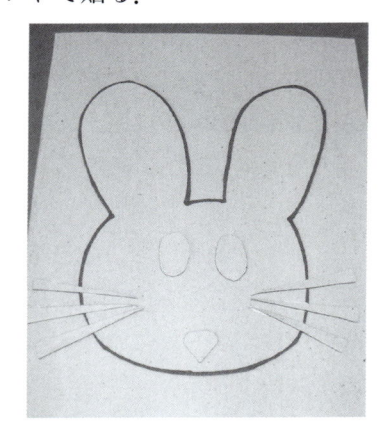

5 ローラーを使い版画インクを台紙に均一に付ける．

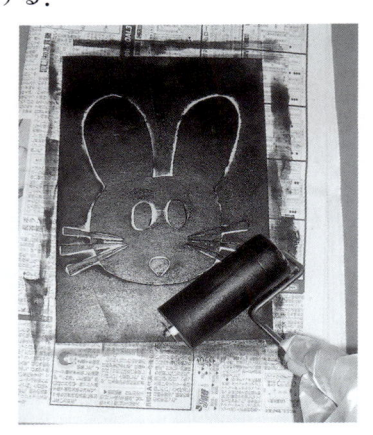

6 版画インクの付いた台紙の上に紙を置く．

7 ばれんでこする．

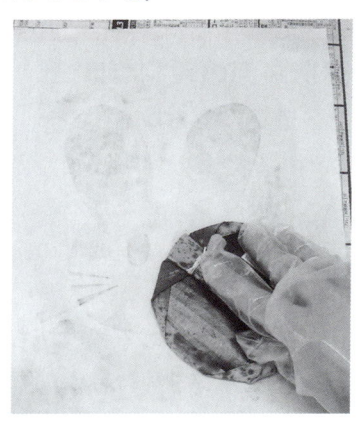

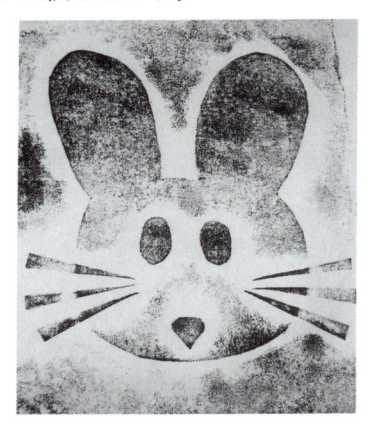

8 静かに紙をはがす．

9 乾かして完成．

作業工程上の留意点

1 左右対称の原画を使うと貼る際の間違いが少なくなる．

2 パーツに裏表・左右がある場合は，でき上がりをイメージし，特に注意して貼る．

3 版画インクが手や衣服に付くとなかなか落ちないので，エプロンや手袋を使うとよい．

4 ばれんでこする際は，固定をしっかりしないと紙がずれてしまうので注意が必要である．

5 版画インクがのるように何度か試し刷りを行った後，仕上げの紙で写し取るとよい．

30．紙版画

gradation

1. 身体機能面の段階づけ

a．素材・道具による対応

パーツ数の少ないものは短時間で完成し，作業活動の導入に役立つ．また，パーツ数の多いものは凹凸が随所にでき，完成度の高い作品となる．

両手動作で切る場合，ある程度持ちやすい大きさであれば，直線が多いほうが切りやすい．複雑な曲線の組み合わせは，注意力や巧緻性を必要とし難易度が増す．

b．作業工程による対応

印刷の方法によっては2色刷り，3色刷りと原画に合わせて色を変えることができる．作業工程や手間が増え，作品としての難易度が上がり完成度は高くなる．

c．作品による対応

ハガキやしおりなど小作品から壁画などの大作品への展開や，個人作品はもとより他者との共同制作として相互協力を促すことも可能である．

2. 精神機能面の段階づけ

a．素材・道具による対応

版画の材料や道具を懐かしむ対象者は多く，回想につながりやすい．しかしローラーやばれんなど，あまり日常で使わない道具も多いので，何度か練習して本番に挑む必要がある．ばれんがない場合は，手ですみずみまでこすることで代用できる．

b．作業工程による対応

対象者の訓練目的に応じ，作業工程数の増減が可能である．一つの作業工程のみ繰り返し施行することから全作業工程に加え，原画を考え描く，額縁をつくるなど作業工程を増やすことにより多くの構成能力が必要とされる．また，紙だけではなく，ひも，針金など（紙との高さを考えながら貼る）を加えた応用も楽しい．

c．作品による対応

白黒のみだと暗く感じる対象者も多いだろう．完成後，乾いた作品に水性インクで描き加えたり，パステルを脱脂綿でこすり取り，ぼかすように色を付けることもできる．これによりでき上がりの印象が柔らかくなったりして情緒面への働きかけができる．

comment

彫刻刀を使った版画より簡易に版画作業が導入できるアクティビティである．版画インクのにおいやばれんなどを懐かしく思う高齢者はたくさんいる．版画のイメージは黒一色だが，仕上げる和紙や紙を明るくすると柔らかいでき上がりになる．現在は青や黄色など多くの色インクが少量から売られていて，現代の版画を体験する場ともなる．また，一つの土台から複数の同じ絵の作品ができ上がる．役割分担し集団活動としてつくると，より短時間で行えるうえ，

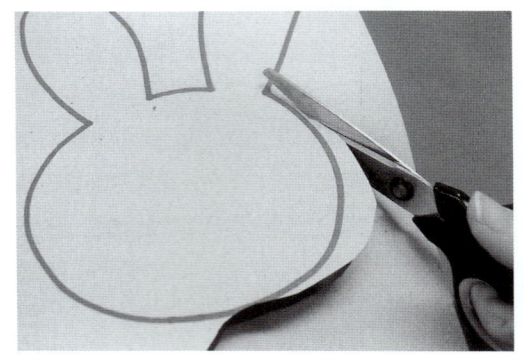

相互交流の場として活用できるだけでなく，共通の完成品をおのおのが持ち帰れる利点がある．

　各作業内容や作業工程が比較的簡単かつ短時間ででき上がるため，原画を調整することで，耐久性の低い対象者や注意力の持続が困難な対象者にも対応可能である．

　実線上を正確に切れなかった場合でも，貼り合わせてインクを重ね，紙に写し取ると，仕上がりの段階では大きな影響がなく作品を完成することができる．手先が震えたり，慣れない片手動作では，自信の喪失や意欲の低下が生じやすいが，達成感の獲得，残存機能に目を向けていく意識づけにも役立つ．

　ハサミで切る際は，線の色を赤などに変え，より注意を促したり，太線にすることも可能である（インクを上から塗るので完成作品に線は残らない）．加齢により視力低下をきたす多くの高齢者にも対応可能となる．

　各作業工程を簡便化しても，完成度の高い作品が得られることが，この作業活動の特長であるといえる．

> **体験者の声**
> - 作業工程ごとに役割分担し，集団で一つの作品をつくると短時間で完成でき，グループ全体で喜びを分かち合うことができる．
> - 各月ごとに分担してつくったカレンダーを人数分刷って，グループみんなで同じカレンダーを共有し，とても好評だった．
> - 昔の印刷や新聞づくりを思い出し，男性にもなじみやすいようだ．

31. 牛乳パックでつくる小物入れ

LEVEL 3

■ *characteristics*：紙細工，牛乳パック，実用性

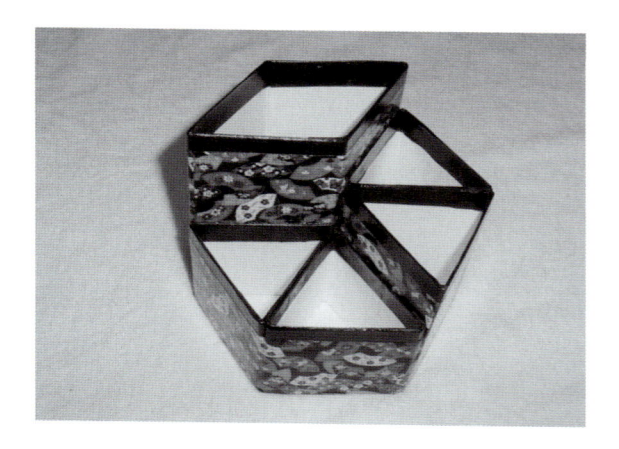

図A　和紙の型紙縮図

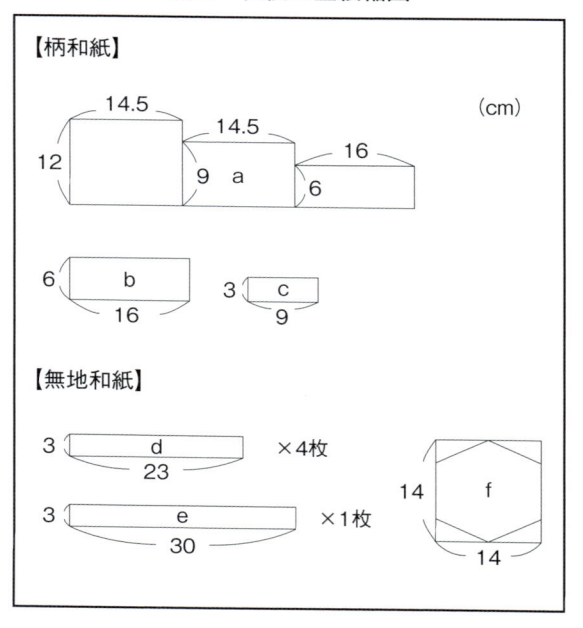

【柄和紙】

```
      14.5        14.5         16
  ┌─────────┐┌─────────┐┌──────┐
12│         ││    a    ││      │
  │         ││9        │6      │
  └─────────┘└─────────┘└──────┘
```
(cm)

```
  ┌─────────┐      ┌────┐
6 │   b     │    3 │ c  │
  │   16    │      │ 9  │
  └─────────┘      └────┘
```

【無地和紙】

```
  ┌─────────────┐           ┌──────┐
3 │      d      │ ×4枚    14│  f   │
  │     23      │           │      │
  └─────────────┘           └──────┘
                                14
  ┌───────────────┐
3 │       e       │ ×1枚
  │      30       │
  └───────────────┘
```

材　料

牛乳パック（1,000 ml を5〜6本），和紙（柄，無地，図A），紙工芸用のり，セロハンテープ，木工用ボンド，水性ニス．

道　具

ハサミ，はけ，筆，定規，鉛筆，ボールペン，文鎮，洗濯バサミ．

作業工程

1　牛乳パックを広げ，大〔縦12 cm×横28 cm（牛乳パックの横幅）×2（1つは筒状のままでよい）〕，中（縦9 cm×横28 cm×2，縦9 cm×横14 cm×2），小（縦6 cm×横28 cm×2，縦6 cm×横14 cm×2）に切り，大は四角柱1つ，中・小は三角柱がそれぞれ2つできるように，牛乳パックを二重にしながらセロハンテープで留める．

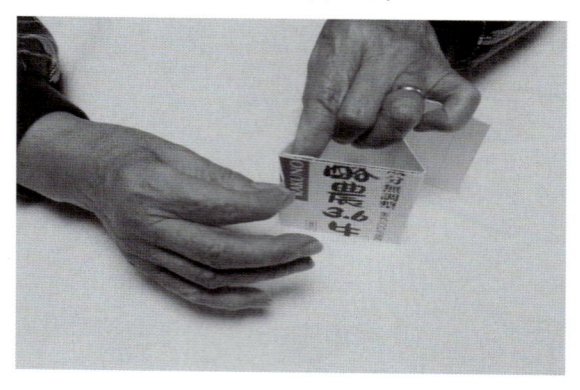

2　大の四角柱の縁には図 A-e を，中・小の三角柱の縁には図 A-d を，牛乳パックの内側に無地和紙が 1 cm くらいみえるようにのりで貼る．

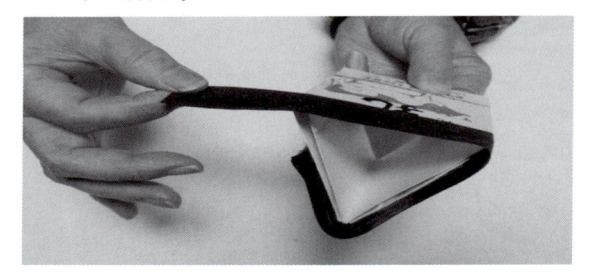

角はハサミで切り込みを入れてから貼るとよい．

3　中と中の三角柱，小と小の三角柱をのりで貼り，角はセロハンテープで留め，それぞれ四角柱をつくる．

4　大の四角柱は 2 辺に図 A-b，中の四角柱は 1 辺に図 A-c を，縁の無地和紙が 1 cm くらいみえるようにのりで貼る．

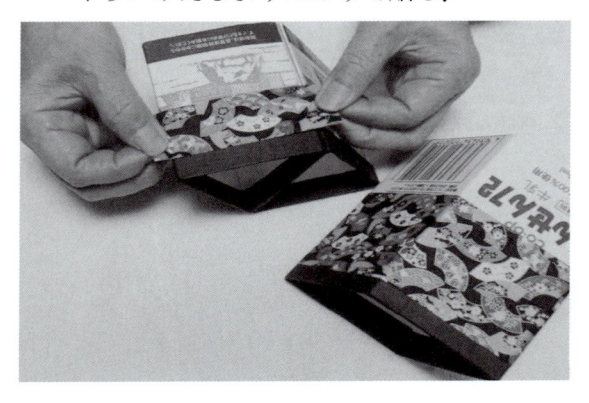

5　大・中・小の四角柱をのりで貼り合わせて六角柱にし，角をセロハンテープで留める．安定するまで洗濯バサミで留めるとよい．

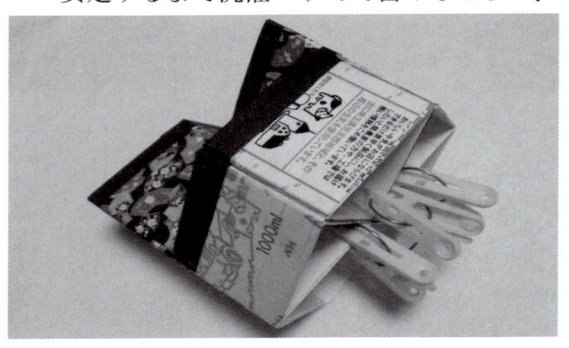

6　六角柱の形に合わせて牛乳パックに線を引き，六角柱の底面を 2 枚つくる．表側に牛乳パックの白面がでるように 2 枚をのりで貼り合わせ，六角柱の本体とセロハンテープで留める．

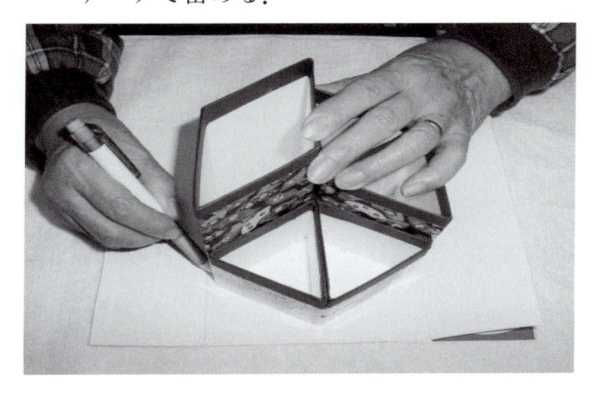

7　六角柱の外周に，図 A-a を縁の無地和紙が 1 cm くらいみえるように合わせながら，のりで貼る．下に余った部分の和紙は，ハサミで切り込みを入れ，底面にのりで貼る．六角柱形の底面には図 A-f を貼る．

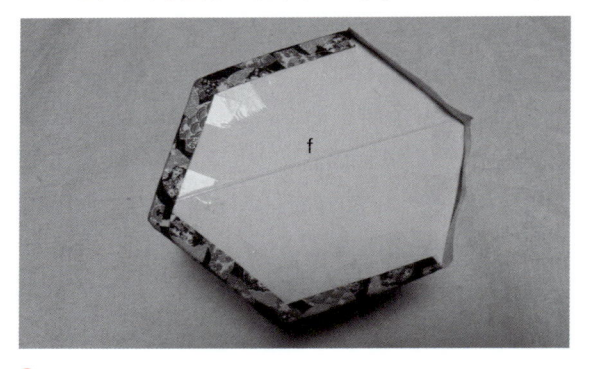

8　のりが乾いてから，ニスを数回塗る．

9　その他の作品例．

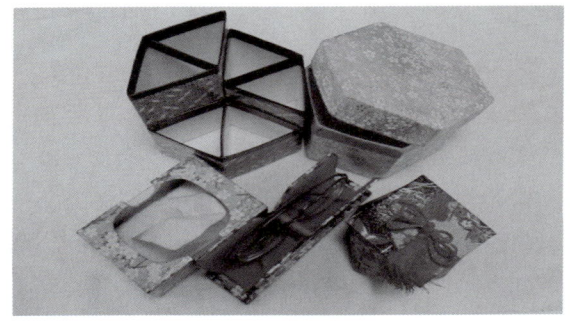

31．牛乳パックでつくる小物入れ

■ 作業工程上の留意点

1. 牛乳パックの重なり部分は硬いので，ハサミで切る際に注意する．
2. 牛乳パック同士を貼る時は，紙工芸用のりに木工用ボンドを混ぜて使用すると付きがよい．
3. 組み合わせた牛乳パックと切った和紙の向きが合うように気を付ける．
4. 六角形の応用は牛乳パック2本分を使用する．六角柱はセロハンテープの貼り方などで形がゆがむため，できた形に合わせて底面をつくる．どの角に合わせて切ったかわかるように，一つの角の側面と底面に印を付けておくとよい．

体験者の声

- 牛乳パックの作品は丈夫で長持ちし，小物を整理しやすく安定した形なので，ベッドの枕元や机の上で使うのに便利である．
- 和紙の色や形の組み合わせで，さまざまな作品をつくることができ，楽しいという意見が聞かれた．

■ gradation

1. 身体機能面の段階づけ

a．素材・道具による対応

両手動作が主になるが，文鎮や洗濯バサミの利用などで固定能力が補え，手の力が弱い人や片手動作の人でも十分できる課題である．

b．作業工程による対応

職員が事前に牛乳パックや和紙を切る準備をしておき，対象者がその中から選ぶようにすることで作業工程を簡略化し，作業時間を短くすることにより，作業耐久性に段階がつけられる．

c．作品による対応

仕切りのないものや同じ高さの作品は，難易度が低くなり容易に完成できる．大きい作品づくりは牛乳パックが取り扱いやすい反面，高さができてしまうため，空間での上肢操作が多くなり，難しくなる場合もある．

2. 精神機能面の段階づけ

a．素材・道具による対応

和紙の絵柄や作品の形を自分で選ぶことにより，認知面への働きかけの段階がつけられる．

b．作業工程による対応

対象者が採寸から行うことにより作業工程が増え，巧緻性や耐久性だけでなく，構成能力や注意障害などの高次脳機能へのアプローチにも活用できる．

c．作品による対応

押さえる，引っ張るなどの作業を2人で行ったり，切る，貼る作業を分担することで，共同作業としても成り立つ．

■ comment

家庭にある牛乳パックのリサイクルになり，和紙の代わりに包装紙なども利用できるため，材料が手に入れやすく，安価で導入しやすい作業活動である．和紙の絵柄選択は，着物の柄を選ぶ感じに似て，高齢者にも親しみがもてるようだ．作品は手軽に使える小物なので，家族や友人へのプレゼントとしても動機づけしやすい．紹介した小物入れは，めがね，鉛筆，ハサミなど，日常で使うものを収納でき，安定感があるため，ベッド周りや机の上で使うのに便利

である．

　個人から数人での共同作業にもなり，保健センターのバザーに対象者みんなでつくって出展し好評を得た．組み合わせにより容易に形を変えることができ，難易度の段階づけも行いやすい．のりが乾かないうちであれば貼り直すこともでき，修正が利きやすく失敗しにくい．

　固定能力を補うために使う丸い文鎮の使用頻度は多く，さびや汚れ防止の目的でビニールのガムテープを巻いたり，革で取っ手をつくったりしながら使用している．このほか，ニスを塗る際に断熱材の廃材やタオルで筆の柄を太くし，握力の弱い対象者が把持しやすいように工夫することもあった．

　牛乳パックと布を合わせてアイロンをかけると，接着する特徴があるので，紙の代わりに布を使用してもよい．

　今回は小物入れを紹介したが，四角のままの組み合わせで高さを変え，座った時の足台に活用している施設もある．

32. ステンドアート

LEVEL 3

- *characteristics*：両手協調動作，目と手の協応，季節感，対人交流

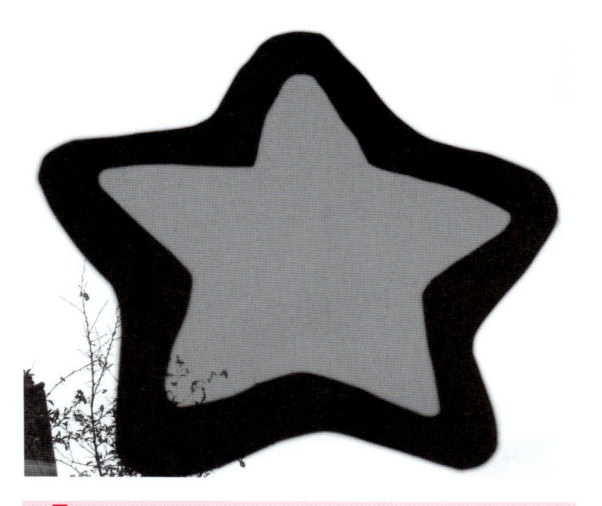

材 料

黒い厚紙（または黒い模造紙），セロハン（数色），のり（または木工用ボンド）．

道 具

ハサミ，カッターナイフ，カッターボードまたはダンボール，滑り止めシート，筆（木工用ボンド使用時），白の色鉛筆または修正液．

作業工程

1. 黒い厚紙（黒い模造紙）に白の鉛筆または修正液で型を描く．
2. 滑り止めシートの上にカッターボードまたはダンボールを置き，型をカッターナイフで切り抜く．
3. セロハンを作業工程2で切り抜いた型より5〜10 mmほど大きく切る（のりしろをとる）．
4. 作業工程3でできたのりしろにのりを付ける．
5. 型にセロハンを貼る．

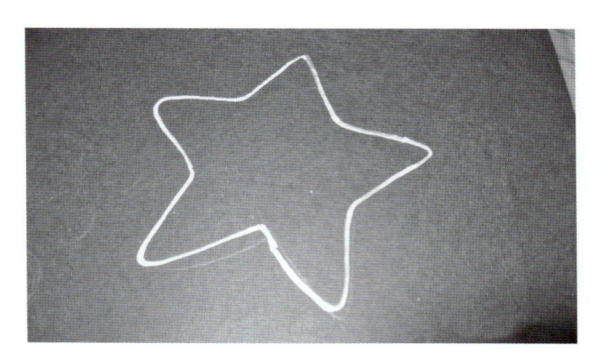

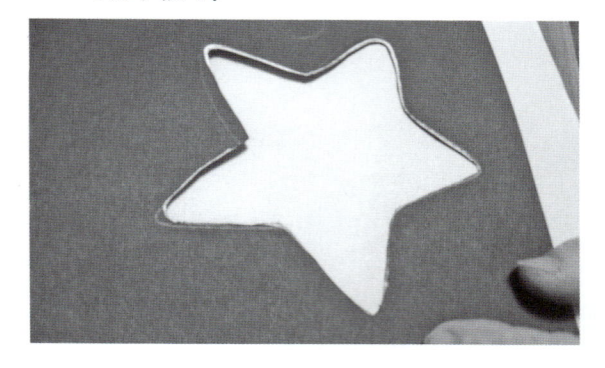

6 のりしろの部分を型に沿って切ると完成である．

◆ 作業工程上の留意点

1 型は，曲線より直線のもののほうが切りやすいので，対象者の能力に応じて考慮するとよい．
2 セロハンは薄くちぎれやすいので，型に合わせて切らずに，大きめに切ってもよい．
3 黒い模造紙をカッターナイフで切る時は，下に段ボールを敷くと切りやすくなり，切り口もきれいになる．

◆ gradation

1．身体機能面の段階づけ

a．素材による対応

黒い厚紙は，型を切り抜く際にかなり力を要するので，紙を薄くすることで難易度を低くすることができる．

b．作業工程による対応

図柄の型が大きく，作業工程の中に直線を切る作業が多ければより簡単に作業ができ，図柄の型が小さく曲線が多くなるほど巧緻性が必要とされる．

c．作品による対応

四角・三角などの単純な型を切り，裏にセロハンを貼るだけの作業から，桜の花びらやその他の花，風景・静物などといった複雑な型を選ぶことで難易度を増すことができる．

2．精神機能面の段階づけ

a．素材・道具による対応

図柄の型が細かく，曲線が多くなるほど注意力が必要とされる．

b．作業工程による対応

作業工程ごとに分担して行うか，全作業行程を一人で行うかで作業量に段階がつけられ，精神的な面での負荷に調整が図れる．

c．作品による対応

「花見」などのテーマを決めて，枝や花，散る花びらの型などを分担し，数人で一つの作品をつくることで対人交流の効果が得られる．

作業難易度の段階づけ

難易度	身体機能		精神機能	
	素材	巧緻性	注意力	作業工程
高 ↕ 低	厚い（複雑）↕ 薄い（簡単）	【図柄】細かい・曲線 ↕ 大きい・直線	【図案】細かい・曲線 ↕ 大きい・直線	全行程（一人で行う）↕ 1工程（工程ごとに分担）

◆ comment

特に，高齢の人にとっては，ステンドグラス風といっても，どのようなものか理解しづらいため，見本を示すことはかなり重要である．身近にあるものを型として使うことで親しみをもってもらえる．型の内容次第で，季節感を出すことも可能である．実用的ではないものの，

居室や大勢が集まるホールなどに貼ることによって，みる楽しみがあり，他者から称賛される嬉しさが得られた人もいた．

病院では，脳血管障害者の2名に導入した．一人は利き手が麻痺側で，麻痺の程度は軽度であるが巧緻性の低下が認められ，型描きからセロハン貼りまで行ってもらった．もう一人も利き手が麻痺側であったが，廃用手レベルであったため，利き手交換の一環として行った．

特別養護老人ホームでは，グループによる作業場面が多く，機能低下のため全作業行程を一人で行えない人も多いことから，模造紙を用いて数人で作業工程を分担した．一枚の紙を数人で使うため，型の切り抜きが早い人は遅い人を待ち，隣の人と話をしたり道具のやり取りをする場面もあった．集団場面を好まない人には，個別に作成してもらった．模造紙一枚分の大作は見応えがあり，みんなでつくったという連帯感も生まれた．

最初は色鮮やかな作品も，直射日光に長時間さらすとセロハンの色が褪せ，のり付けした部分がはがれてくるという欠点がある．厚紙に木工用ボンドを使用したほうが，薄い紙や模造紙にのりを使用するよりも長持ちするようである．

33. 革でつくる動物

LEVEL 3

■ *characteristics*：革細工，動物，マスコットづくり

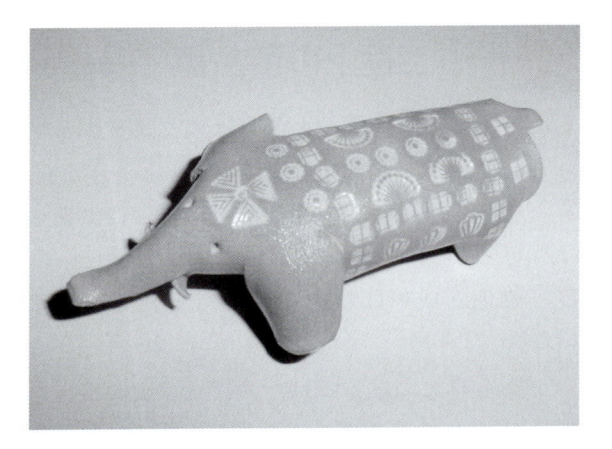

材　料

革（タンニンなめし成牛・豚，厚さ 1.5〜2 mm），トレーシングペーパー，クラフト染料，水，仕上げ剤（レザーコート）．

道　具

鉛筆，ハサミ，カッターナイフ，刻印，ハトメ抜き，木づち，ゴム板，下敷き，ビニール手袋，タンポ（布を丸めたもの），ボール，スポンジ，筆，マジックペン．

作業工程

1　型紙を革に写し革を切る（図 A）．

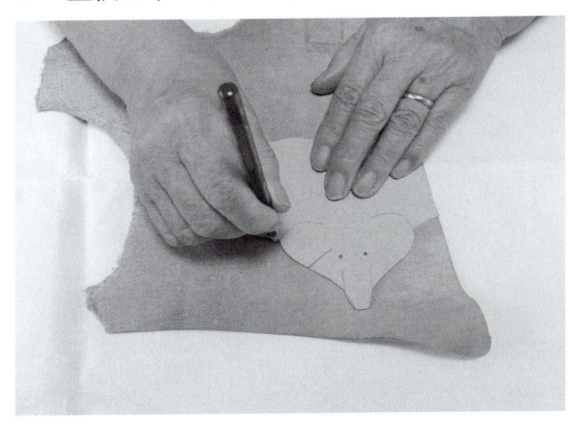

2　革の表面を水で濡らし，刻印を打つ．小さい刻印は模様が付きやすい．

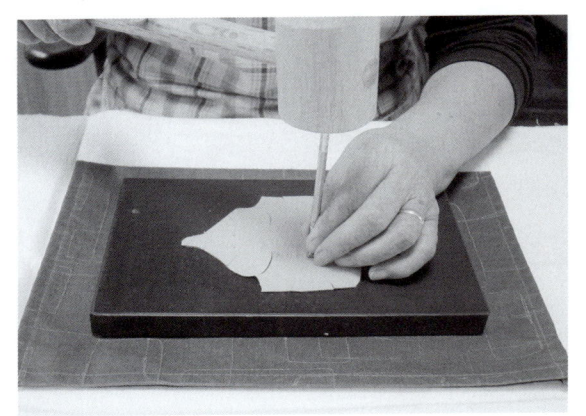

3　革の表・裏をタンポで染色する．

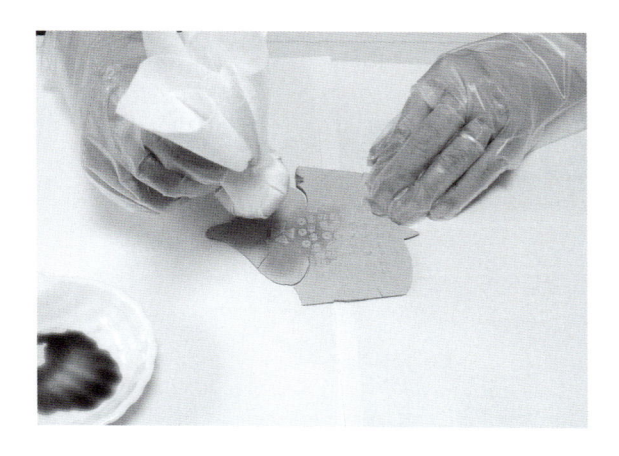

4 革全体に水を含ませる．
5 形をつくり固定されるまで手で押さえておく．

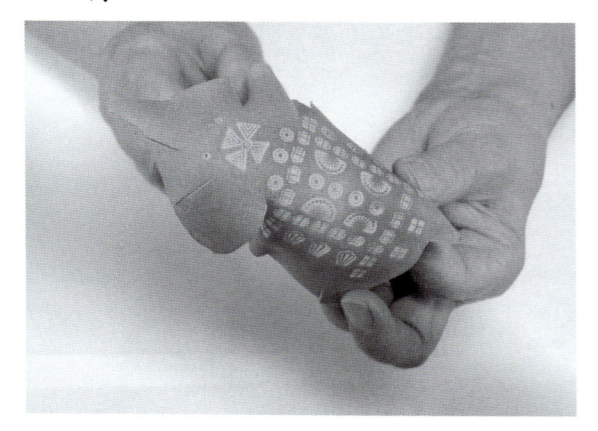

6 レザーコートなどの仕上げ剤を塗る．

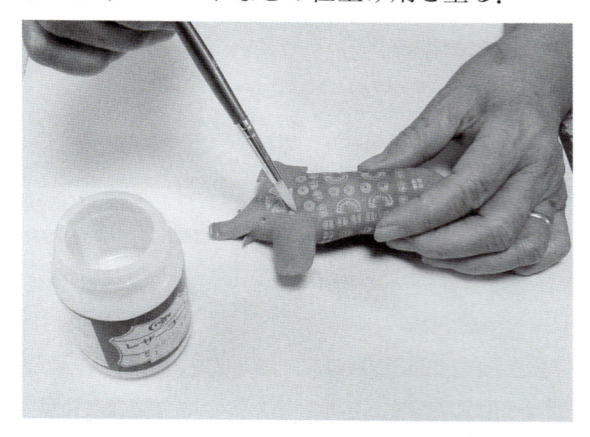

7 その他の作品例．

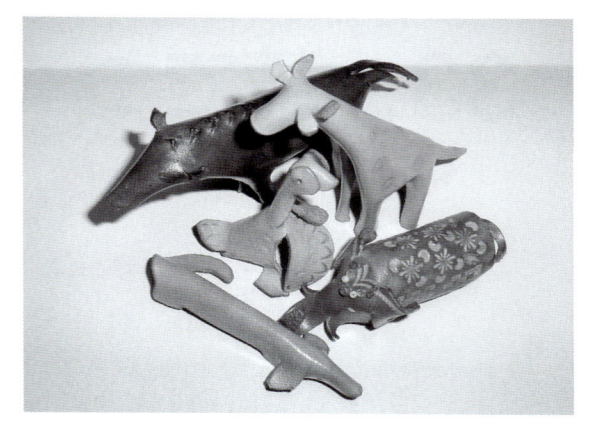

◆ 作業工程上の留意点

1 革を切る際，細かい部分はカッターナイフを使用すると裁断しやすい．
2 染色の際は，手指や衣服への付着に気をつける．
3 染色と成形は日を空けて行ったほうがよい．
4 膨らみをつける際は，スプーンでこすったり，マジックペンや木づちの柄に巻き付けるなどするとやりやすい．

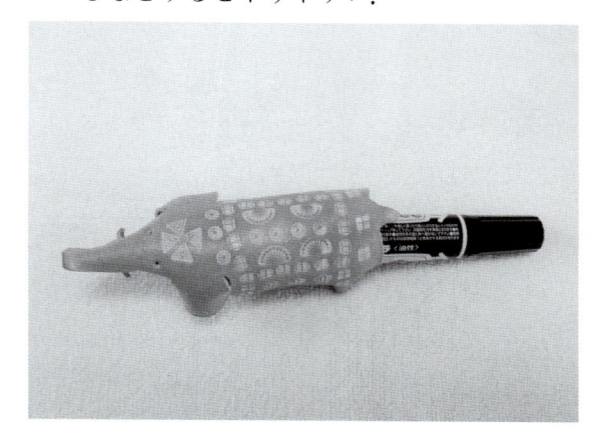

5 作品がまっすぐ立つかどうか確認してから，仕上げ剤を塗る．ピンと立たせたい時には，革用の硬化剤を使用する．

gradation

1．身体機能面の段階づけ
a．素材・道具による対応
　把持能力に合わせ，木づちにスポンジを巻いたり，刻印を固定する自助具や文鎮を利用することで，道具の操作が行いやすくなり，片手でも可能となる．

　革が薄くなると裁断しやすいが，立たせる際のバランスが得にくい．

b．作業工程による対応
　革の裁断から行うと，線書きやハサミ操作などの多様な作業が経験できる．

　ビーズやリボンで装飾したり，キーホルダーにする場合は，加工が加わりより複雑になる．

　刻印のスタンピングだけでなく，カービングで模様を付けることで，作業の難易度が高くなる．

c．作品による対応
　複雑な形の動物になると，裁断や立たせる際のバランスが難しくなり，手指の力や巧緻性が高く求められる．

　大・中・小と親子に見立て形を変えることもできるが，小さいものは巧緻性が要求される．

2．精神機能面の段階づけ
a．素材・道具による対応
　型紙を使うことにより，書くという精神的な負担は少なく，色や成形により対象者の個性が引き出される．

　刻印のスタンピングは，絵柄を考える際に構成能力や注意力を要求されるが，ハンマーを使っての殴打作業のため精神的なストレス発散にもなる．

b．作業工程による対応
　革の裁断から行うと，多様な作業を経験できる分，注意力を要求される．

c．作品による対応
　ゾウは形に特徴があり，また刻印が映えてバランスがとりやすいため失敗しにくい．身近な動物や干支は興味や関心を得やすい．

comment

　革は，ベルトやバッグなど日常で身近に使用していることもあり，親しみやすく高級感がある．作品が動物であるため愛着がわきやすく，平面から立体に形が変化し修正もできるので，興味・関心を得やすい．男女ともに子どもから高齢者まで適応範囲は広いと思われる．

　訪問リハビリテーションでは，パーキンソン症候群のAさんと右片麻痺のBさんに導入した．Aさんは不安傾向があり集中力に欠け臥床時間が長かったが，不安な言動もなく1時間近く集中して作業に取り組むことができ，目と手の協応や道具の操作性が向上した．Bさんは普段テーブルの下に置かれがちな右手で刻印を押さえ，両手で作業が行えた．非麻痺側で過剰固定している座位姿勢や木づちの把持状態，麻痺手での刻印把持の状態を，刻印の写り方でフィードバックしやすかった．本人はもとより，娘さんやお孫さんの関心も得られ，共同作業になる場面もみられた．家庭内の会話の中で，話題の提供になることもあった．

体験者の声
- 平面から立体に形が変化し，作品が動物のため，かわいいと興味を示す人が多かった．一つの動物が完成すると，他の動物づくりに挑戦したくなる様子で，その年の干支づくりも好評だった．
- 作品づくりにあたっては，刻印のスタンピングの音が大きいため，周囲への配慮が必要である．

通所や集団場面では，他利用者の作品への興味をもちやすいように，同一の動物（例えばゾウを使用）を導入した．しっぽを立てたり，鼻を上げたりと一人ひとりのこだわりが随所にみられた．その背景には「水を飲んでいるところ」「吠えているところ」とストーリーが存在していた．完成像に対するイメージが早くから得られ，維持されていたようだ．

また，このクラフトには，刻印や色塗りなど見せ合う場面が多く，周囲を気にする様子がみられた．作品を比較する中で，互いの関心を引き寄せ合い，その人個人の興味へ転じていくことがあり，グループ形成の初期段階に利用可能である．

文　献

1) 安藤洋子：レザーアニマル—革で作る楽しい動物や十二支．東京ルリコール，1985
2) 森下雅代：革で作る動物．美術出版，2005
3) マスコットシリーズ．クラフト社

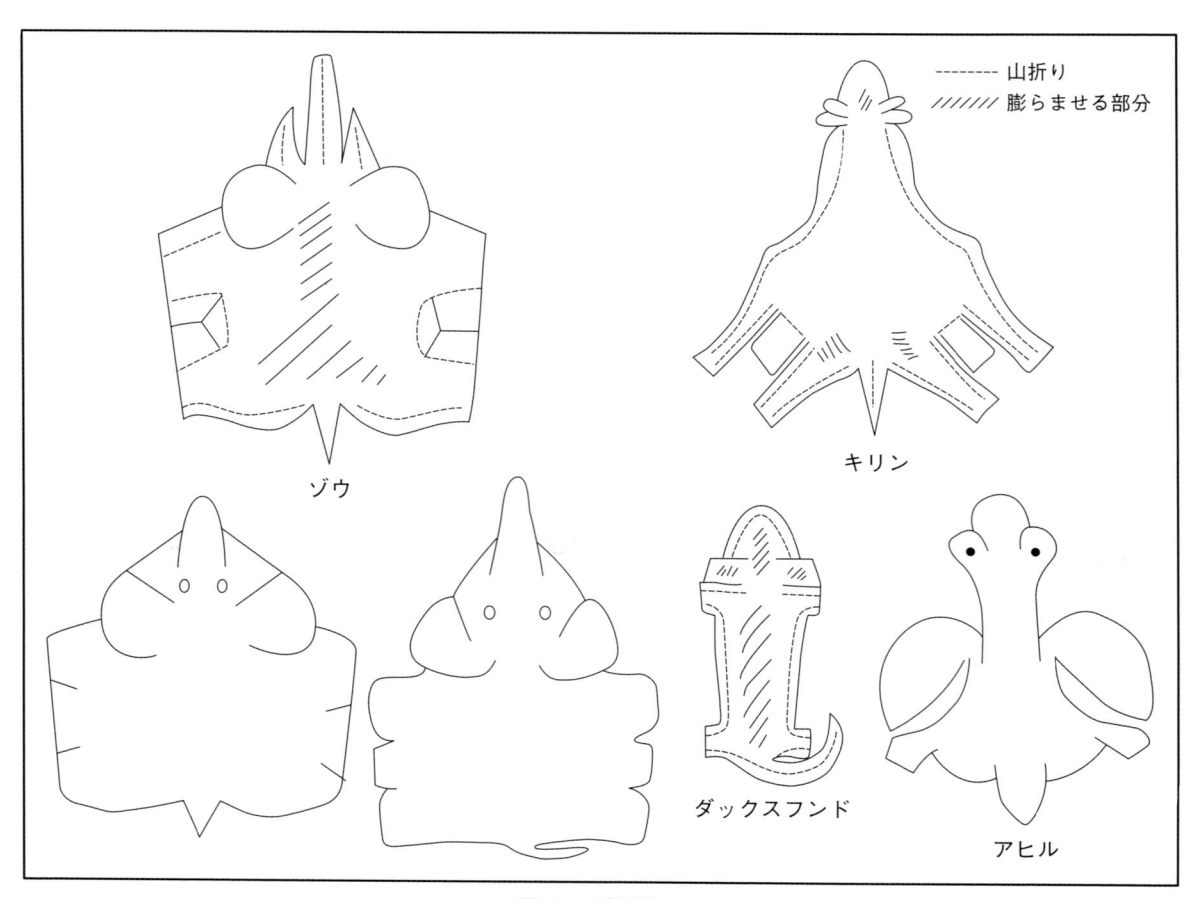

図A　型紙縮図

34. 銅板細工

LEVEL 3

■ *characteristics*：打ち出し，押し出し，着色変化，手指の筋力

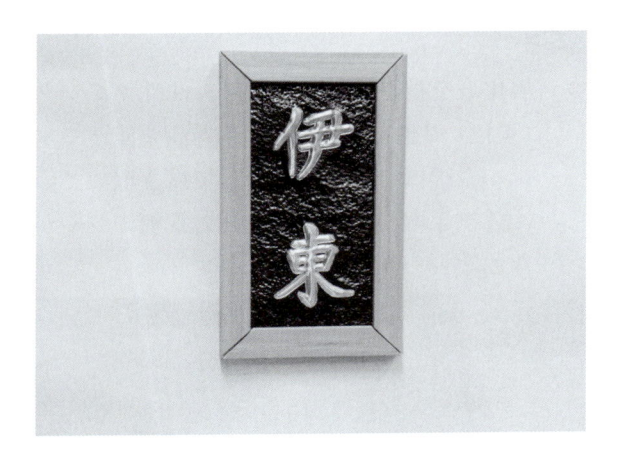

材 料

下絵，銅板（今回は厚さ 0.1 mm），黒化液（硫化液），除光液，金属用のコーティング液．材料は，ホームセンターのクラフトコーナーで入手が可能である．

道 具

先がボール状になったペン（革細工用の先が少し尖った道具，ドリルビットの先端を取り付けた金づちや木づちでも可），革細工用のヘラ，ゴムの下敷き，ボールペン（赤色），油性マジック（黒色），はけまたは筆，空きビン，軍手，木綿の布，綿棒．

作業工程

1 下絵を銅板の上にセロテープで貼り，絵に沿って上からボールペン（赤色）で強くなぞっていく．

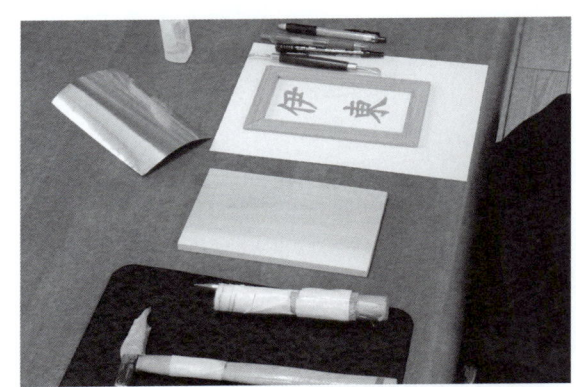

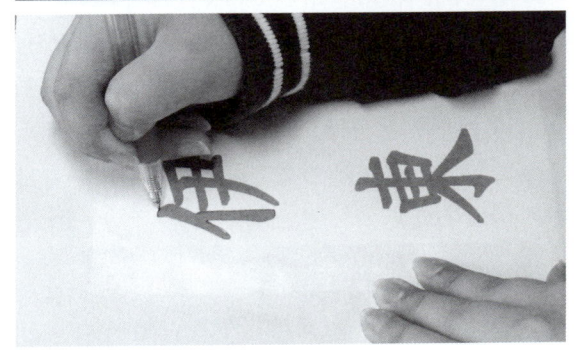

2 作業工程 1 でなぞった絵の輪郭が銅板に残るので，裏返してヘラで浮かび上がらせたい部分を押してなぞっていく．もう一度表に返して字の輪郭をなぞる．

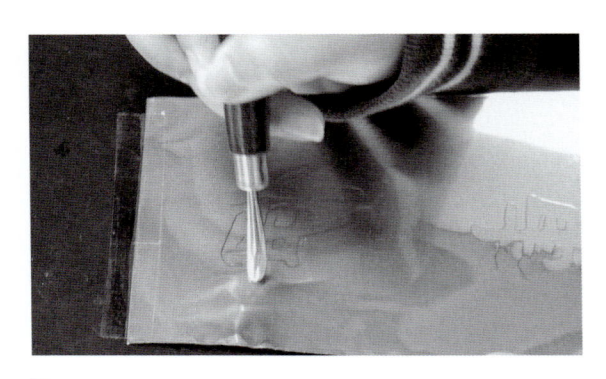

3 作業工程2の作業を繰り返し、表にした状態で浮き出した部分を油性マジック（黒色）で塗っていく。これは浮き出た部分が黒化液を塗る時に変色しないよう防ぐためである。

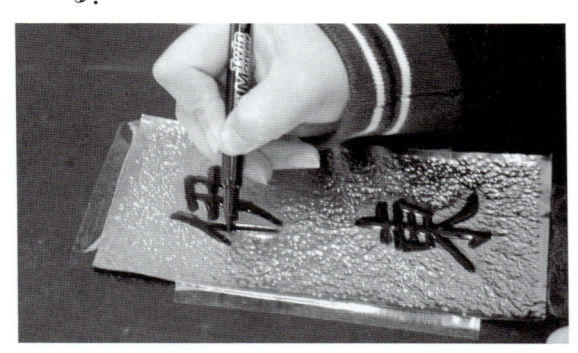

4 表に返して、浮かび上がっていない部分を、先が少し尖った金具や丸いボールペン、あるいはそれらを付けた金づちや木づちで叩いて凹凸状につぶしていく。叩く際の音を抑えたり、しっかりと銅板に打った跡が付くように、下敷きにゴムマットや雑誌を敷く。（白い部分は、誤って文字の部分を叩かないように厚紙で文字をガードしている部分である）。

5 屋外にて、黒化液をはけに含ませて、銅板に塗っていく。すぐに鈍い銅色に変色していく。長い時間置いておけばおくほど変色（黒化）していく。

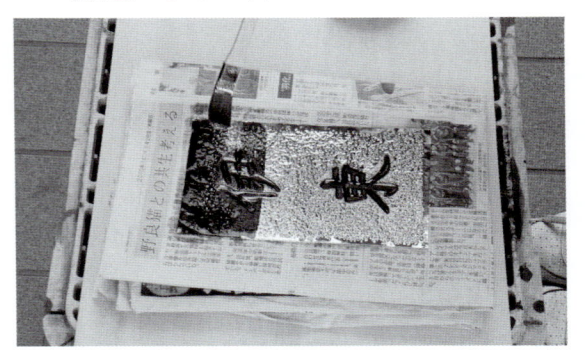

6 黒化液を拭き取り乾いたら、油性マジック（黒色）で塗った部分を、除光液を使って木綿布や綿棒（細かい部分）で拭き取っていく。拭き取った部分は、元の銅板の鮮やかな色が現われてくる。

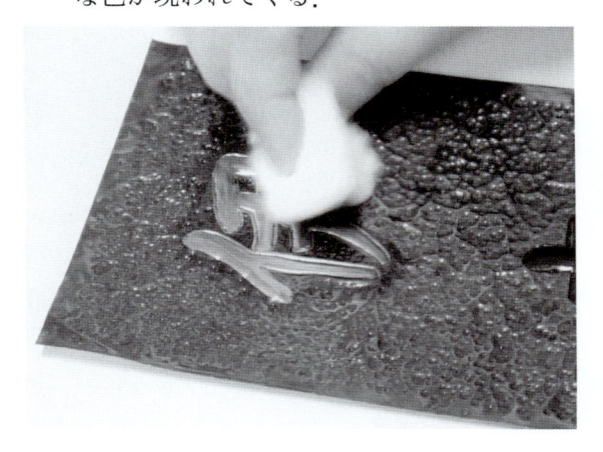

7 最後に、時間が経っても変色しないように、金属用のコーティング液を全体に塗る。表札であれば厚木に貼り付け、必要に応じて額縁状に木で縁取りをすると見栄えもよい。

❖ 作業工程上の留意点

1 上肢の巧緻性が不十分な対象者の場合、浮き出した部分（残す部分）を間違って金づちなどで叩かないように、厚紙を切り抜い

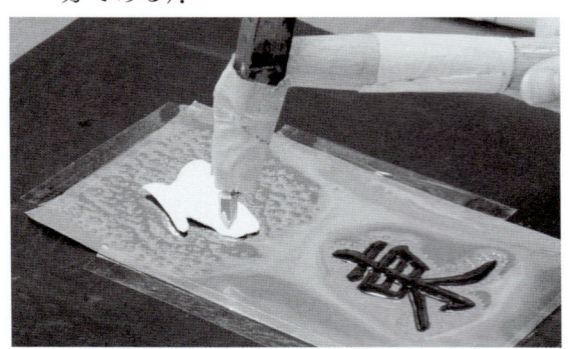

192 第3章 アクティビティの活用と実践

て，「打ってはいけない部分」をガードする．
2. 叩き出し作業の際，あまり先の尖った金具を使ったり，力まかせに叩いたりすると，銅板に穴が開いてしまうので注意を要する．
3. 黒く着色する際に使用する黒化液は，強い硫黄臭があるので，臭いに敏感な対象者には使用の際に注意が必要である．また，他の対象者にも影響があるので屋外で作業を行う必要がある．黒化液が使用できない場合には化学変化で着色するのではなく，油性マジック（黒色）で塗った部分をそのまま活かし，金属コーティングのみ行って完成させる方法もある．

体験者の声

- 道具を使えば片手動作で打ち出しができるので，片麻痺のある対象者でも比較的容易に作業ができる．特に男性には好評で，表札から始め，絵の作品に発展し継続して作業を行った対象者が多かった．表札も自分の家の玄関にかけたりし，なかには親戚や息子の家の表札までつくった対象者がいるなど，実用性が高く喜ばれている．

gradation

1. 身体機能面の段階づけ

a．素材・道具による対応
下絵の大きさや複雑さによって難易度が変わり，作業の耐久性も段階づけられる．

b．作業工程による対応
表札をつくる場合や銅板の絵の額縁づくりまでを作品完成とすると，木工作業の要素が加わり，作業工程が増して難易度も高くなる．

2. 精神機能面の段階づけ

a．素材・道具による対応
先の尖った道具や振り下ろす動作から，攻撃的な要素があるが，銅板にそれが吸収されることにより，精神的なストレスの解消につなげられる．

b．作業工程による対応
平面であった字が，ヘラで浮かび上がってくることにより立体感が出て，興味・関心が高くなる．

c．作品による対応
色は銅色が下地にあるので色の変化はほとんどないが，絵を作品とする場合は構成要素が多くなり，難易度は高くなる．

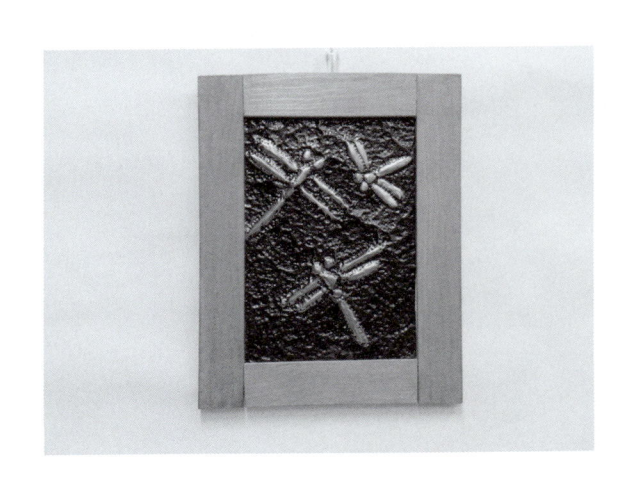

comment

この活動は，固定の問題さえ工夫すれば，広く，片麻痺のある対象者に応用できるものである．簡単な絵から始めて，表札，大きな図柄の作品へと範囲も広がる．デイサービスセンターでは，男女の区別なく多くの人が取り組んでいる．下地の厚木の形もさまざまで，ハート型の表札などもつくっている．

銅板作業は難易度が高く難しそうなイメージ

をもたれがちであるが，実際に活動に取り入れてみると，対象者が主体的に取り組める作業である．視覚機能もそれほど必要としないので，必要に応じて作業工程の中で職員が援助を行えば可能な作業といえる．銅は比較的に柔らかな金属で，加工が容易であり，耐久性も高いので，古くから建築金物としても取り入れられている．金属を材料とする手工芸としては導入しやすく，自己表現の機会として有効な作業活動といえる．

35. 荷造り用紙バンドを使ったかご　LEVEL 3

■ *characteristics*：巧緻動作，注意の持続，実用性，対人交流

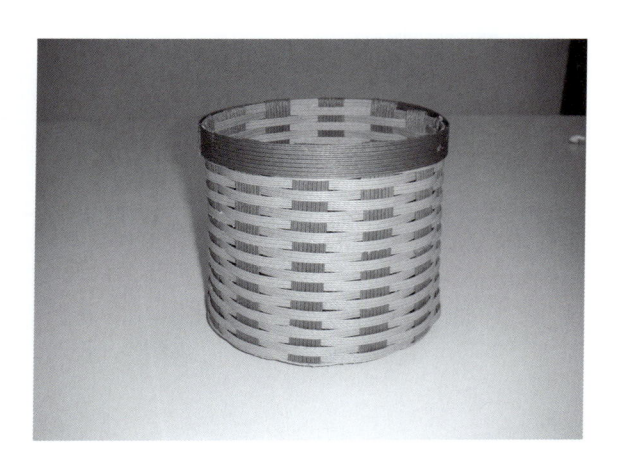

◆ 材　料

荷造り用紙バンド〔再生紙の紙を使った丈夫な紙のバンド，4.5 kg（約 380 m）〕，エコクラフト®でも同様の作品がつくれる．入手しやすく，色も各種ある．

◆ 道　具

ハサミ，木工用ボンド，洗濯バサミ，メジャー，テレホンカードなど（バンドを割く時に必要）．

◆ 作業工程

完成品は高さ 18 cm，直径 15 cm 程度のかご．

1. 縦芯の作成．60 cm の長さの荷造り用紙バンドを 6 本用意して放射線状に組み，中心を木工用ボンドで留める．その後に行う編み工程では，交互に編み込むために縦芯を奇数にする必要がある．そのため，放射線状になった 12 本のうちの 1 本を半分に裂いて計 13 本にする．

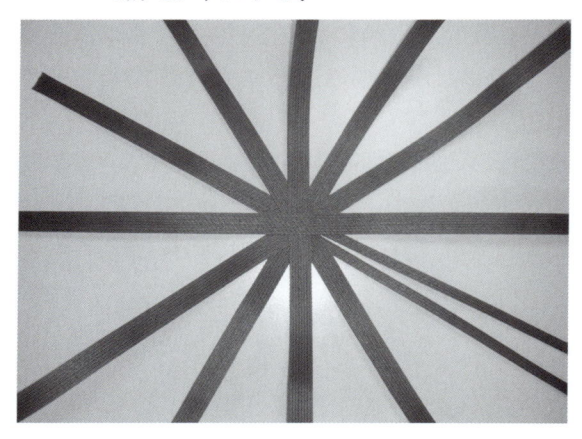

2. 底面を編む．編みひもは荷造り用紙バンドを必要な太さに裂いて使用するが，底編みでは 1，2 本程度に裂いたものを用いる．編みひもの端を縦芯に木工用ボンドで留めて，放射線状になった縦芯に上下と交互に編み込んでいく．ひもが足りなくなったら，新しいひもを縦芯の内側に木工用ボンドで留めて，必要な底面の大きさまで編み込んでいく．

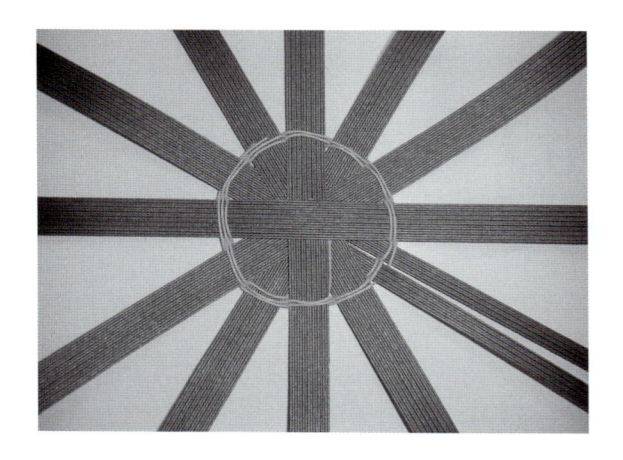

3 荷造り用紙バンドを立ち上げ，側面を編む．縦芯を折り曲げて，直角に立ち上げる．側面編みのひもは荷造り用紙バンドを3〜5本程度に裂いたものを用いる．縦芯の内側，外側と交互に編み込んでいくが，円形の形を整えるためには洗濯バサミで数か所を固定しながら編み進めたほうが作業しやすい．

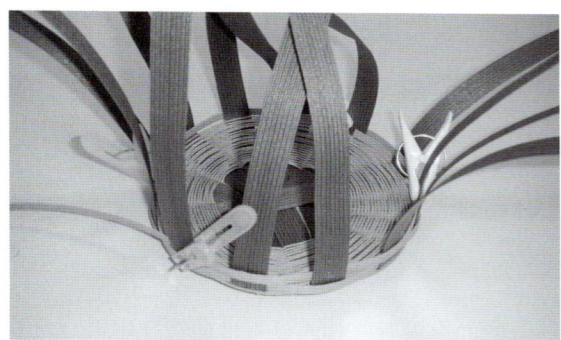

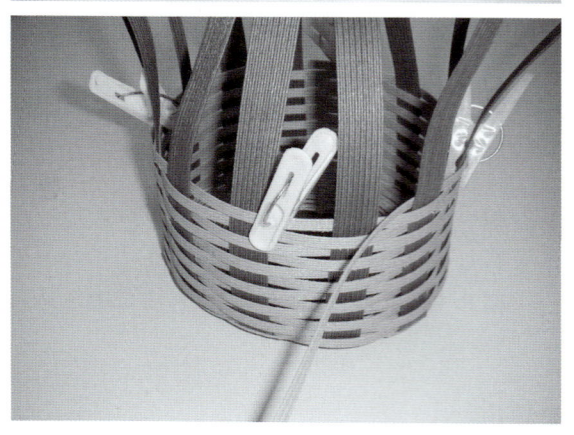

4 縁止め．余った縦芯を内側，外側に交互に折り曲げて編みひもに入れ込み，必要に応じて木工用ボンドで留める．編みひもの終了部で縁が段差になってしまい目立ってしまう時は，縦芯程度の幅のバンドを外縁に貼り付けると見た目もきれいに仕上がる．

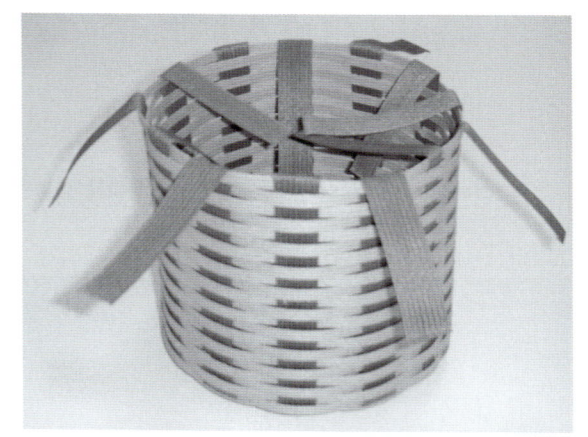

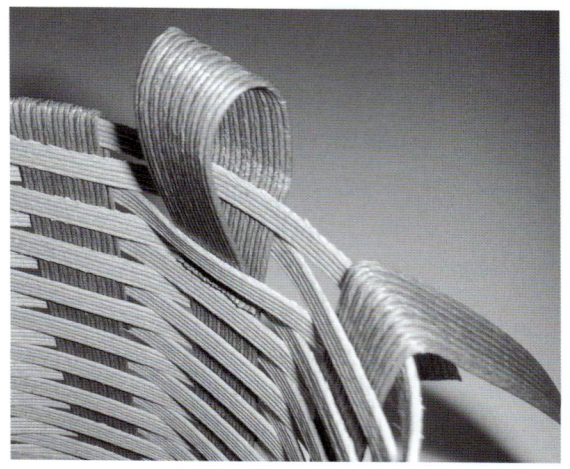

◆ 作業工程上の留意点

1 縦芯を組み合わせる時は，2本ずつを直角に貼り合わせたものを先に3個作成し，それらを組み上げたほうが作業がしやすく，きれいな放射状になりやすい．

2 荷造り用紙バンドを裂く時は，ハサミで切り込みを入れてから，テレホンカードなどで裂いていくときれいに作業ができる．

3 縦芯を奇数にするために，1本を半分に裂く方法は簡単であるが，縦芯の幅が一定で

はなくなる．もし一定にしたい時は，端を斜めにカットした長さ30 cmの荷造り用紙バンド1本を用意し，カットした部分を放射状に組んだ中央に留める．この時，2本の中間に位置するように調整しないと，その後の底編みが困難となりやすいので注意する．

4 側面が垂直に立ち上がるように編むためには，編む強さを一定にしなければならない．上に編んでいくにしたがい，徐々に縁がしぼんだり，あるいは開いたりすることがあるため注意が必要である．

5 縁留め時や縦芯を編みひもに入れ込む時に多少力が必要となる．入れ込まずに，縁の内側と外側に太い編みひもを貼り付け，余った縦芯を切り取って仕上げてもよい．

体験者の声

・編み始めると単純作業であり，認知面の低い人でも作業内容の理解は容易である．一方で交互に編み込む必要があり，適度な注意力も必要とされる．注意力の低い人に対しては，注意を持続するための練習としても使用できる．

gradation

1．身体機能面の段階づけ

a．素材・道具による対応

片麻痺がある場合など，両手での動作が困難な場合でも作業は可能である．特に編み込み動作時では作品が動かないように固定する必要があり，内部におもりなどを置くことで対応できる．

b．作業工程による対応

編みひもの幅を変えることで，編み込む回数に変化をつけることができる．例えば，幅を広くすることで，編み込む回数が少なくなり，作業時間の短縮につながり，作業耐久性への変化がつけられる．

c．作品による対応

四角い作品では，丸い作品より両手で作業する能力が必要とされるため段階づけができる．例えば，底面の作成で井桁状に組む作業や，側面編み工程にて紙バンドを折り曲げながら作業する必要がある．

また，大きな作品よりも小さな作品のほうが少ない作業時間で完成できるため，対象者の作業耐久性を評価して段階づけすることができる．

2．精神機能面の段階づけ

a．素材・道具による対応

認知面，注意面の低下により，縦芯と編みひもの区別がつきにくく，編みとばしにつながる場合がある．編みひもを太くする，縦芯と編みひもの色を変えることで区別しやすくなる．

b．作業工程による対応

側面の編み方については作品により，さまざまな種類がある．編み方を複雑にすることで作業の難易度は上がり，編み模様にバリエーションのある作品に仕上がる．

comment

このアクティビティには数種類の作業工程が存在するものの，側面編みは繰り返しの作業であり，認知面に低下のある対象者でも作業に取り組みやすい．一方，縦芯の組み合わせから底

面編みの工程は比較的難しく，完成品のでき栄えを左右してしまうこともあり，対象者の能力によりどの作業工程まで作業するかの検討が必要である．

素材は紙であるため，竹や籘に比べて柔軟性があり，切る・裂く・接着するなどの加工性に優れている．それほど力を必要としないため，力の弱い対象者でも作業できる．気軽に行うことができ，小物のかごならば短時間で完成できるため，作業活動に参加したことがない対象者への導入として利用しやすい．

道具や作業スペースもあまり必要ではなく，作業する場所を選ばない．そのため，病棟フロアでも作業が可能であり，病棟スタッフとも一緒にできるアクティビティの中の手工芸である．当院では病棟でのアクティビティ実施を心がけており，アクティビティを介して病棟スタッフ，他の対象者と交流の場ができ上がり，作品への賞賛も自然に生まれてくる．

簡単なかごから，複雑なものまで，創意工夫によりさまざまな作品がつくれることは魅力的であり，作品に実用性があることも特徴的である．当院ではいすに取り付け可能な「杖入れ」をスタッフが考案したところ，対象者からの評判が良く非常に役立っている．意欲の低い対象者への導入として病院のためにという設定で作品を依頼することもしばしばある．病院に役立つものを作成してもらい，対象者に感謝の気持ちを伝えることで，有能感の向上にもつなげられている．

36. 牛乳パックを使ったリリアン編みマフラー LEVEL 3

■ *characteristics*：編み物，牛乳パック，実用性

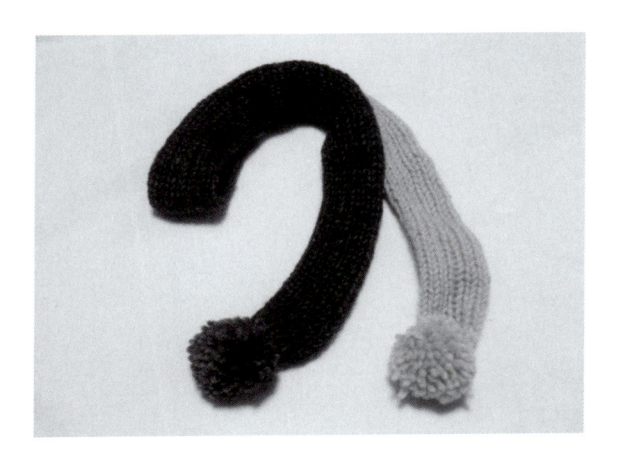

材料

極太毛糸（必要な長さに応じて用意），割り箸7膳，牛乳パック1本分（空き缶，空き箱，ペーパー芯でも可），厚紙，木綿糸．

道具

カッターナイフ，定規，ハサミ，木工用ボンド，布ガムテープ，セロハンテープ．

作業工程

【リリアン編み器をつくる】

1. 牛乳パックの筒の部分を長さ約10cmに2等分し，二重の筒になるようにセロハンテープで留める．
2. 割り箸を割り，1本を約12cmに切る．それを13本用意する．
3. 牛乳パックの側面に割り箸を1辺が4本，3辺が3本ずつ，頭の部分が2cmくらい出るように，等間隔に木工用ボンドで貼り付ける．木工用ボンドが乾いたら，布ガムテープで固定する．

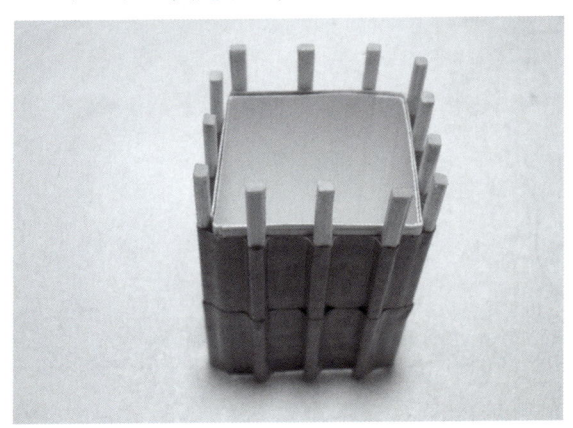

【毛糸を巻き付けるドーナツ型をつくる】

1. 厚紙で直径が8cmの円に直径3cmの円を切り抜いたドーナツ型の型紙を2枚つくる．

【マフラーをつくる】

1. 長さ150cmのマフラーの場合，1玉50g（70m）を2玉使用する．所要時間は約10時間である．
2. 毛糸を割り箸の後ろ→前→後ろ→前と交互にかけながら1周する．

3 2周目は，1周目と逆に，割り箸の前→後ろ→前→後ろと交互に毛糸をかける．

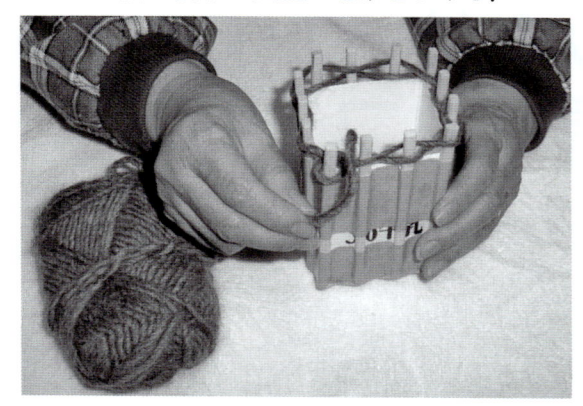

2周目の最後の糸は，かけ始めの糸と結んでおく．

4 3周目は，編み糸を割り箸の前に置き，割り箸にかかっている糸を手前に引き出し，編み糸を挟むようにして割り箸にかける．

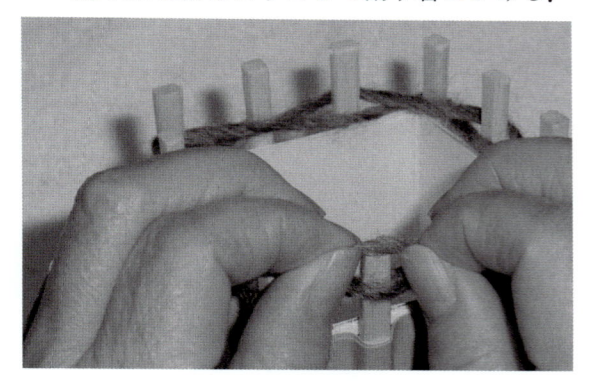

作業工程1～3を繰り返して編み進める．

5 編み終わりは30cmくらい残して編み糸を切り，割り箸にかかっている1目ずつに糸の端を通しながら外す．

【ポンポンをつくる】

1 前述のドーナツ型の型紙を2枚重ねにし，毛糸の束を通しながら，毛糸をふっくら巻き付ける．

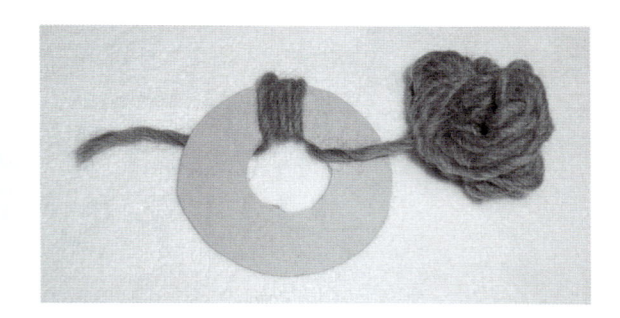

2 穴がいっぱいになるまで，毛糸を巻く．巻き終わりの糸はそのままにしておく．

3 2枚の型紙の間にハサミを入れ，外側の毛糸を切る．

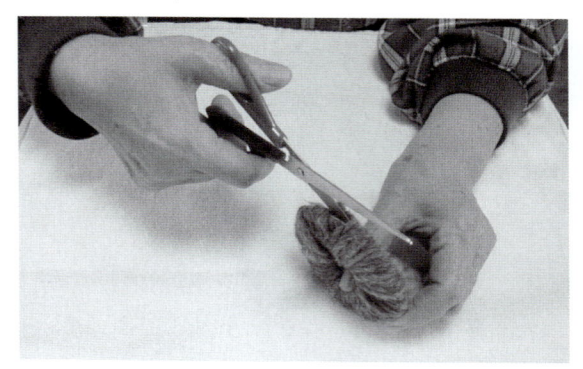

4 型紙の間に20cmくらいの飾り毛糸を2本置き，飾り毛糸も挟み込むように，中心部を木綿糸で固く結ぶ．

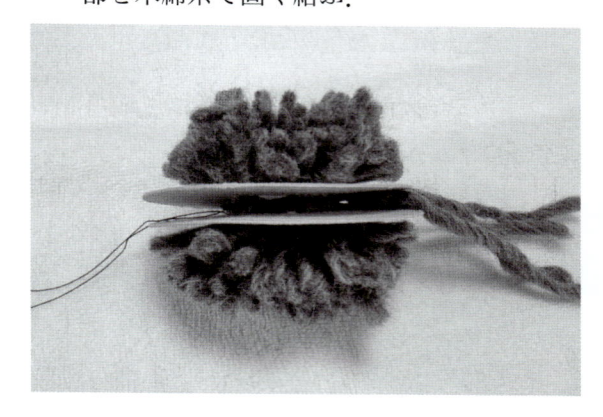

5 型紙を外して，飛び出している毛糸を丸く切りそろえる．これを2個つくり，マフラー先に結び付ける．

作業工程上の留意点

1. 作業をしているうちに編み目がきつくなり，引っ張りにくく外れやすくなるため，割り箸にかけてある糸を緩めながら行うと作業しやすい．
2. 途中で中断する時は，輪ゴムを2か所くらいかけておくと，毛糸が外れにくい．
3. 編み器の固定が不十分な場合は，滑り止めシートやおもりを活用してもよい．
4. 割り箸の頭の部分は，紙やすりなどで面を滑らかにしておくと，毛糸の引っかかりを防げる．頭の部分以外はそのままのほうが，毛糸が外れにくい．
5. 丸箸は，牛乳パックに固定しにくく，長さを切る作業では硬くてたいへんである．

体験者の声

- 編み棒は難しいけれど，この編み方ならできるという意見が聞かれた．
- 毛糸を使用するため，秋から冬にかけて向いている作業である．

gradation

1．身体機能面の段階づけ

a．素材・道具による対応

リリアン編み器の種類や大きさ（お菓子の箱や缶の利用）によって，作業内容や作業時間が変わる．毛糸の太さによって，つまみ操作の調整もできる．

b．作業工程による対応

片手・両手などで編み器を押さえる方法や両手協調動作，リーチ動作，それに影響される座位バランスや耐久性を調整できる．リリアン編み器を製作するところから始めることで，道具の操作や手指の巧緻性，耐久性を要求される．

c．作品による対応

小さな作品から大きな作品へ変化させることで，座位の耐久性や上肢の操作性の向上を促すことができる．

2．精神機能面の段階づけ

a．素材・道具による対応

1本の中で色が変わる毛糸は，かかっている糸と編み糸の区別がつきやすい．

b．作業工程による対応

糸巻きやあや取りなどで，毛糸に親しんでから作業に移行すると抵抗感が少ない．

リリアン編み器を製作するところから始めることは，作業の遂行機能や構成能力を促すことにも有効である．

糸をかける方向や編み器の大きさによって，注意の範囲を調整できる．左側に不注意がある人では右回りのほうが作業しやすいが，左回りの中で注意を促すこともできる．

c．作品による対応

小さな作品を選ぶことで作業時間を短くし，注意力を維持させることができる．

comment

毛糸は，男女を問わず冬はセーターやカーディガンとして身に着け，女性ではあや取りで遊んだりマフラーや手袋を編むなど，生活歴の中で身近に接してきた素材である．

リリアン編みは，毛糸をつまんで引っ張り箸にかけるという，単純で参加しやすい活動であ

る．単純な繰り返し作業のため，取り組みやすい反面，時間がかかり根気と集中を必要とするが，作業の結果が「長さ」としてフィードバックされるため，飽きることは少なく，また作業を途中で中断することも可能である．

　自宅にある材料で簡単に行え，場所もとらないので，どこでもできる活動である．通所サービスの休み時間や家族が食事をつくっている時間などで，気軽に作業が行われる．

　片麻痺のある人や高齢で視力が低下している人でも行いやすい活動で，自分で身に着けたり家族にプレゼントするなど，反応は良好であった．

　編んだ毛糸の中に綿を入れ，動物の形にする編みぐるみ，ポプリを入れ両端をリボンで結んだ匂い袋，レッグウォーマーや帽子など，作品の応用もいろいろとできる．

文　献
1) 芸術教育研究所（監）：もっと楽しくゆび編み遊び．婦人生活社，1999

37. はりこのお面

LEVEL 3

■ *characteristics*：興味，楽しみ，有能感

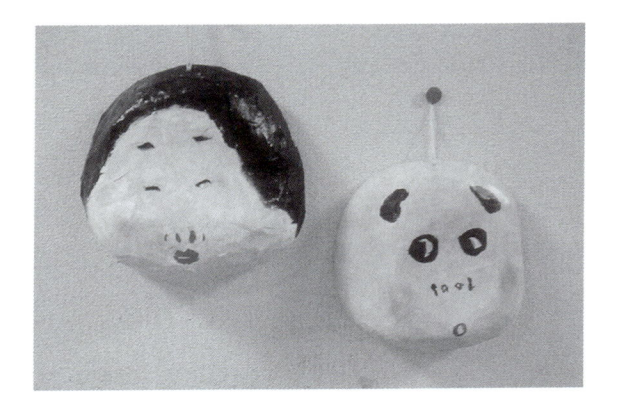

材　料

お面の土台となるもの（プラスティック製のお面の芯材，市販の民芸品のお面など），ポスターカラー，書道用半紙，新聞紙，木工用ボンド，液状合成のり，食品包装用ラップフィルム，セロハンテープ，スプレーニス．

道　具

ハサミ，絵筆（のり塗り用），小皿（のり入れ），クレヨン，マジックペン（黒，赤），絵の具，パステルなど．

作業工程

1. お面の芯材に半紙またはラップフィルムを一枚かぶせ，型を包むようにして内側にセロハンテープで留める（民芸品などの既製のお面を芯にする場合はラップフィルムで包む）．

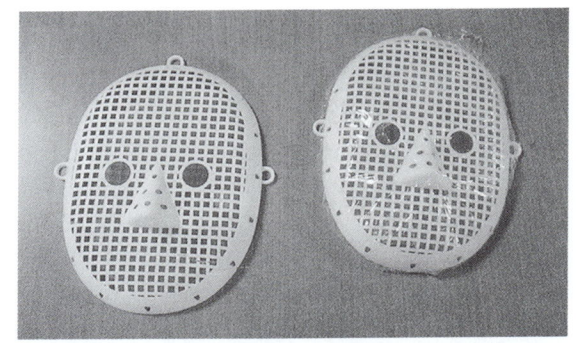

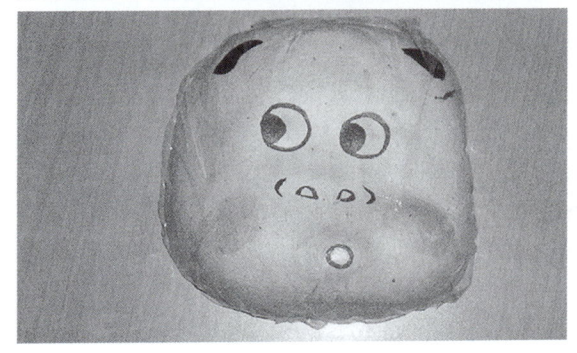

2. 半紙と新聞紙を3～4 cm程度の三角形にたくさん切っておく．

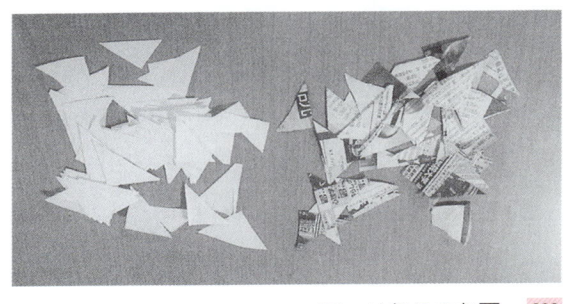

3　液状合成のりと木工用ボンドを水で溶き合わせた緩いのりをつくる．

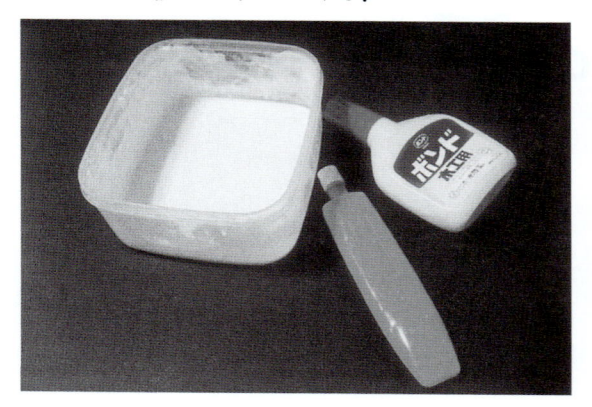

4　重ね貼りをする．準備したお面の芯材に三角形に切った紙を全面に貼っていく．まずは半紙で一面を貼り終えたら，次は三角形に切った新聞紙で下の半紙が隠れてしまうように一面に貼る．半紙と新聞紙を交互に6～8層になるよう貼り重ねて，最後は半紙で貼り終わる．

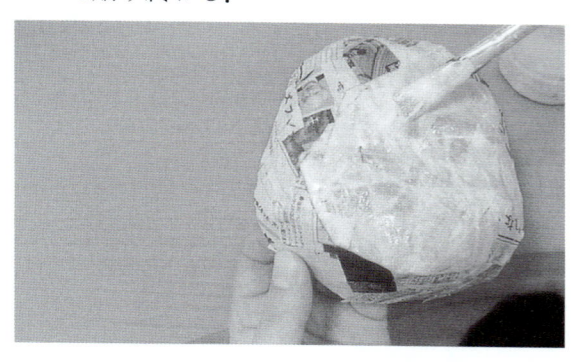

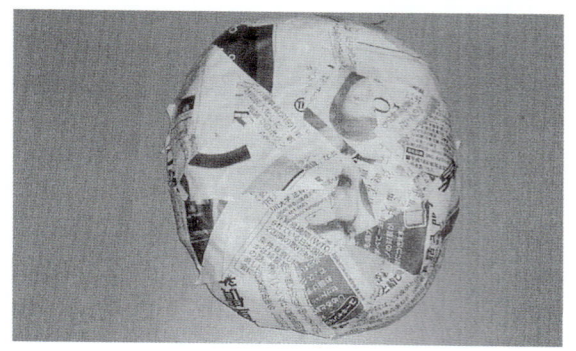

5　乾いたら，型から外す．

6　顔の輪郭を好みの形に整える．

7　三角形に切った半紙で顔の輪郭をくるむように貼って，縁の始末をする．

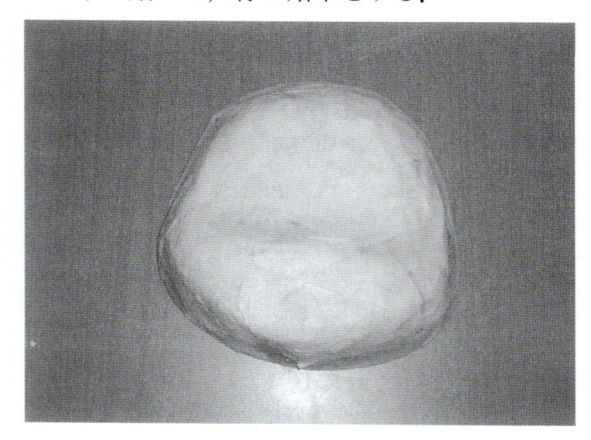

8　お面の肌の色をポスターカラーで全面に塗る．

9　乾いたら，髪や目鼻を描き入れる．

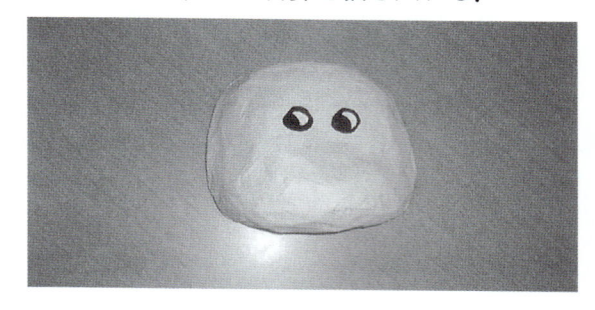

10　スプレーニスを吹き付ける．

11　その他の作品例．

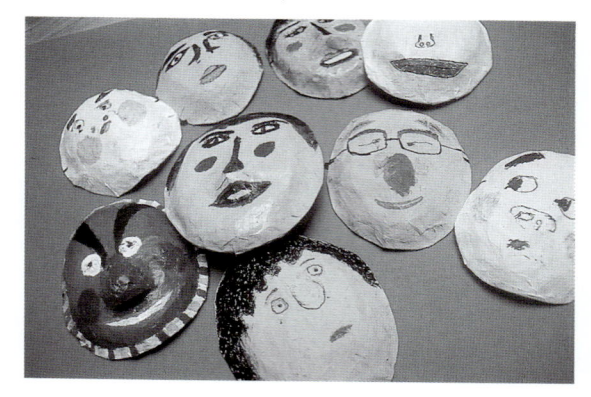

作業工程上の留意点

1. 市販の教材用お面の芯材は，はりこ用のものではないが，これを土台にしてつくると目の部分を開けることができ，かぶりお面にもなる．
2. 重ね貼りをしていると何回貼り重ねたかわからなくなるが，ときどき型から外して厚さを確認することができる．
3. はじめはでき上がりが想像しにくいため，完成見本があるとよい．その点，民芸品などのお面を土台にすると見本にもなり，導入しやすい．
4. 顔を描くことには抵抗感を示す人が多いので，段階づけによるサポートが必要となる．

体験者の声

- 老人保健施設の作業療法士からは，単純作業の繰り返しだが完成時に満足感を得やすい．
- 重度の認知症でなければほとんどの疾患の人に適応できる．
- 最後の顔を描く工程は苦手意識をもつ人がいた，といった声が聞かれた．

gradation

1. 身体機能面の段階づけ

a．素材・道具による対応

手が補助手レベルであれば，お面の型をおもりで軽く押さえるか，滑り止めのマットを敷く．片手動作であれば，画用紙や厚紙に型をセロハンテープで留めて安定させ，固定を工夫する．

目鼻を描く用具は，マジックペン，クレヨン，絵の具の順に難易度が高くなる．

b．作業工程による対応

下貼り用の紙をハサミで切ることが困難な場合は，ちぎる動作に変えた作業工程により難易度が低くなる．

c．作品による対応

ティッシュペーパーを丸めたものを貼り入れることで顔に凸凹がつき，鼻や頬に変化が出る．また，毛糸で髪の毛を付けると立体的な作品に仕上がり，作業の難易度も高くなる．

2. 精神機能面の段階づけ

a．素材・道具による対応

完成見本を提示し，活動のイメージを促す．

b．作業工程による対応

絵画の能力が高い対象者には，あらかじめ画用紙にお面の完成画を描いてもらうなど，さらに段階を高くすることができる．

ペンやクレヨンで目鼻を描くことに抵抗を示す場合は，福笑いの要領で，あらかじめ目鼻を切り，お面の上に配置してのり付けをする．

下貼り用の紙を切る準備作業は，精神的圧迫感がなく創作活動に興味がない人も場に参加しやすいため，活動導入に適している．

c．作品による対応

単純な動物のお面も民芸調に仕上がり，興味を引きやすい．

comment

活動の特徴として新聞紙と半紙を交互に貼る単純な作業部分と，お面に顔を描くという創造的な部分に分かれる．前半のお面の土台をつくる作業工程は時間がかかり根気を必要とするが，片手でも非利き手でもできる．また，視力が低下している場合でも新聞紙と白い半紙を使

うことで交互に貼りやすくなる．三角形の紙はカーブや凹凸面にもなじみやすく貼りやすい．後半の顔を描く部分は，精神的緊張をもたらす反面，個性を出すことができ，完成時の楽しさは格別である．この作業は失敗が少なく，活動期間を長く取ることができる場合に適している．また，男女の区別なく導入しやすいのも特徴といえる．

　お面の土台になる芯材は紙粘土用として市販されているものが入手しやすいが，民芸品のおかめやひょっとこなどのお面を使うことで完成のイメージが付きやすく，見本があるため顔の造作もしやすい．

　顔の描き方によっては完成度の高い作品にもなるし，はじめから計画して個性的な作品をつくることもできる．また，お面ということで，お祭り行事に活用したり，また小さい子どもへのプレゼントとしても適しており，作業目的をもちやすい．

38. 和紙のうちわ

LEVEL 3

■ *characteristics*：和紙，季節感，生活用具

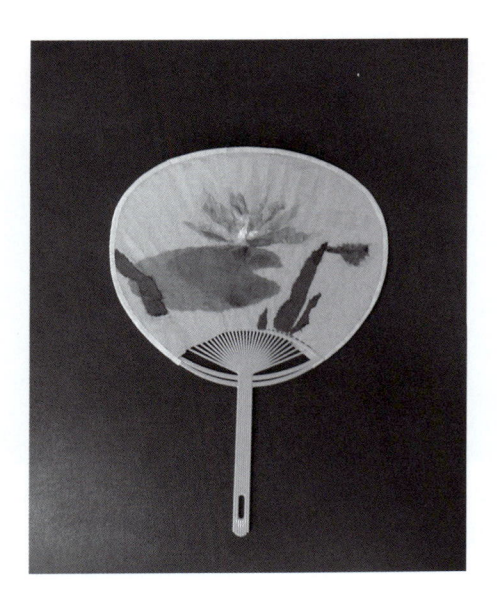

◆ 材　料

　和紙（色違いのもの，数種類），のり（紙工作で用いるデンプンのり），うちわの骨（プラスチック製がよい），台紙（コピー用紙または色紙，A4を2枚程度），カーボン紙．

◆ 道　具

　ハサミ（文具用でもよいが，刃が長めのもの），鉛筆，おもり．

◆ 作業工程

1　台紙となる紙にうちわの帆の部分に合わせて扇型に線を引く．2枚作製する．
2　台紙の枠の中に入るサイズの絵柄を決める．
3　絵柄の部品をそれぞれ適切な色の和紙にカーボン紙を使ってトレースする．
4　トレースした線に沿って和紙をちぎる．
5　図案に従い，台紙にのりを付けてちぎった和紙を貼り付ける．
6　はじめに台紙に書いておいた扇型の線に沿って，ハサミで台紙を切り抜く．
7　うちわの骨にのりを付け，表の台紙，裏の台紙をそれぞれ貼り合わせる．
8　乾燥させてでき上がり．台紙の裏などの空きスペースに俳句や作品名，座右の銘などを書き込んでもよい．

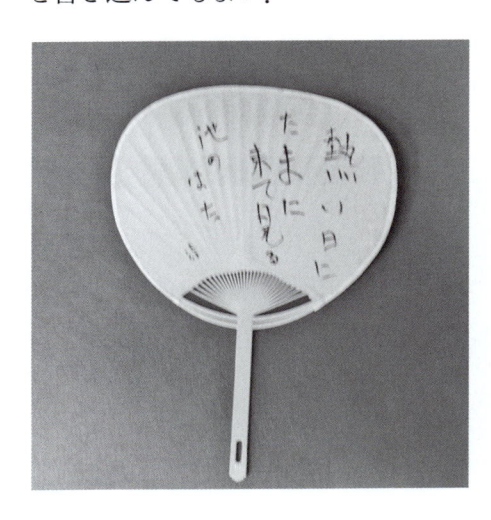

作業工程上の留意点

1. 事前の準備として，絵柄などの参考になるカット集，ちぎり絵の解説本などに出ている図案を用意しておくと導入が容易になる．
2. ほとんどのうちわでは1〜2時間水に浸しておくと，台紙の部分がきれいにはがれるので，うちわの骨が再利用できる．

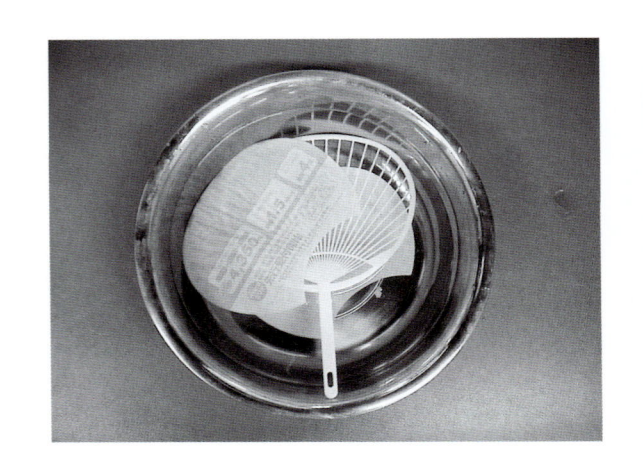

gradation

1. 身体機能面の段階づけ

a. 素材・道具による対応

片手で行う場合，トレースした線に沿って和紙をちぎる動作が難しい．このため，ちぎる直前に，水をつけた細筆で線の上をなぞった後，おもりなどを使って和紙を固定すれば，片手でもちぎり動作が可能である．ちぎる動作が難しい時は，ハサミを使って切り絵風に仕上げることも可能である．

2. 精神機能面の段階づけ

a. 素材・道具による対応

認知面などに障害がある場合，簡略化した図案を使うことで段階づけを行うことができる．

図案を選択する時に構成部品が少なく，かつ部品が大きめのものを選ぶと作成が容易になる．

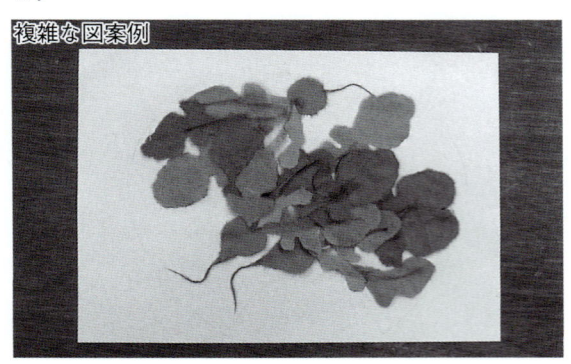

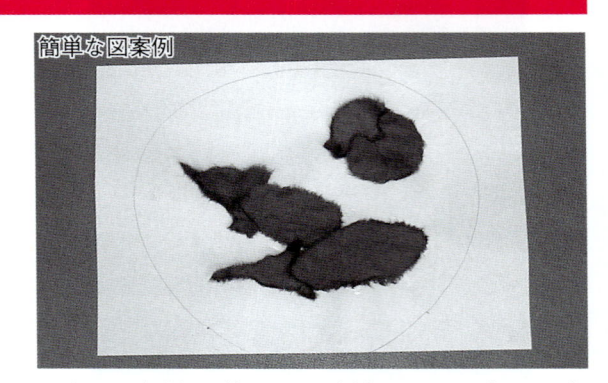

また，図案を使わない方法として，好みの色の和紙（2種類程度）またはグラデーション和紙を選び，和紙を2cm程度の大きさにちぎってもらい，敷き詰めるように貼り付けていくことで，作業工程の簡略化を図ることもできる．

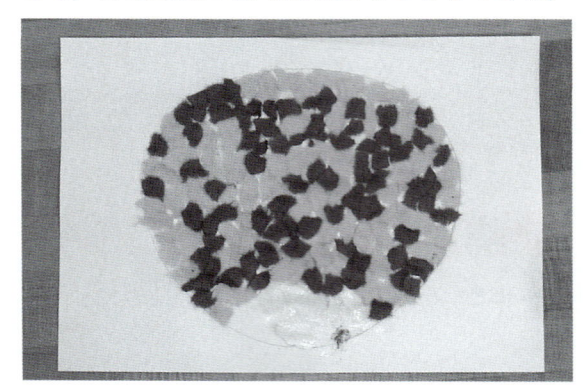

comment

　和紙のちぎり絵などを貼り付ける題材としてうちわを選ぶことで，季節感と実用性をもたせた作業課題となる．また，小さくちぎった和紙をただ貼り付ける方法から，図案を利用したり，自分で絵柄を考案することにより，幅広い選択肢をもたせることができ，対象者の能力的な違いにも対応しやすい．さらに，完成したうちわの空きスペースに名前や俳句などを書き込んだり，製作者の手形を組み込むなど，多彩で補助的な方法を追加して導入することができるため，より付加価値があるその人らしいオリジナルな作品に仕上げることが可能である．

　導入が可能な対象者としては，ベッドアップ座位が30分程度可能で，片手で紙をつまむことができれば，制作作業に参加することができる．

　導入目的としては，座位での作業耐久性（体力），手指のつまみ動作（巧緻性），図形などの認知機能面の維持・改善と精神機能面の賦活，書字練習の動機づけなどがあげられる．

体験者の声

- 普段使うことのできるうちわができ上がったので，さっそく使ってみたい．よい句ができてよかった．
- 和紙を重ねる絵柄の場合，うちわが重くなってしまった．

39. ウールアート

LEVEL 3

■ *characteristics*：絵画，貼り絵，手芸

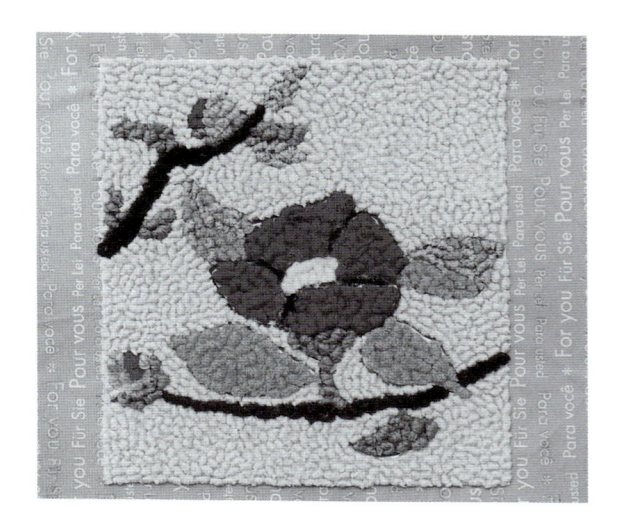

◆ 道　具

　ハサミ，ピンセットまたは箸，筆（細），ペン，木工用ボンド，のり，毛糸玉を入れる容器，片手で行う場合はくけ台，文鎮を用いる．

◆ 作業工程

1　紙に下絵を描く．

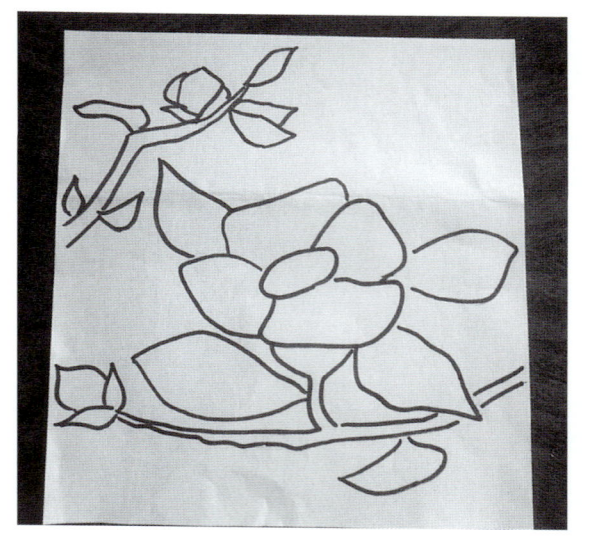

2　下絵をダンボールに貼る（枠となる部分には千代紙などを貼る）．

◆ 材　料

　毛糸（並太～極太），ダンボールまたは厚紙，下絵を描く紙，枠（千代紙，和紙，包装紙）．

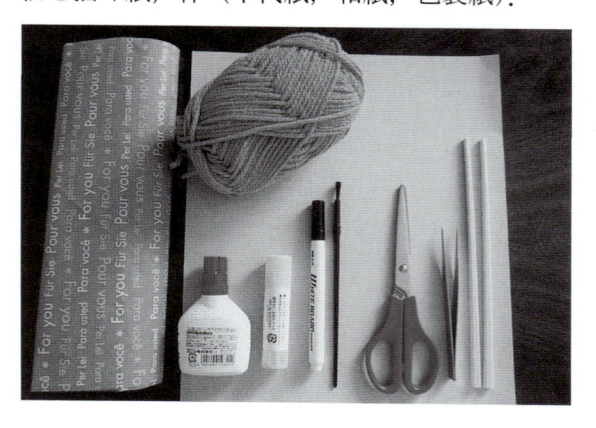

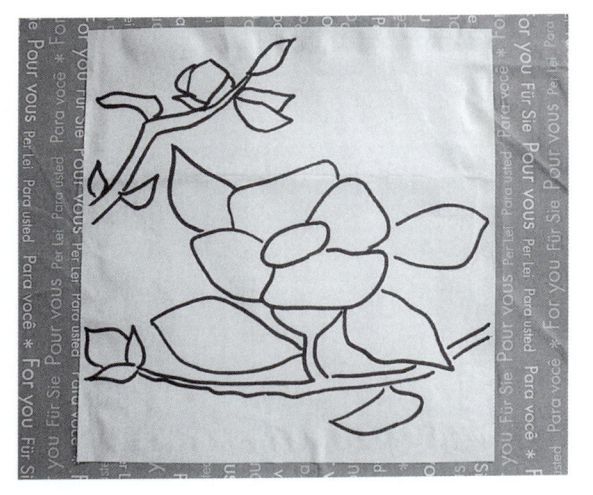

3 毛糸に結び目をつくる．
4 結び目の両端を切って毛糸玉をつくり，色ごとに容器に入れる．

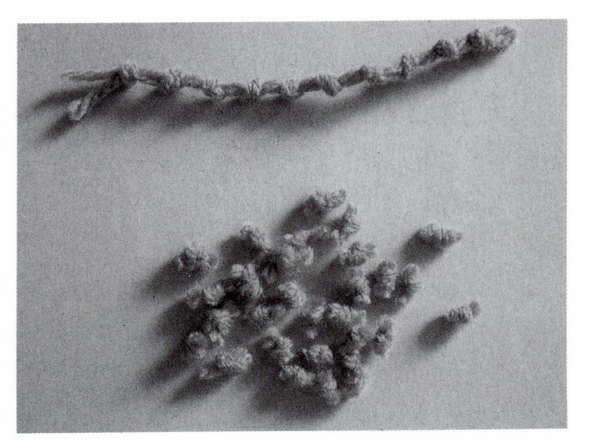

5 下絵に毛糸玉を貼る．木工用ボンドは下絵に塗って貼っても，または毛糸玉に付けて貼っても，どちらでもよい．

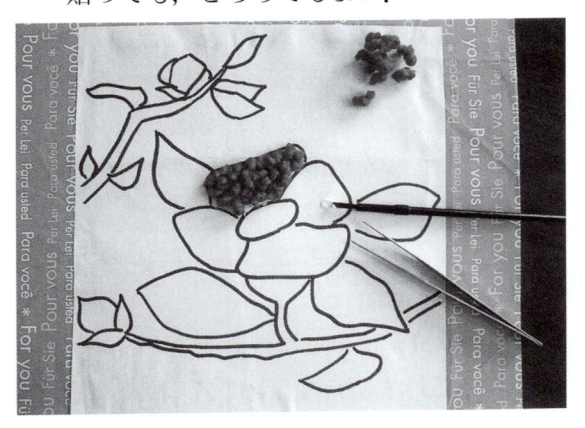

❖ 作業工程上の留意点

1 毛糸に結び目をつくる時（作業工程3），あらかじめ毛糸を20cm程度に切ってから行うと作業しやすい．
2 結び目の間隔は空きすぎないように，また結び目は重ならないようにつくる．
3 結び目は緩いとほどけてしまうので，しっかりと結ぶほうがよい．ふわっとした感じを出したい時は，ほどけない程度の力の調整が必要となるため難易度が高くなる．
4 結び目の大きさは，固結びにしたり毛糸を二重にして結び目をつくると大きくできる．細い毛糸を使う場合は三重でもよい．
5 結び目の両端を切る時（作業工程4），毛糸玉に近い部分で切る．毛先が長く残ると貼る時に毛糸玉を敷き詰めにくくなる．
6 毛糸玉を貼る時（作業工程5），各部分の縁から貼ると絵の型が崩れにくい．また，毛糸玉の向きをそろえて隙間なく貼ると見栄えがよい．
7 枠は毛糸玉を貼り終わってから周囲をアンデルセン棒で囲んだり，毛糸玉の厚みに合わせてダンボールなどを重ねてつくると見栄えもよく保管しやすい．
8 初心者には，シンプルな図柄でB5サイズ程度から始めるとよい．毛糸の扱いや毛糸玉の貼り付け具合がわかってくると複雑な絵柄をうまく表現できるようになる．

▶体験者の声◀

・毛糸は普段編み物に使い，着たり覆ったり膝掛けにしたりしている素材．これが絵の材料になる意外性が楽しめる．
・毛糸の特性により温かみのある作品ができ，また配色次第で色鮮やかな作品ができた．

9　片手で行う場合，下絵の押さえに文鎮を利用し，結び目をつくる時はくけ台を利用するとよい．くけ台で毛糸を固定すると片手でも結ぶことができる．この場合，毛糸は長めに切ったほうが結びやすい．

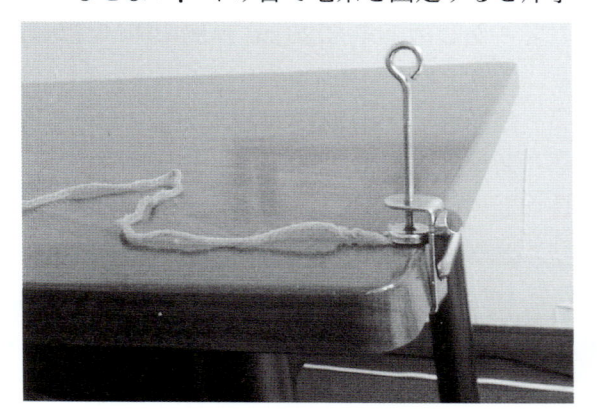

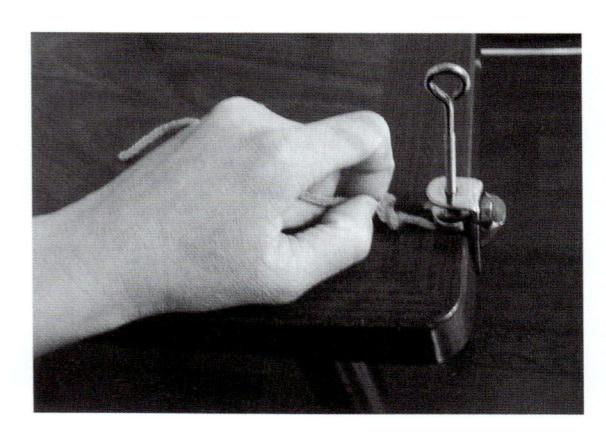

◆ gradation

1．身体機能面の段階づけ

a．素材・道具による対応

手指の巧緻性が低い場合や視力低下のある場合は，太い毛糸を選択したほうがよいが，太い毛糸は結び目をしっかりつくらないとほどけやすい．つまみの力が弱い場合は，細い毛糸のほうが結び目をしっかりつくれるが，毛糸玉を大きくするために幾重にもして結ぶ時に巧緻性を必要とする．能力に合わせて毛糸の太さを選択することで段階づけすることができる．

片手で行う場合は，下絵の固定に文鎮を活用したり，結び目をつくる時にはくけ台を活用すると作業が容易となる．

細かい絵や複雑な絵は毛糸玉を小さくつくったり，隙間なく貼ることが必要である．そのため手指の巧緻性・つまみ動作能力に合わせ，絵柄を選択することで段階づけすることができる．

b．作業工程による対応

「結ぶ」「切る」「貼る」の各作業工程のなかで，能力に合わせて役割分担し，共同作業で苦手な作業を補い合うことができる．

c．作品による対応

大きい作品では座位耐久性・作業耐久性が必要である．耐久性に合わせ，大きさを選択することで段階づけすることができる．

2．精神機能面の段階づけ

a．素材・道具による対応

下絵に毛糸玉を貼る時に毛糸の色の選択が困難な場合は，色を塗った下絵を準備するとよい．また創造力や構成能力に合わせ，下絵作成時に見本を用いるなどで，段階づけすることができる．

b．作業工程による対応

1回の作業時間に何工程を行うかで段階づけすることができる．理解力など知的な面で低下のある場合は，1回に1工程を取り組み，次回に別の作業工程を取り組むことで完成させる．

集団で行う場合には，「結ぶ」「切る」「貼る」の作業工程を分担することで，作業の単純化を図ることができる．

下絵の作成が困難な場合や下絵で段階づけを行う場合は，あらかじめ職員が下絵を準備するとよい．

c．作品による対応

作品の絵柄を構成能力・色の認知力などに合わせて，単純にしたり複雑にしたり，色数を調整して段階づけすることができる．

■ comment

　身近にある材料・道具を使い，単純な作業工程で作品を完成させることができ，幅広い人を対象に導入可能なアクティビティである．個人でも集団活動でも用いることができる．

　単純作業を繰り返しながら，両手協調動作・手指の巧緻性・つまみ動作の訓練ができ，作品の大きさや絵柄の複雑さ，毛糸の太さ，毛糸玉の大きさなどで治療的段階づけをもたせることができる．

　毛糸を結ぶ時，ほどけないように，そして同じ大きさの毛糸玉になるようにと，毛糸の引っ張り具合を調整することは感覚訓練にもなる．手指に機能低下のある場合，この作業は日常生活動作の改善にもよい影響を及ぼすと考えられる．

　視力低下がある場合は，細い毛糸や暗い色の毛糸では結び目がみえにくいので，太くて明るい色の毛糸を使用したほうが眼の負担を軽減することができる．

　簡単な作業工程のところは知的に低下のある人でも取り組み可能であり，集中力や作業耐久性を養う訓練となる．一方，単純作業の繰り返しに飽きてしまう場合には，作業の難易度を高め，絵柄を複雑にしたり見栄えよく完成することを目標にして，意欲低下が生じないように配慮することが必要である．毛糸は種類・色数が多く，発想を柔軟にすればいろいろな作品が生まれる．毛糸以外にもマクラメ糸を使うこともできる．

　集団活動で用いる場合には，各人の得意な作業工程を割り当てたり，一斉に同じ作業工程に取り組んだり，集団のもつ能力・特性を見極めて導入するとよい．

40. コサージュ

LEVEL 4

■ *characteristics*：巧緻動作，年中行事，余暇活動

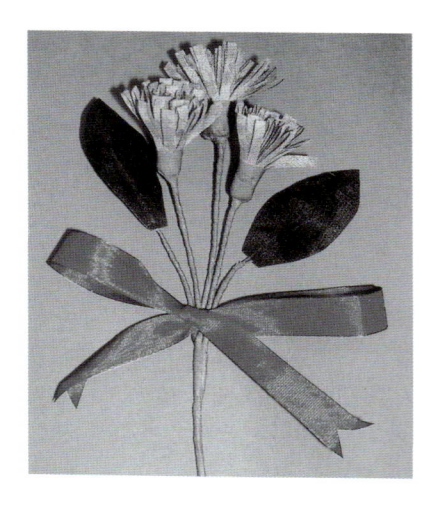

◆ 道 具

定規，ハサミ，鉛筆，刷毛，木工用ボンド，容器（水溶きボンド用）．

◆ 作業工程

1 布に水で薄めた木工用ボンドを刷毛で塗り，乾かす（ボンド1：水3）．

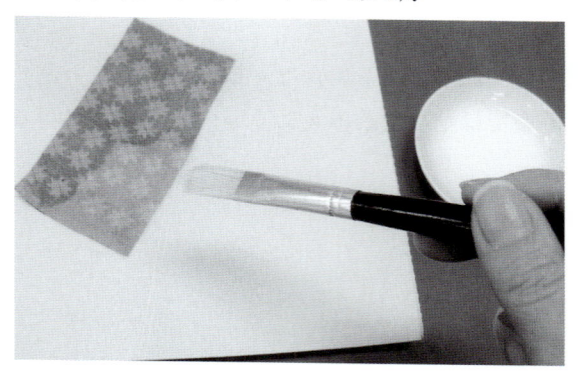

◆ 材 料

木綿布（花用に6×12 cmを4枚，葉用に5×6 cmを2枚），造花用ワイヤー（26番，17 cm，6本），フローラテープ（幅1.2 cm），安全ピン（1個），リボン（適宜）．

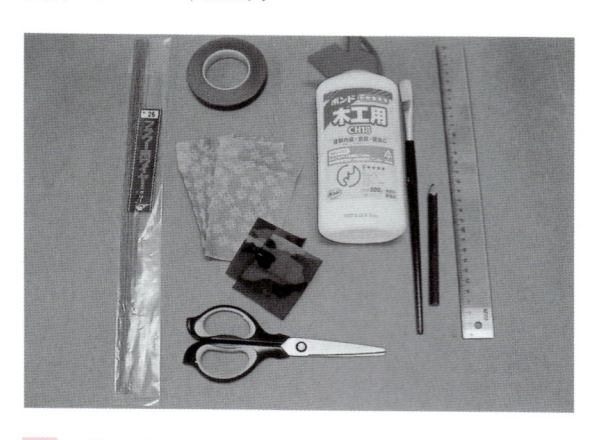

2 花，葉の各サイズに布を裁断する．

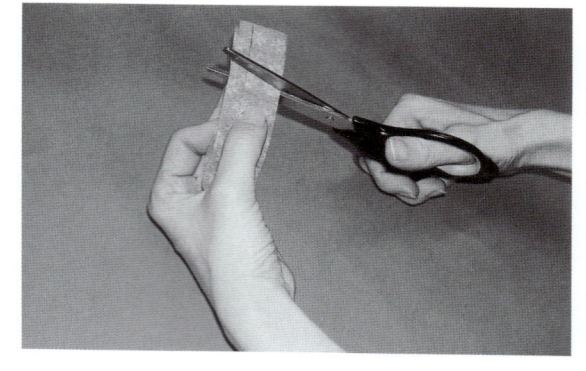

3 花をつくる．

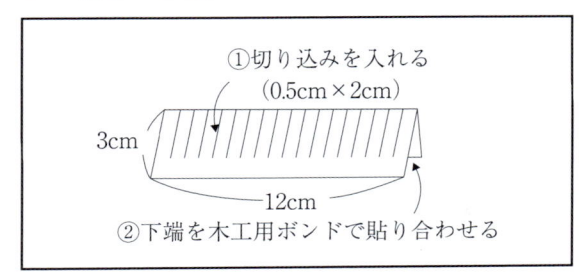

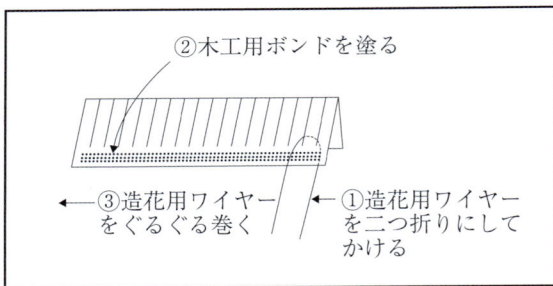

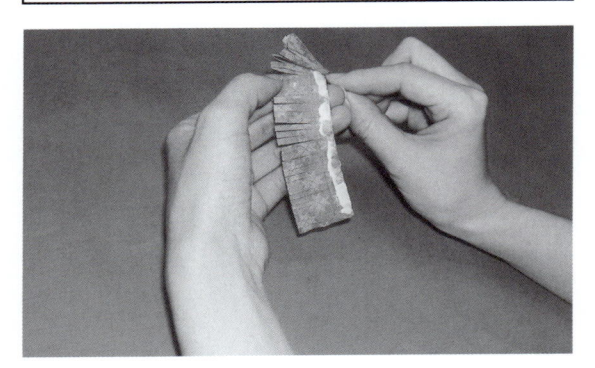

①切り込みを入れる（0.5cm×2cm）
3cm
12cm
②下端を木工用ボンドで貼り合わせる

②木工用ボンドを塗る
①造花用ワイヤーを二つ折りにしてかける
③造花用ワイヤーをぐるぐる巻く

4 葉をつくる．

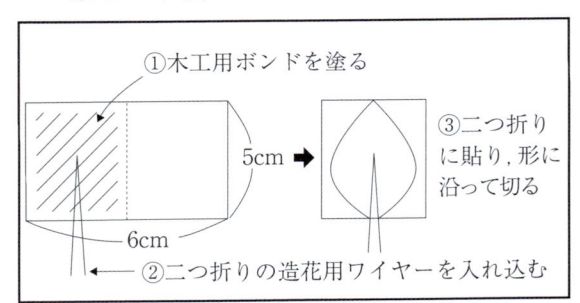

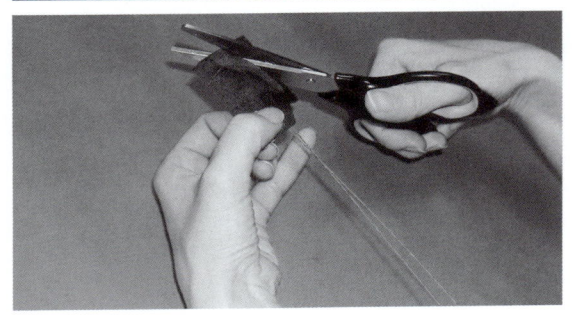

①木工用ボンドを塗る
6cm
5cm
②二つ折りの造花用ワイヤーを入れ込む
③二つ折りに貼り，形に沿って切る

5 花，葉とも造花用ワイヤーにフローラテープを巻く．

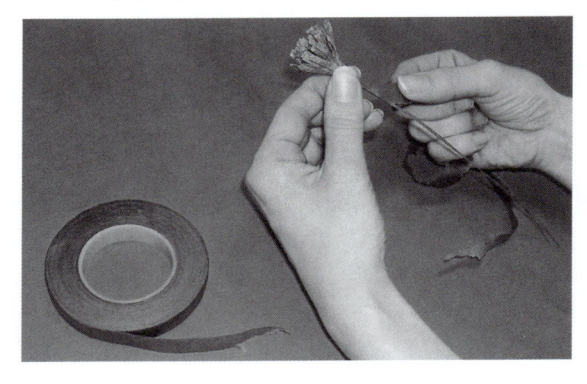

6 花，葉を束ね，安全ピンとともにフローラテープで巻き固定する．その上にリボンを結ぶ．

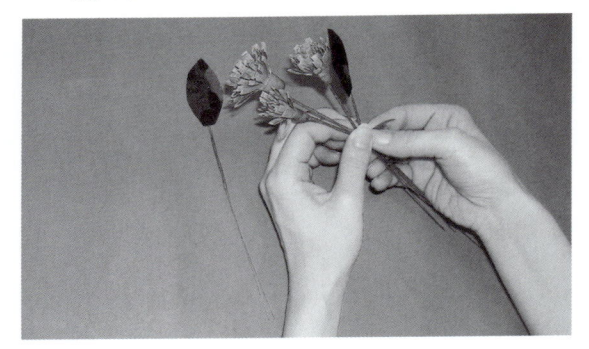

7 完成．

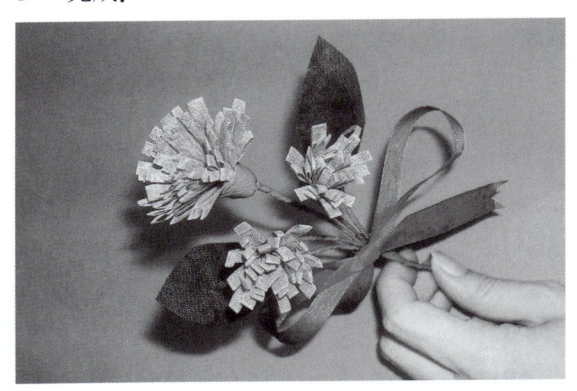

✚ 作業工程上の留意点

1 木工用ボンドを塗った布を早く乾かしたい時は，ドライヤーを使うとよい．

2 フローラテープは少し引っぱりながら巻く

40．コサージュ

と粘着力が出る．また，ワイヤーに対して斜めに巻くときれいに巻ける．
3 指や布についた不用な木工用ボンドを拭き取れるように濡れタオルを用意するとよい．
4 フローラテープを巻くことが苦手な対象者が多いので，その部分の介助をすると，本人の精神的負担は軽減される．

> **体験者の声**
> - 「母の日」にちなんで作成し，とても好評だった．
> - 1つの花と葉で小さめのコサージュをつくり，いつもお世話になっている介護職の方々にプレゼントした．皆さん数カ月付けてくれ，贈ったほうもうれしかった．
> - 枯れてしまう生花と違い，半永久的に残るので，何度となく思いかえすきっかけとなった．

gradation

1．身体機能面の段階づけ

a．素材・道具による対応

花や葉のサイズが小さいと，より巧緻性を求められる．サイズが大きいと簡易となるが，大きすぎるとカーネーションにみえなくなるので注意が必要である．

b．作業工程による対応

花や葉の枚数が多くなれば，その分作業工程や時間が長くなり，作業耐久性が求められる．花芯やつぼみをつくれば，その分作業工程が増え，時間や手間が増し，作品としての難易度は上がる．また，既製の葉で対応したり，茎となるワイヤーを太くすることで作業を行いやすくすることが可能である．

c．作品による対応

でき上がりを花束として束ねたり，リース（花輪）にするなど，いろいろなバリエーションが考えられ，巧緻性や全体の構成を考える機会を増やすことができる．束ね方や飾り方の工夫を膨らませ，生活のハリや趣味活動につなげることも可能である．

2．精神機能面の段階づけ

a．素材・道具による対応

花用の布は格子模様の布にすると，切り込みを入れる時の目安となり切りやすい．また，ハサミで花びらに切り込みを入れる際は，切りすぎないように厚紙を上から重ね，切る範囲を限定すると，簡便かつ作業がわかりやすい．

b．作業工程による対応

完成までに必要とされる技能が多様であるため，一人の対象者で行うことが難しい場合は集団作業とし，分担して行うと，無理なく多くの人が参加できる．例えば片手動作で行う場合は，作業工程1などの塗る作業が比較的導入しやすい．また，巧緻性の高い対象者には作業工程5や6など巻く作業を担当してもらう．協同作品として作り上げるには小さい作品だが，満足度は高い．

c．作品による対応

カーネーションの色合いを選んだり，花びらの形や葉の位置のバランスを整え構成することは難易度が高い．見本をみて模倣することから始め，自分なりの味がでてくるとよい．また，花びらを黄色にして短くし，葉の形を変えればタンポポになるなど，応用できるようになると楽しさが増す．

comment

　完成作品は色鮮やかで見栄えがするので，作り上げた時に満足感が高いアクティビティである．介護度が支援レベルの人々を集め集団（20名）で行った際，図を配布し，一度説明しただけではなかなか理解は得られなかった．しかし，数名集めて実践してみせると理解度は増していき，できた対象者が他の対象者に教え，相互に交流しつつ最終的には全員が1日で作り上げて持ち帰った．時間として約1時間半で終了した．

　全作業行程を実施すると工程数が多いうえ，集中力，巧緻性を要求する場面が多く，対象者に合わせた介助と声かけが必要である．花をつくるだけで耐久性が持続しない場合には，既製の葉で対応し完成させるのもよい．また，茎となるワイヤーを太くしたり，花びらを大きくするなど難易度を低くし調整することも可能である．

　このアクティビティは，「母の日」のプレゼントとしての導入が好評である．通所系の作業活動場面はもちろん，病院でも動機づけはとても重要である．季節やイベントを意識したアクティビティは受け入れやすい一面がある．難しいアクティビティもぜひ勧めてみてほしい．

文　献

1) アイディアクラフト大集合―いつもの暮らしに手作りをプラス．オレンジページ，1995，pp82-85

41. 折り紙でつくるクリスマスオーナメント

LEVEL 4

■ *characteristics*：折り紙，季節感，巧緻動作

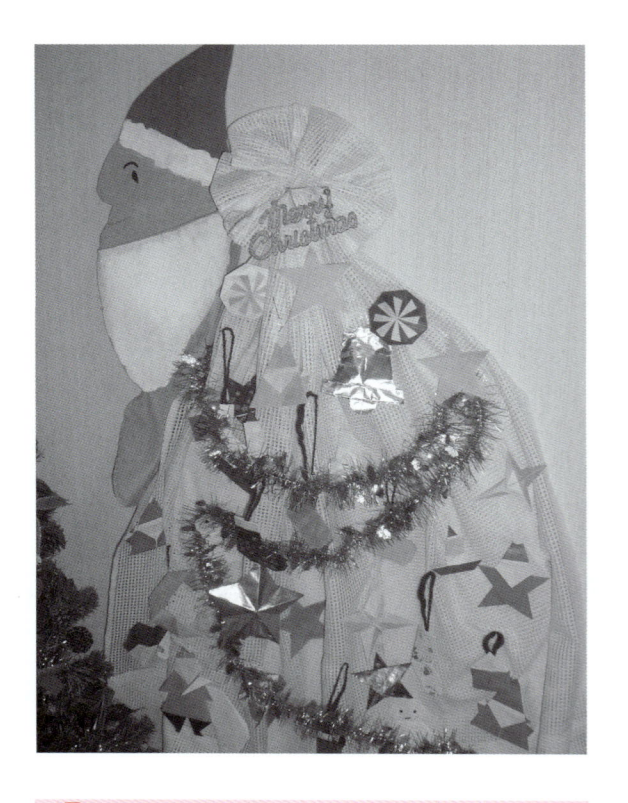

◆ 材　料

折り紙または身近にある包装紙など，リボンまたはひもなど，サインペン，のりまたは木工用ボンド，セロハンテープ．

◆ 道　具

ハサミ，カッターナイフ，定規，固定用のおもり，空き瓶．

◆ 作業工程

1. 折り紙を用意する．包装紙などを利用する場合は，適当な大きさに切って使用する．

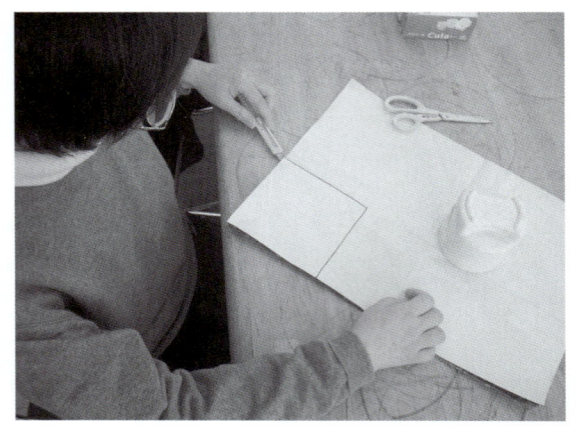

2. 折り紙を折る．

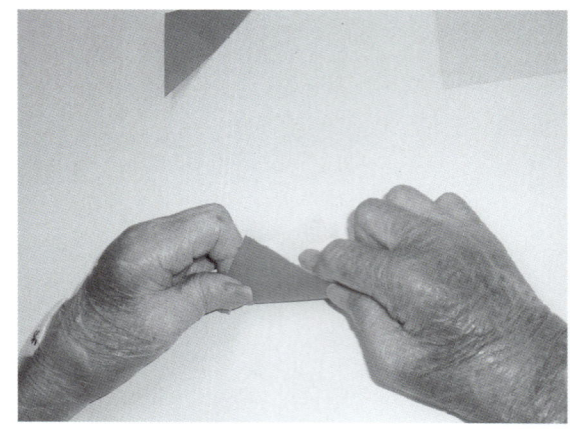

「星」のつくり方の一例．

三角に折る．

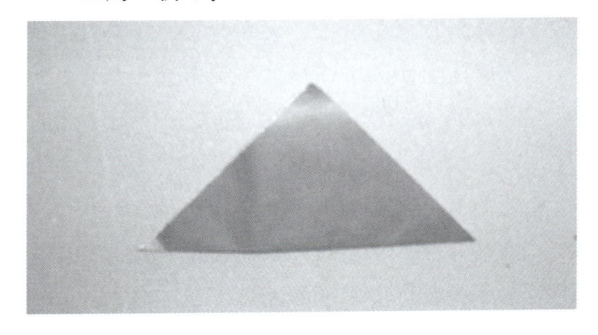

同じものを3個つくる．

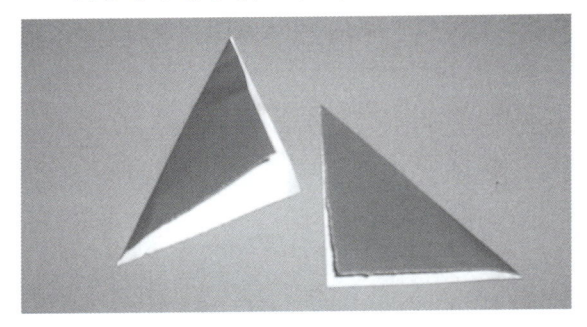

隙間に差し込み，のりを付ける．

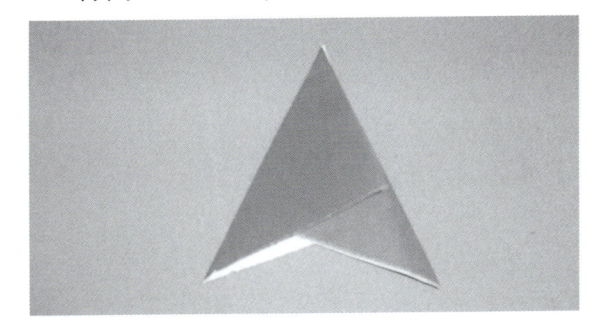

残りの1枚を重ねる．形を整え，のり付けしたら，でき上がり．

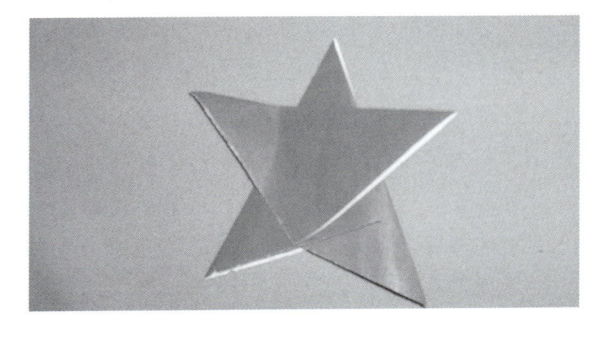

3 でき上がった作品にひもなどを付けて飾る．

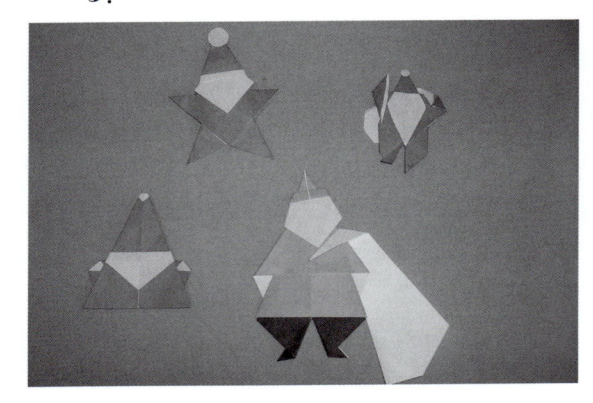

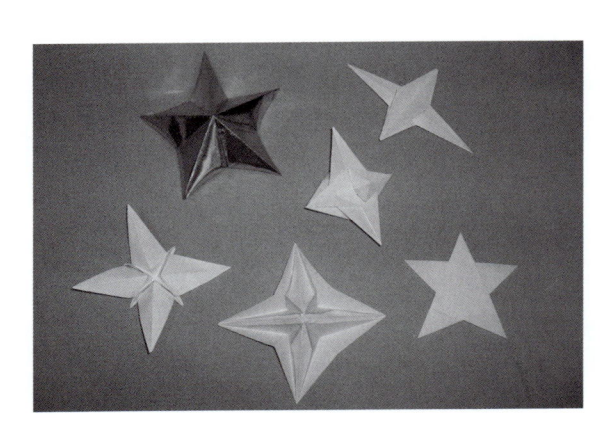

41．折り紙でつくるクリスマスオーナメント

◆ 作業工程上の留意点

1. でき上がった作品をどのように飾るかイメージしながら，使用する紙の素材や柄，色，大きさなどを決める．折り紙にはたくさんの色がそろっているので，好きな色を選ぶ楽しさも大切にしたい．和紙や包装紙を使う場合は，適当な大きさの正方形に切る作業から始める．
2. 高齢者では白内障などにより，みえにくさを訴える人も多いので，作業を行うテーブルの色や光の反射によるまぶしさ，採光・遮光などにも配慮する．
3. 紙の端をきちんと合わせたり，指でしっかりと押さえて折るとでき映えがよい．指の力が弱かったり，重ね折りや厚手の紙を利用して折る場合は，瓶や缶など円柱のもので押さえると，折り目がしっかりついて仕上がりがきれいになる．この時，使用する瓶などは対象者が握りやすい太さのものを選ぶとよい．また，円柱の形をしていても，素材が柔らかすぎたり，軽すぎるものは押さえには適さない．
4. 認知機能が低下した人など，折り図をみながら折り紙を折ることが難しい場合は，作業療法士が隣で一緒に作業を進めたり，実際に折った紙を作業工程ごとに並べるなど，手順をわかりやすく提示する工夫が必要である．
5. クリスマスツリーに映えるように，リボンなどの選択にも配慮する．
6. 折り紙は，子どもの遊びと思われる節もあるため，高齢者の施設では特に子どもっぽい飾り付けにならないように注意する．

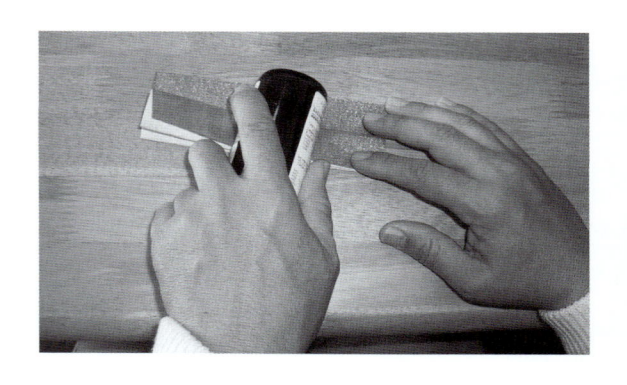

▷ 体験者の声 ◁

- 紙を半分に折るくらいはできる．それで星ができるとは思わなかった．
- 普段「チラシで折る卓上ゴミ箱」をつくり，利用しているが，紙を変えてクリスマス用のおやつ入れになった．同じ折り方でも，素材を変えるだけで違った雰囲気が楽しめ，和紙や好きな紙を選べば，個性的でとてもおしゃれなものにもなる．

gradation

1. 身体機能面の段階づけ

a．素材・道具による対応

折り紙の大きさは一辺が 15 cm のものが一般的である．折り紙は小さいほうが，より巧緻性を必要とする．

和紙や包装紙などは，折り紙よりも厚みがあるため丈夫に仕上がるが，紙を折ったり押さえたりする時に指の力が必要となる．

b．作業工程による対応

同じ作品でも本によって折り方が違うため，その選択で難易度が変えられる．対象者のレベルに応じた折り方を選ぶとよい．

細く折ったり，重ねて折る工程は巧緻性を必要とし，難易度が高い．

c．作品による対応

小さく折った作品を厚紙に貼ってカードをつくったり，色紙の額に仕上げて部屋に飾ることもできる．また，紙の種類や大きさを変えることで，実際に遊べる物や実用的な物をつくることができる．

2. 精神機能面の段階づけ

a．素材・道具による対応

意欲低下のある人に対しては，折り紙の色や柄を選ぶ工程に参加することから進めることができる．千代紙や和紙など，なじみのある柄を提供するのもよい．

b．作業工程による対応

例えば，紙を半分に折るだけの単一作業を行うか，あるいは複数工程を続けて行うかなどによって，記銘力や理解力の段階づけが図れる．

平面的に折る作品よりも，「角を隙間に差し込む」とか「内側を広げて立体に折る」などの作業工程の多い作品は，より空間認知を必要とし，難易度が高い．

c．作品による対応

「鶴」や「やっこさん」などの伝承折り紙は，なじみがあり比較的取り組みやすい．一方，新しい折り紙は，本などをみながら折っていくため，より記銘力や理解力などが必要とされる．

comment

日本文化である「折り紙」は，子どもの時から慣れ親しみ，一般によく知られているものである．そして，子ども向けのものから大人向け，上級者向けのものまで，数多くの本が出版されている．最近ではインターネットを利用して，より手軽にさまざまな折り方を知ることもできるようになった．

身近で，手軽に思える作業であるが，紙の端をきちんと合わせて折るということはかなり巧緻性を必要とし，難易度も高い．作業療法場面において，さまざまな折り方を知り，対象者のレベルに合わせた方法を選択することは，作業に楽しさをもたらすためにも欠かせない．

今回紹介したクリスマスオーナメントは自由な発想でいろいろな作品を飾ることができるため，集団作業としても取り組みやすい作品例である．集団で行う場合は，場の共有と道具の貸し借りなどを通して，他者との関わりを増やすこともできる．また，このような季節に応じた作品の選択や展示方法は，見当識に働きかける要素を十分に持ち合わせている．

さらに紙鉄砲や紙飛行機，めんこ，手裏剣など，昔から伝わる「遊べる折り紙」は，面会に来た子どもたちを交えて遊ぶこともでき，回想

法などにも利用できる．そして，これらの折り紙は大きな紙を用いることで，上肢の粗大運動を促すこともできる．

「折り紙」は手軽な作業であるゆえに，作業療法場面で治療・援助手段として用いる時は，対象者にただ漫然と提供するのではなく，作業療法士が「折り紙」のもつ特徴を十分に把握したうえで，しっかりとした目的をもちながら接することを忘れてはならない．

文　献
1) 山口　真：暮らしに役立つ実用折り紙，西東社，1999

42. 六角マット

LEVEL 4

■ *characteristics*：毛糸，整経，リーチ動作，巧緻動作，繰り返し，目と手の協応，構成能力，対人交流

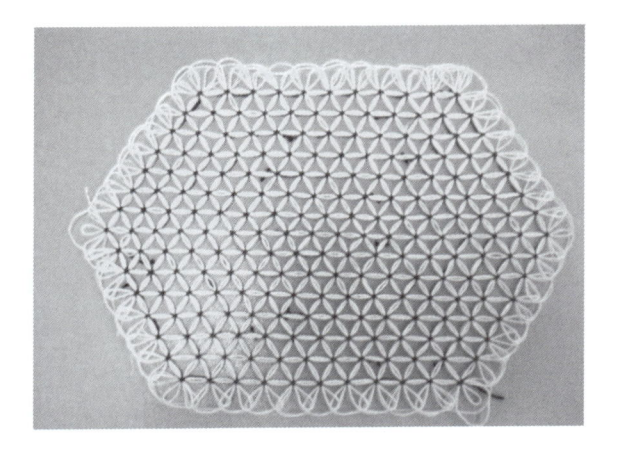

◆ 材 料

毛糸．

◆ 道 具

毛糸用針（針金などで代用してもよい），ハサミ，木枠（図A）．

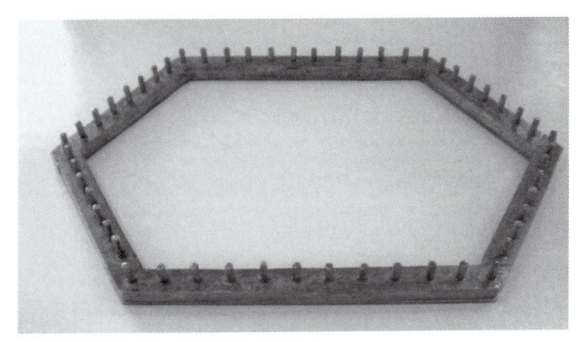

図A　木枠

◆ 作業工程

1　木枠に張っていく毛糸（張り糸）と，張り糸を結んで留めていく毛糸（留め糸）の配色を決定する．

2　木枠に張り糸をかける．右斜め，横，左斜め（順不同）と3方向からかけ，それを一段とする．

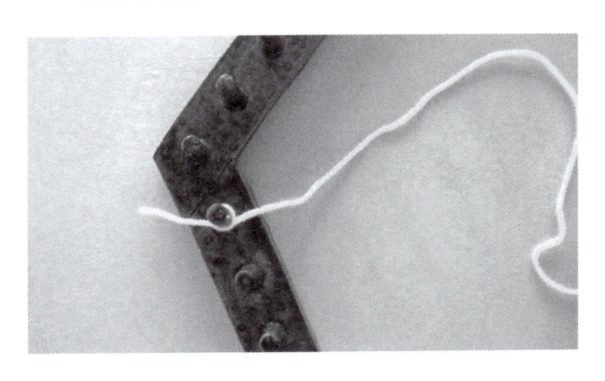

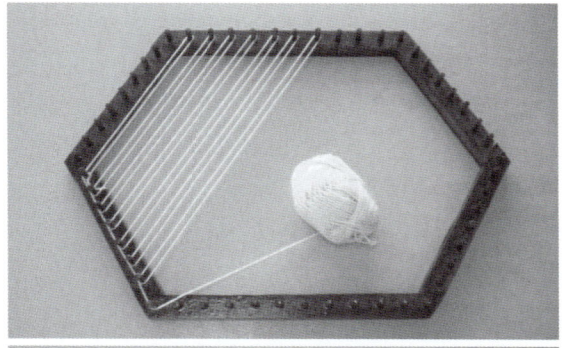

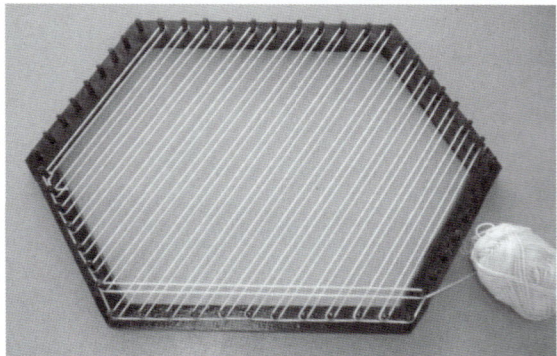

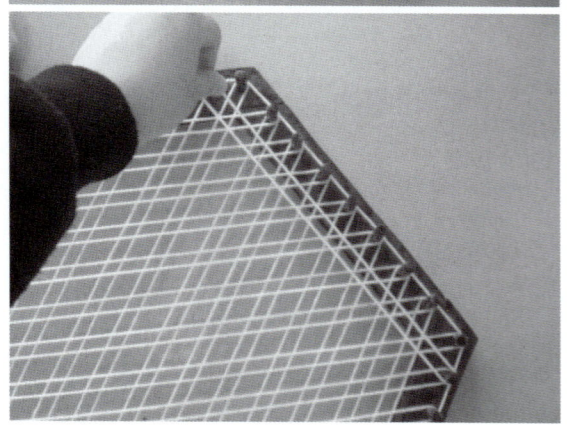

3 作業工程2を2，3回繰り返す．

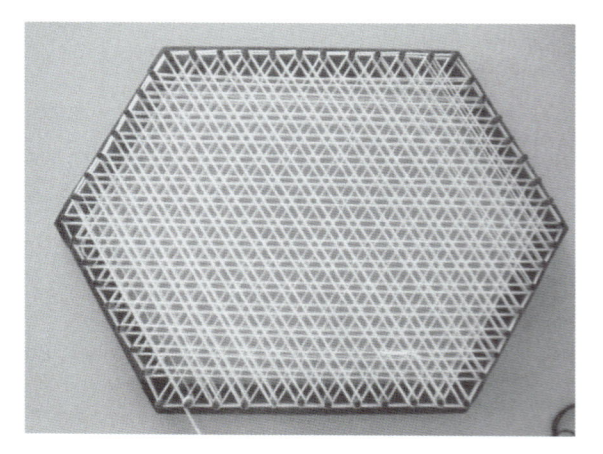

4 張り糸の交差部分を，外側から留め糸で留めていく．その際，張り糸の交差部分に，留め糸を下から上へと対角線上に出すようにかける．

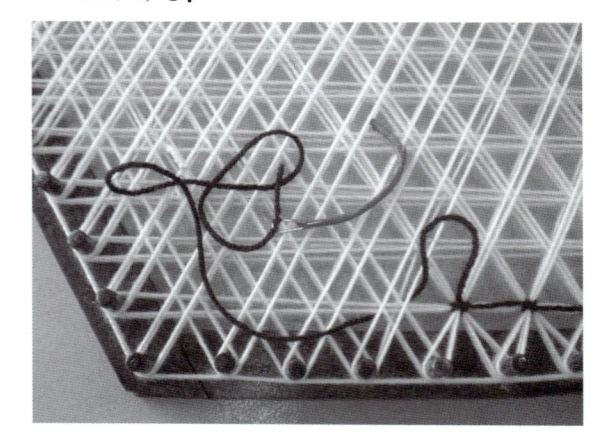

留め糸を輪に通して締める．

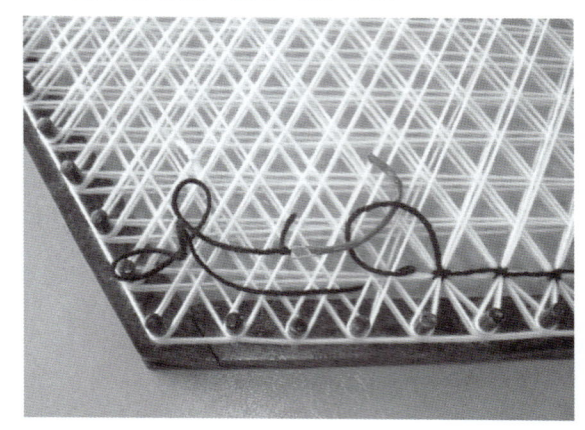

これらの作業工程を，各対角線3方向に繰り返す．

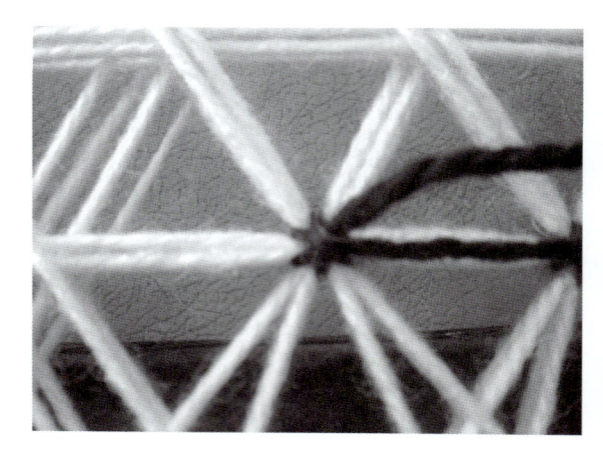

5 張り糸の交差部分をすべて留め終えたら，木枠からゆっくりと外す．裏返した面が表となる．

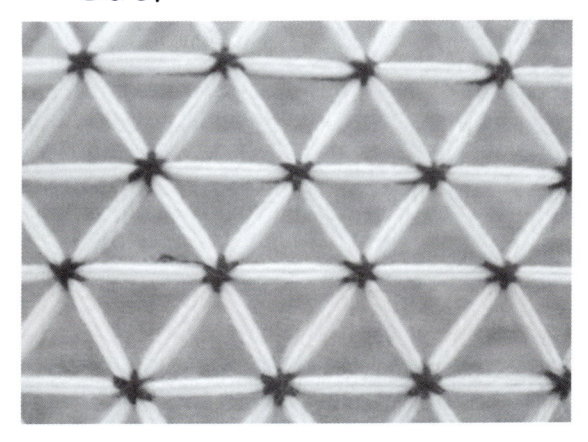

作業工程上の留意点

1 毛糸は伸縮性に富み，作品に厚みや柔らかさをもたらす．太い糸でボリュームをもたせる，細い糸で繊細さを出すというように，作品イメージに合った糸を選択するとよい．

2 張り糸と留め糸の色が類似していると，お互いの色が同化してしまい，みえづらく，留めた部分の模様も目立ちづらい．そのため高齢者には対照的な色を選定したほうがみえやすくてよい．

3 選定した毛糸の色によっては，糸が作業テーブルの色でみえにくくなってしまうことがある．その場合は，糸と反対色の色画用紙などを木枠の下に敷いてみやすいように工夫するとよい．

4 作業するにあたり，手が届きづらい，みえづらいなどの不都合が生じた場合，木枠を傾斜台に設置することで，目線の高さで作業することができる．また，木枠が六角であればマットは作製できるので，木枠の大きさを変えてもよい．木枠の大きさを変えれば必然的に作品の大きさも変わる．

体験者の声

- 片手動作や巧緻動作の練習，注意力向上トレーニングなど，さまざまな要素を組み合わせて利用することができる．
- でき上がった作品の見栄えがよく，「周りから褒められたので，またやってみたい」など意欲的な発言が聞かれた．

gradation

1. 身体機能面の段階づけ

a．素材・道具による対応

張り糸は太めの毛糸を使用したほうが扱いやすい．また，張り糸と留め糸は対照的な色を選定したほうがみやすい．

留め糸は，毛糸用針を使用すると，張り糸の間に通しやすく作業しやすい．

傾斜台を用いて木枠の角度や高さを変えたり，木枠自体の大きさを変えることにより，上肢のリーチ範囲やみえやすさを調整することができる．対象者の機能や，引き出したい動きに合わせて使用するとよい．

b．作業工程による対応

糸を留めていく巧緻動作が難しければ，木枠に張り糸をかけていく作業だけでも上肢のリーチ動作や体幹運動を促すことができる．

木工作業が可能であれば木枠を作製するところから始めてもよい．

c．作品による対応

作品（木枠）を小さいものにするとリーチの範囲が狭くても対応でき，作製期間も短縮できる．

2. 精神機能面の段階づけ

a．素材・道具による対応

張り糸と留め糸の選択が難しい場合，対照的

な色を提供したほうがみやすく，作業を進めるうえでも理解がしやすい．

b．作業工程による対応

手順が一定の繰り返し動作なので，慣れてしまえば集団の場において他者との交流が図りやすい．また手順の理解が難しくても，留め糸をかける場所，通す位置など誘導して作業を進めることができる．糸をかける，通した糸を引っ張るなど工程を分担してもよい．

構成能力などに障害をもつ対象者には，糸かけを右回りにするか左回りにするかで，注意の促し方に段階づけができる．

c．作品による対応

一つの作品の中で糸の色や素材を変えるほかに，いくつかの作品を縫い合わせることによりバリエーションが生まれて楽しむこともできる．

comment

「六角マット」は仙台保健福祉専門学校の石川禎子氏によって日本に紹介されたものである．

機織りを導入したいが，準備に手間がかかりちゅうちょしてしまう作業療法士も多いのではないかと思われる．

この活動は機織りの整経の作業工程に似ているが，木枠と毛糸さえあれば特別な準備の必要がなく気軽に導入しやすい．

また，作業工程数が少なく繰り返し動作が多いため機械的かつ明確な作業である．

毛糸はほかの糸と比べ，留める工程で糸の締まりがよく，まとまりやすいという特長がある．そのため留めていく工程の中で作業を中断しても，留めた部分が外れることなく，またそのままの状態で作業を再開することができる．

動作としては，木枠に糸をかける工程で上肢の粗大運動や体幹の前傾・伸展運動を，糸を留める工程で手指の筋力運動や巧緻動作を取り入れることができる．いずれも片手での作業も十分に可能であるため，片麻痺のある対象者でも比較的容易に取り組むことができる．

作品は，木枠と作業工程の型が決まっているため仕上がりがほぼ一定している．ただし，糸の種類や太さ，色を変えることで風合いが違うものができ，その趣を楽しむことができる．例えば，極細の毛糸で5～6周させると糸の優美さが際立つ．モヘアや色交じりの毛糸を使用したり，はり糸や留め糸の色を途中で変えてもおもしろい．また，マットに裏地を付け，2枚合わせ縫うことでクッションなどにも応用できる．

43. ウィンド・ベル

LEVEL 4

■ *characteristics*：アルミ管，パイプの切断，前腕の回外動作，音色

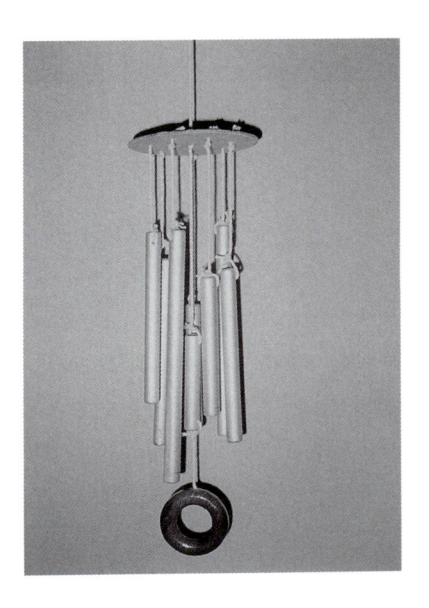

材 料

アルミ管（10 mm 径），木の板（厚み 2〜3 mm 程度），銅板または取っ手リング，ナイロン糸またはタコ糸．

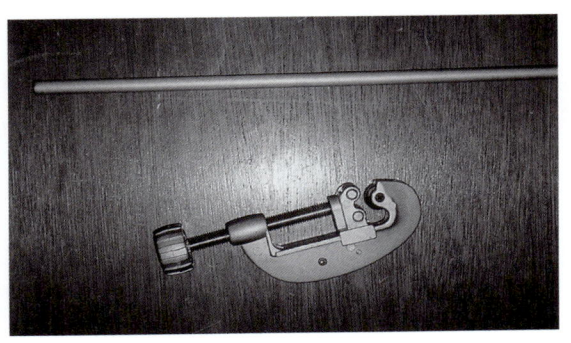

道 具

パイプカッター，金づち，糸ノコギリまたは円切りカッター，コンパス，釘，キリ，木の丸棒（9 mm 径），赤鉛筆．

作業工程

1 アルミ管に赤鉛筆で，切断する位置の印を付け，パイプカッターで切断する．

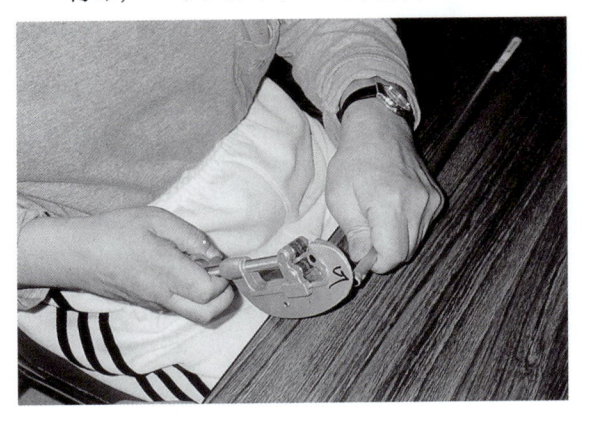

2 アルミ管の一方の端に，糸を通す穴を釘で開け，糸を通した後に，そろえて置いておく．

3 木の板を丸く円状に切り抜き，天板とする．この天板の端に，アルミ管を吊るす糸の穴を開ける．

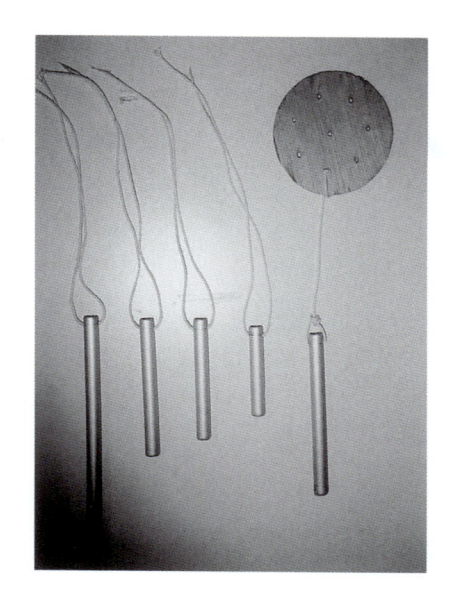

4 アルミ管と天板を結ぶ．中央の振り子となるアルミ管は，天板の中心に通す．

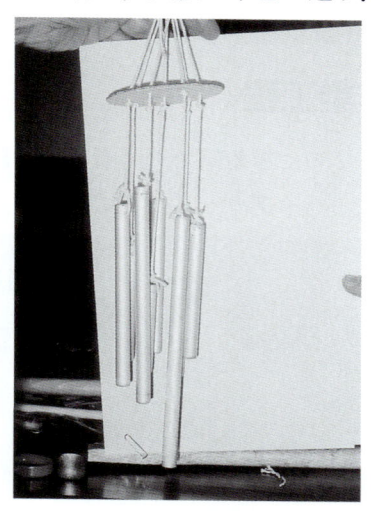

5 振り子の先端に，銅板で風受けを付ける．または振って鳴らすための取っ手を付ける．

6 室内や屋外にて，実際に風を受けたり，取っ手を振って音色を確かめる．

作業工程上の留意点

1 アルミ管の長さによって音色が異なることを理解してもらい，違った長さに切断する．
2 手指を傷つけないよう，アルミ管の切断面には注意する．
3 アルミ管に穴を開ける際には，管がつぶれないように，中に丸棒を入れて釘を打つ．
4 糸は吊るした後にバランス調整ができるよう，少し長めに切っておく．
5 木の板を丸く円状に切った時に中心点を明確にしておく．この点が後で吊るす振り子の糸の中心点となる．
6 アルミ管を吊るす糸の間隔は，離れすぎないように注意する．離れていると管が触れ合いにくく，音が出ない．
7 糸の長さを調整し，固結びにして余分な端糸を切る．中央の振り子は固いものであればアルミ管でなくとも可能である．

体験者の声

・まったく体験したことがない作業であったが，やってみるとしだいにおもしろくなってくる．
・完成した作品も実用性があり，室内の風のくる場所に吊るして楽しんでいる．
・工具を使うことになじみがないと少し難しい作業なので，男性向きといえる．

gradation

1. 身体機能面での段階づけ

a．素材・道具による対応

吊るす糸の種類は，手指の巧緻性により選択する（難易度：たこ糸→ナイロン糸）．

音階の増減により，アルミ管の本数が変わり，活動量の段階づけが可能である．

b．作業工程による対応

木の板の円切りやパイプカットの作業工程は，対象者の身体耐久性により立位，座位を選択する．

2. 精神機能面での段階づけ
a．素材道具による対応
円切りカッターや釘，キリなどを使うことにより職業体験の回想につなげることができる．
b．作業工程による対応
アルミ管の長さを決めたり，本数を決めて穴の間隔を測るという作業工程では，計算能力や測定能力が求められ，あらかじめ決めておいたり，提示したりすることにより作業工程の難易度を低くすることができる．

comment

施設での手工芸は，素材的にも女性に適しているものが多く，男性になじむ手工芸が少ない．男性は木工など道具を用いた大きな動作が伴う活動のほうがなじみやすい．ウィンド・ベルという作品にはなじみが薄かったが，素材や道具，作業工程ともに男性に適し，老人保健施設でも70代の脳血管障害による軽度の麻痺がある男性入所者2名に適応が図られた．当初，パイプカッターの作業は一般的になじみが薄いので，道具の操作の理解が得にくいかと思われたが，一人の男性は，仕事でかつて使っていたとのことで，認知症がありながらも，パイプカッターを使うことができた．パイプカッターは，カッターの刃を前腕で回外させて締め込みながら，肩の屈曲・伸展動作によってカッター自体を回して切っていくという複雑な動作が必要となる．もう一人の男性は，操作方法を知らなかったので，当初はカッターの刃を回転させないで，カッターの刃を絞め込む操作だけで押し切ろうとしていたので，アルミ管がつぶれてしまい，音がでない状態になってしまった．何度か説明を繰り返すことによって理解してもらい，しだいに切る作業を楽しめるようになった．手指の巧緻性が最も必要とされる作業工程はアルミ管の穴開け作業である．アルミ管が円筒状なので固定が難しく，それを押さえながら釘やキリで穴を開けるので，手指の巧緻性や固定が不十分な場合には，固定具や職員の援助が必要となる．例えば，誘導の穴開けを職員が行い，釘やキリでその後の穴開けを対象者が行ってもよい．

一般的に，手工芸の作品は完成後も実用的に用いたり，鑑賞したりとその効用は広く知られているが，音を作り出したり，音色を楽しむ作品が少ない．ウィンド・ベルは音を楽しむことや風を感じることが可能であり，施設での日々の生活にも潤いを与えてくれる．できればこのアクティビティの導入時期は，夏の風鈴の代わりになるような時期につくったり，クリスマスのチャイムとしてつくると雰囲気も出て，季節と音を一緒に感じることができる．

44. 和綴じ本

LEVEL 5

■ *characteristics*：巧緻運動，生活用具，生きがい，趣味

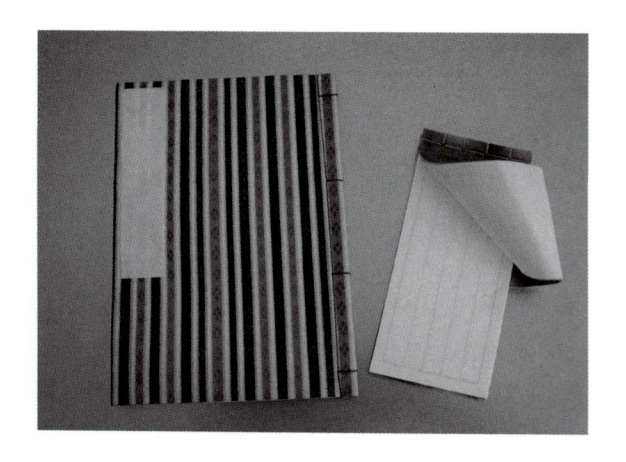

本の構造と名称

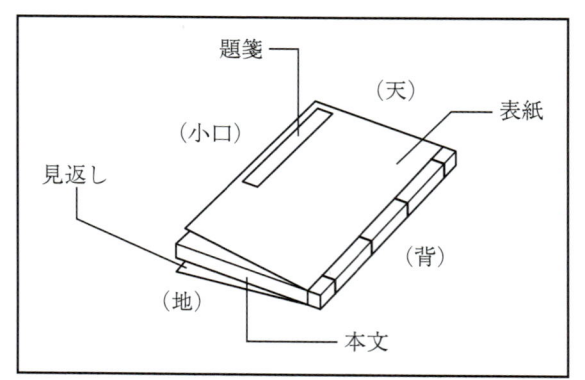

(図：題箋，天，表紙，小口，見返し，背，地，本文)

材料

表紙用紙（千代紙，もみ紙，布など），見返し用紙（工芸紙，雲流紙など），本文用紙（習字用半紙，和紙，罫紙），題箋紙（厚手の和紙），こより（薄手の和紙），綴じ糸（太めの絹糸，刺繍糸，たこ糸），大和のり．

道具

鉛筆，定規，ハサミ，カッターナイフ，目玉クリップ（2個），ヘラ，滑り止めシート（下敷き），目打ち，刺繍針，刷毛，のりを入れる容器．

作業工程

1. 作品の大きさ，厚さ，色柄（表紙，見返し，綴じ糸など）を決める．ここでは本文に習字用半紙（30枚），表紙に千代紙，見返しに工芸紙を使う．綴じ糸に刺繍糸を使って「四つ目綴じ」をする．

2. 本文用紙の紙ぞろえと中綴じをする．習字用半紙を二つ折り（袋綴じ）にして重ねる．天地と小口の順にそろえて，クリップで留める．目打ちで中綴じ用の穴を開け，先端をこよった和紙を穴に通し，両端をきつく引っぱり，のり付けして留める．

230　第3章　アクティビティの活用と実践

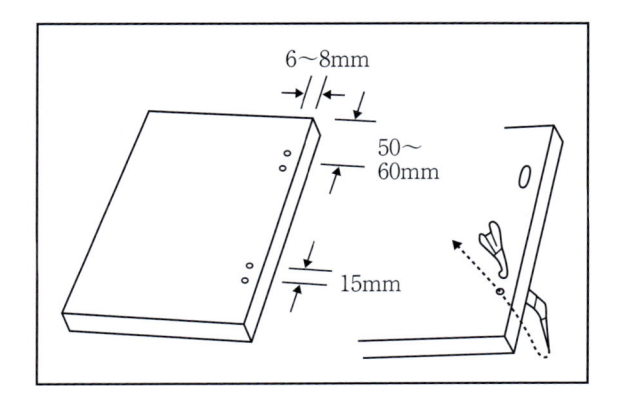

3 見返しを付ける．折りしろ（30 mm）を加えて 2 枚の見返しをつくる．小口側になる端（折りしろ）をそれぞれ外側に折り返し，のりで貼り合わせる（端を丈夫にする）．背側に 5 mm ぐらいの幅でのりを付けて，本文の表裏に 1 枚ずつ貼り合わせる．

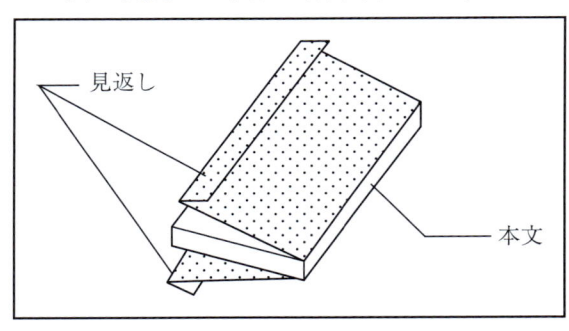

4 表紙を付ける．折りしろ（天地各 20 mm，小口・背側各 15 mm）を加えて表紙をつくり，裏にヘラ筋を付けて天地の折りしろを先に折る（裏表紙も同様にする）．見返しの背側に 8 mm，小口側に 10 mm の幅でのりを付けて，表紙を裏にして見返しと貼り合わせる（裏表紙も同様にする）．

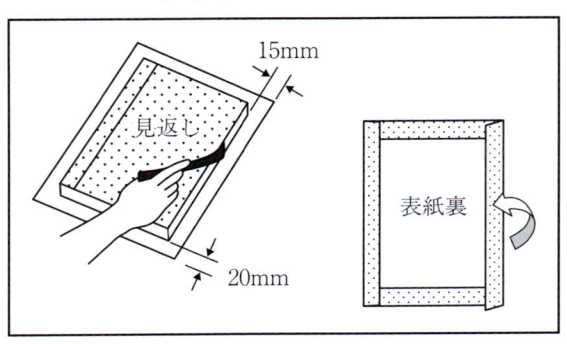

5 糸で綴じる．本体に目打ちで糸綴じ用の穴を開ける．綴じ糸でしっかり綴じる（刺繍糸をほぐして 3 本以上ひとまとめにして使う）．

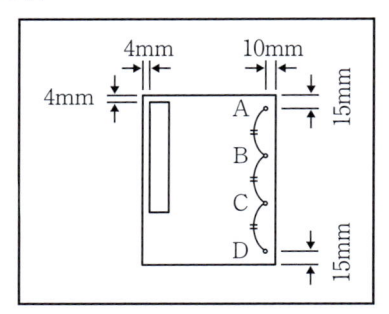

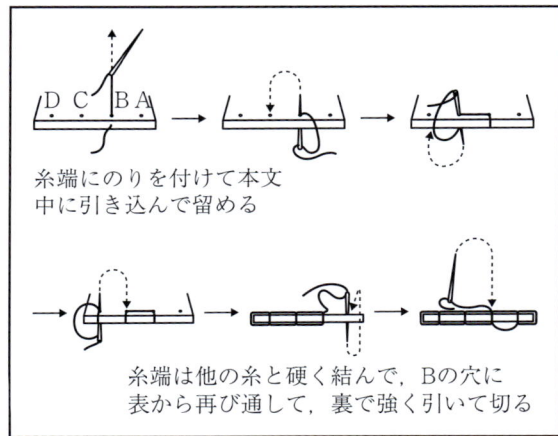

糸端にのりを付けて本文中に引き込んで留める

糸端は他の糸と硬く結んで，B の穴に表から再び通して，裏で強く引いて切る

6 題箋を貼る．天と小口よりそれぞれ 4 mm 内側に貼る（紙の長さは本体の半分，幅は 35 mm 程度）．

✚ 作業工程上の留意点

1 サイズは A6〜B5 版，30〜50 枚程度がつくりやすい．

2 本文用紙はしっかり折り目をつけたほうがそろえやすいので，ヘラでしごくか，ひとまとめにして木づちで叩くようにするとよい．紙ぞろえは木の箱に入れて，角に当てながら行うとそろえやすい．綴じ穴を開ける時は，本文を発泡スチロールの上にのせて行うと安全である．中綴じは造形用の細い針金でもよい．

44．和綴じ本

3 見返しを二つ折り（袋綴じ）にして丈夫にすることもある．
4 表紙の折りしろの角（四隅）を直角三角形に半分程度切り落とすと折りやすい．
5 綴じ穴は，中綴じと同じように開けると安全である．
6 題箋から表紙が透けないように，少し厚めの紙を使うとよい．

> **体験者の声**
> ・特別な用具を使用しないのでベッドサイドでも活用できる．作業工程がはっきり分かれているので，耐久力の低い対象者には作業工程ごとに進めるようにし，本文の作成は数回に分けて作成している．俳句や写経，墨絵などに利用している人もいる．視力障害のある対象者には困難な場合があるので導入は慎重に行う必要がある．
> ・「本を仕立ててみたいと思っていた」「自分でつくった本は特別に愛着がわく」との声もある．

gradation

1. 身体機能面の段階づけ

a．素材・道具による対応

小さめのサイズが折りやすく，そろえやすい．巧緻性の低い対象者には小さめのサイズから始めることで段階づけができる．

b．作業工程による対応

巧緻性や持久力の低い対象者には少ない枚数から始めると，用紙をそろえて綴じる作業がしやすい．

カッターナイフを使用する場合は，定規を固定する必要があるので，巧緻性の低い対象者，片手動作で行う対象者にはハサミを使用するほうが容易である．

2. 精神機能面の段階づけ

a．素材・道具による対応

絵柄の方向がはっきりしていると，それに合わせて型をとる必要があるので，方向があいまいな図柄から始めることで段階づけができる．

定規を使って計測，位置決めをすることが困難な場合には，型紙（サイズに合わせて綴じ穴を開けたもの）を使うと採寸しやすい．

b．作業工程による対応

簡単な綴じ方（四つ目綴じ）から高貴綴じ，麻の葉綴じなど，より複雑な綴じ方にすることで段階づけができる．

comment

このアクティビティは，全作業工程で正確な作業が求められ，高い巧緻動作や認知機能が必要とされるアクティビティの一つである．

臨床場面で配慮している点は，両側性に麻痺を有する対象者に用いる場合には，障害が比較的軽度の対象者にとどめたほうが無難である．片手動作訓練では，ある程度習熟した段階で導入するようにしているが，紙ぞろえには介助を要すると考えておいたほうがよい．用紙を折る，貼り付ける作業では正確さに欠けるので，あらかじめ折り筋を付けた本文用紙を用意することもある．

また，各サイズの型紙を利用することで適応となる対象が広がる．以下の写真は，左側無視傾向を有する左片麻痺の対象者に，型紙を利用した左手による押さえと視覚探索課題として応用した場面である．

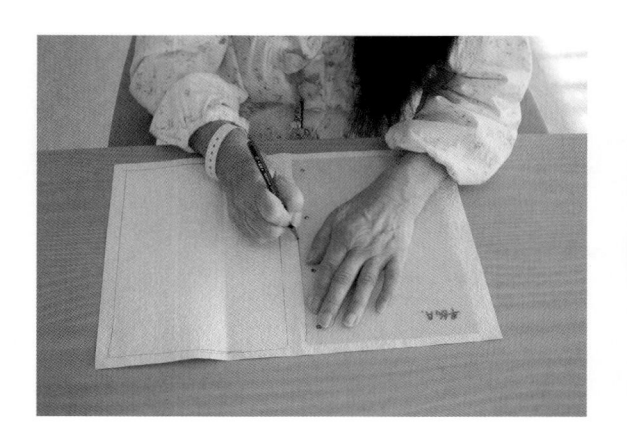

作業の難易度とは逆に，興味をもつ対象者が意外と少なくないアクティビティでもある．和紙のもつ優美さや懐かしさを感じさせるのも特徴であり，高齢者や認知障害を有する対象者では，そうした理由からこのアクティビティを選んでいることをよく経験する．加えて「本をつくる」ことそのものに意欲を示す対象者がいる．「本は買うもの」という感覚が一般的であるがゆえに，作品に対しての高い達成感・満足感を得られるものと考えている．

　創作意欲を損なわないような工夫としては，雅な和紙を使って表紙づくりから始めたり，本文用紙を折る単純な作業に安定を求めるようであれば，その作業を主体にして他の作業工程を並行して進めるようにしている．対象者の多くは，多少の介助を要しても表紙づくりと糸綴じができれば満足感を大きく損なうことはなく，また極端な不揃いがなければ受け入れられるようである．

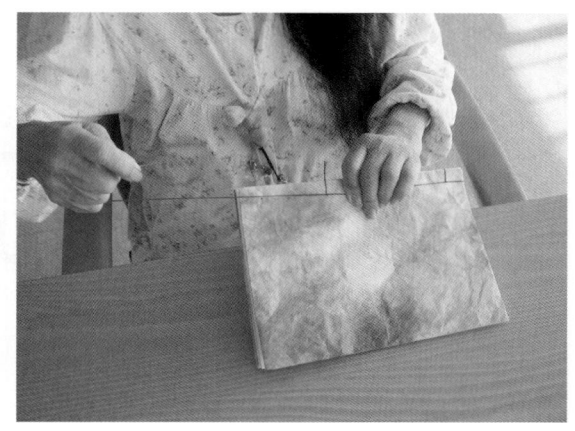

　基本がつかめると，多少正確さに欠けても修正しながら作品づくりが可能である．このアクティビティでは，本文がきちんとそろうかが作成上のポイントになる．例えば，本文が多少の不揃いであっても小口側をそろえて他の部分（背・天・地）の体裁を整えて切り落とせば使えるので，見返しや表紙をそれに合わせて採寸すればよいのである．

　用途に応じて作品づくりの幅に広がりをもたせることが可能である．記銘力障害を有する対象者がメモ帳をつくることでメモ取りの動機づけに役立てたり，書字訓練用のノート，スケッチブックなど自己の課題として活用することができるアクティビティである．

　飾りとして置いていることが多いが，プレゼントとしても用いられるので賞賛を得たり，交流など参加の機会ともなる．

文　献

1) 岩崎　博：日曜日の遊び方―手作り製本術．雄鶏社，1994
2) 千葉県立房総の村（体験が可能）

45. ハサミで切り出すバードカービング

LEVEL 5

■ *characteristics*：両手協調動作，木工，余暇

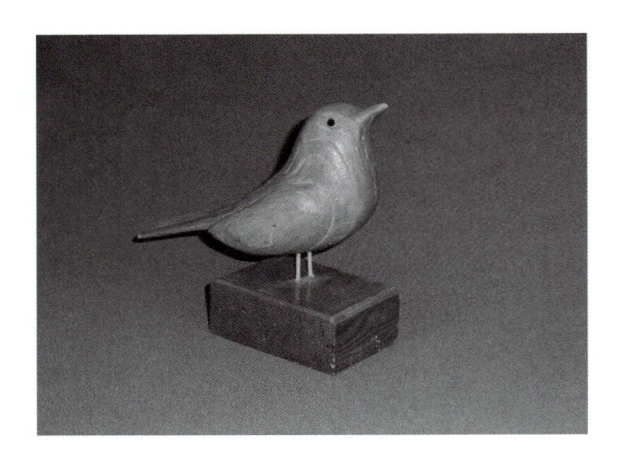

材 料

バルサ材（791×140×1.5 mm，6枚），台座（木片または発泡スチロールなど），ニス，アクリル絵具または水彩絵具，マニキュア（黒）または色紙（黒）など．

道 具

ハサミ（文具用でもよいが，刃が長めなもの），鉛筆，紙やすり，木工用ボンド，つま楊枝，カーボン紙（トレース用）．

作業工程

1 バルサ材に部品図（**図A**）を鉛筆で2部トレースする．

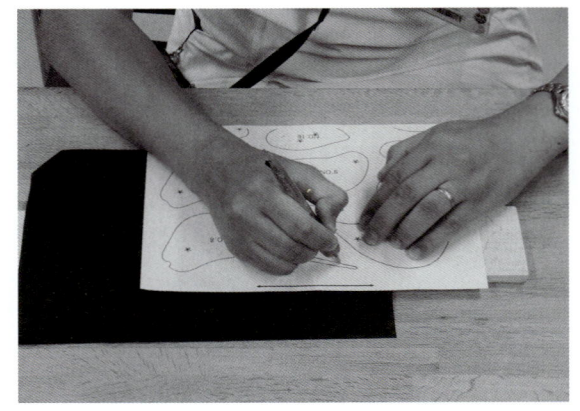

2 ハサミを使って，トレースしたバルサ材から部品を切り出す．

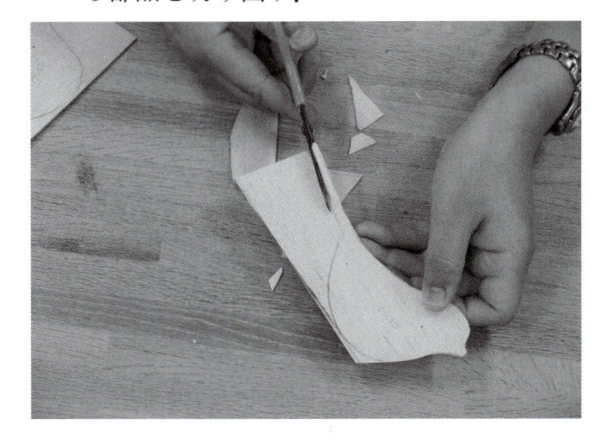

3 同じ番号の部品を重ねて貼り合わせる（トレース線がある面を表側とする）．

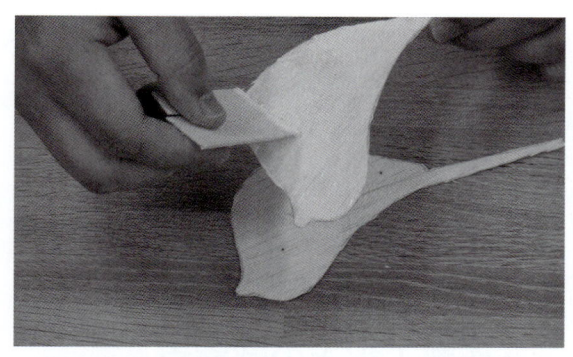

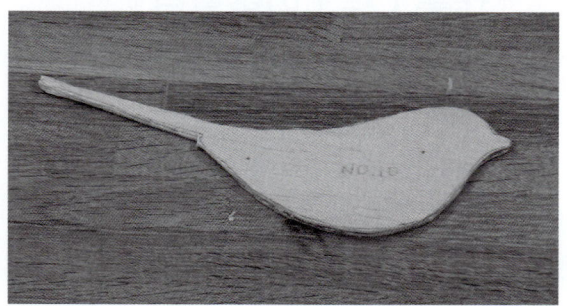

4 部品の★印を一度つま楊枝で突き刺し，★印の位置が裏側からもわかるように貫通させる．

5 右半身側から作成する．部品No.8の裏側に木工用ボンドを塗り，つま楊枝を表側から★印の部分に1本ずつ差し込む．この時につま楊枝の先を少し（2～3mm程度）突き出させる．

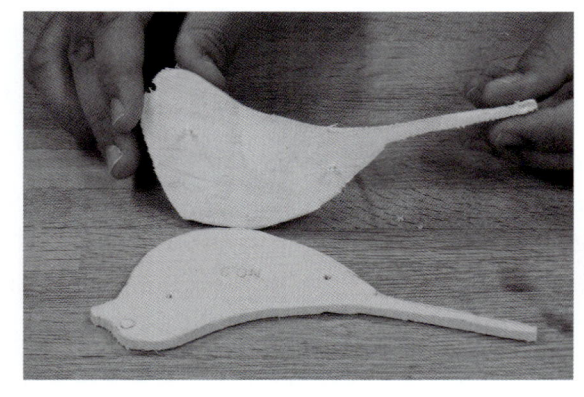

6 No.8の裏側（木工用ボンドを付けた面）から突き出ているつま楊枝をNo.9の★印に差し込み，No.8とNo.9を重ね合わせる．接着位置を確かめてからつま楊枝を抜き取り，20秒程度手で押さえて接着させる．

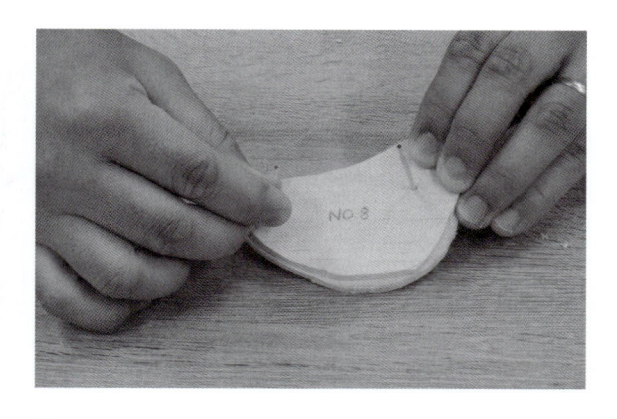

7 作業工程3と4を繰り返す．No.7の裏側から突き出たつま楊枝の先をNo.8の表側の★印に合わせて貼る．以下，No.1まで繰り返し行い，貼り合わせる．

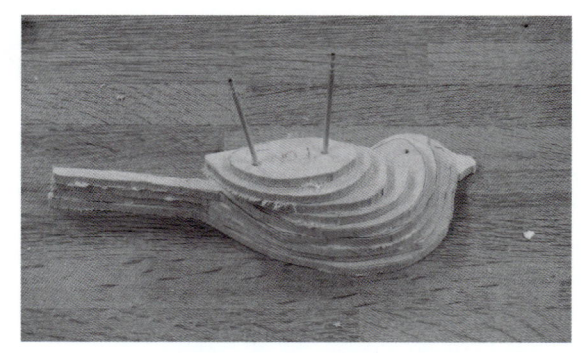

8 左半身側を作成する．No.10の表側に接着剤を塗り，★印の裏側からつま楊枝を差し込み，裏側に突き出させる．

9 No.9（右半身側）の★印の裏側にNo.10のつま楊枝の先を合わせて貼り合わせる．No.11～18も同様に接着する．

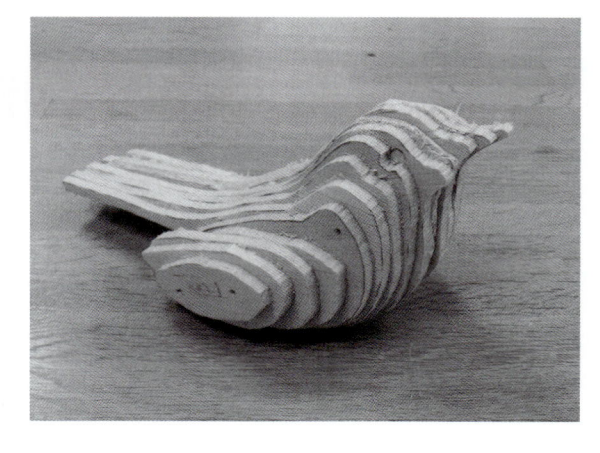

45．ハサミで切り出すバードカービング　235

10 丸棒などに紙やすりを巻き付けて，段差がなくなるようにやすりがけを行う．

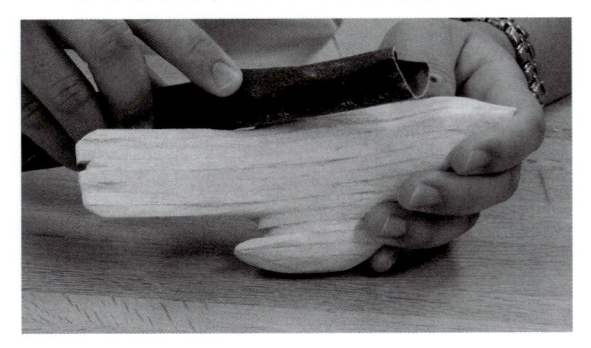

11 足を取り付ける．No.19を利用してもよいし，つま楊枝を使ってもよい．つま楊枝の場合は，キリなどで本体と台座に穴を開けて差し込み，足にする．

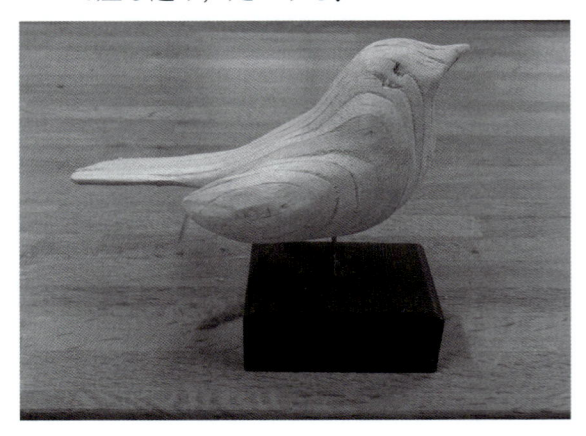

12 ニスなどで塗装する．眼の部分はマニキュアを厚塗りして盛り上げるか，または円形に切り抜いた色紙を貼り付け，乾燥させる．

体験者の声

- 作業工程が多いため，一気につくることは難しい．このため，何回かに分けて少しずつ行える時間的な余裕が必要である．
- 1.5mmのバルサは簡単にハサミで切ることができた．ただし，木目に沿って割れてしまいやすく，木工用ボンドで修復する部分が多かった．

作業工程上の留意点

1. 部品はおおまかに切り出せるように，配置を考えてトレースする．またハサミで切り出す時に，木目に沿って割れてしまいやすいので，可能であれば，細長い部分はなるべくバルサの木目に直交するようにトレースする．
2. 切り出す時に，割れてしまいそうな部品は先に切り込みを入れておく．単純な形の部品から切り出したり，必要なら切り抜き練習を端材で行うとよい．なお，割れたバルサは，木工用ボンドで接着すれば簡単に修復できる．
3. 木工用ボンドの接着で薄いバルサはゆがむことがあるので，接着後は乾燥するまでテーブルの上などで木材などを「おもし」として上からのせておくとよい．
4. 荒仕上げとして彫刻刀などで先に削ってから，やすりがけを行ってもよい．

gradation

1. 身体機能面の段階づけ

a．素材・道具による対応

1.5mmのバルサは簡単にハサミで切り出せ，3mm程度までならハサミで切り出すことが可能である．このため利用するバルサの厚みを変更することで，握力や巧緻性の階段づけを行うことが可能である．

b．作業工程による対応

やすりがけの作業工程の前に，彫刻刀による削りの作業工程を入れるなどして難易度を調整することができる．

c．作品による対応

今回は切り出す部品の多いバードカービングを紹介したが，飛行機などの図案を用いれば，

直線の多い切り出しやすい作業工程となる．部品数も少なく，やすりがけの工程も省略できるため，作業工程の簡易化が図れる．

2．精神機能面の段階づけ
a．作品による対応
バードカービングでは切り出す部品数が多いため，接着する部品の組み合わせ確認，接着方向の確認などといった，設計図との突き合わせが頻繁に必要になる．このため，飛行機などの貼り合わせ工程が少ない作品にすることで，認知面での段階づけを調節することができる．

comment

木工では通常，ノコギリやカンナ，釘と金づちなどを使うことから，外傷のリスクが高く，安全面での十分な配慮と適応を見極めることが必要である．今回紹介したバードカービングは，ノコギリの代わりにハサミ，カンナの代わりに紙やすり，釘と金づちの代わりに木工用ボンドとつま楊枝を使うため，木工としては比較的外傷リスクを抑えたアクティビティである．また木材加工ということから男性の対象者にもなじみやすい．

一方，部品の切り出し，貼り合わせ，削り出し，塗装という作業工程を経る必要があり，短時間での作品完成は困難である．加えて，バルサの加工には比較的高いレベルでの身体機能や認知機能を必要とするため，導入には対象者の適切な評価と支援方法などを含めて適応を検討しておく必要がある．

図A　部品図（左）

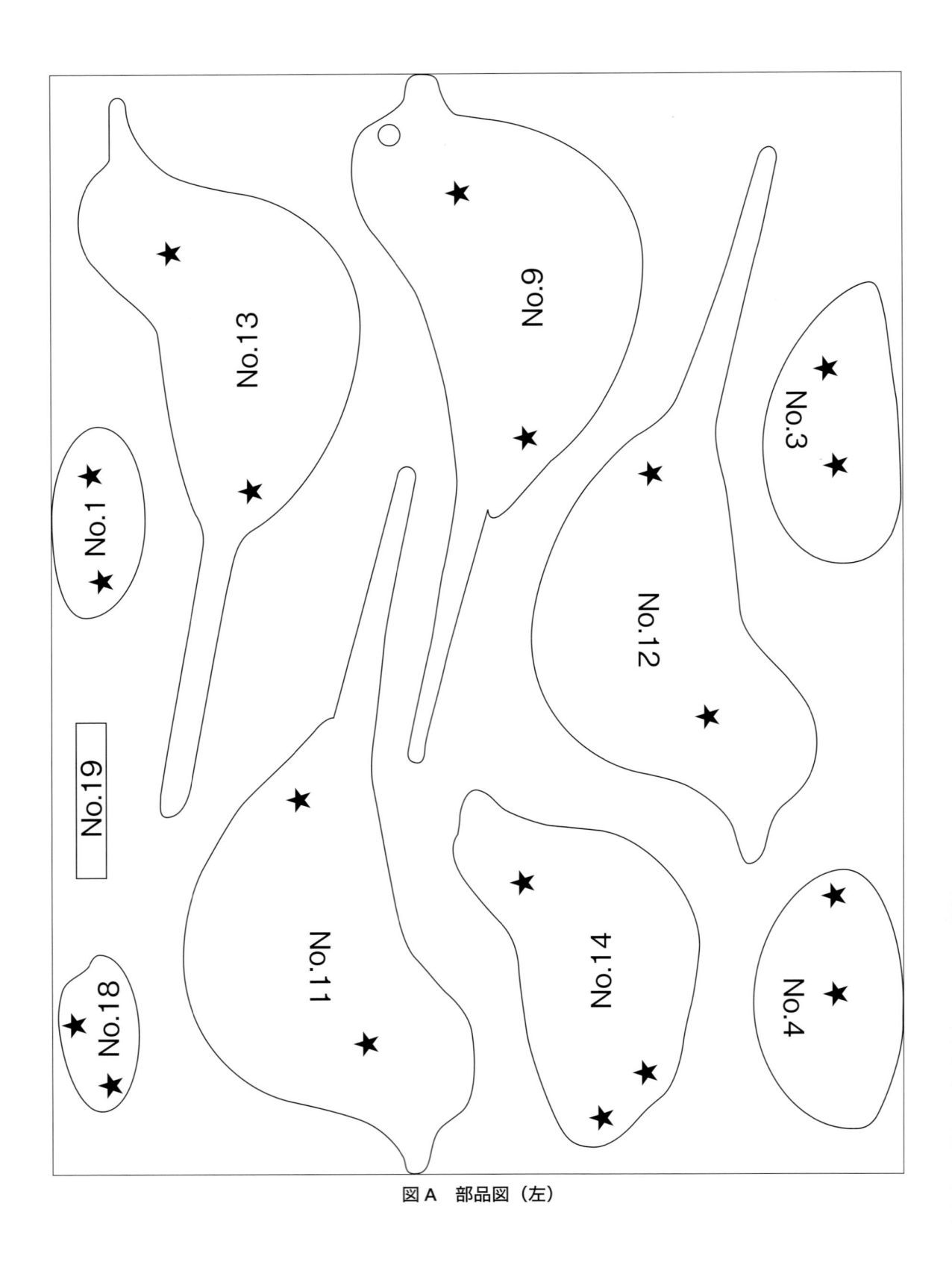

10cm

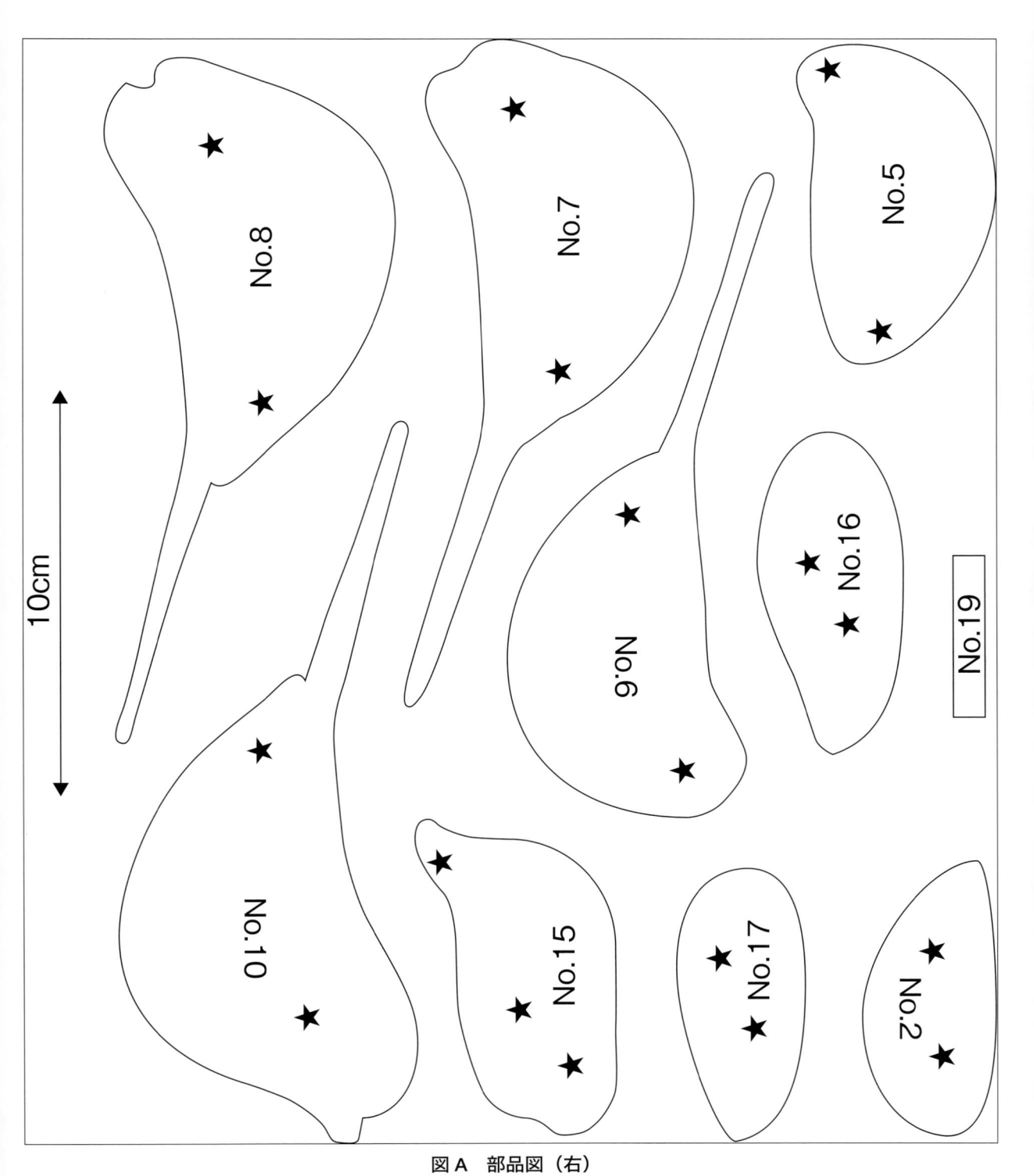

No.8
No.7
No.5
No.6
No.16
No.19
No.10
No.15
No.17
No.2

図A　部品図（右）

45. ハサミで切り出すバードカービング

アクティビティと作業療法
―活用したい 45 のクラフトと段階づけ

発　行	2010 年 6 月 20 日　第 1 版第 1 刷
	2017 年 1 月 31 日　第 1 版第 4 刷Ⓒ
編　集	アクティビティ研究会
発行者	青山　智
発行所	株式会社 三輪書店
	〒113-0033　東京都文京区本郷 6-17-9
	☎ 03-3816-7796　FAX 03-3816-7756
	http://www.miwapubl.com
印刷所	三報社印刷 株式会社

本書の無断複写・複製・転載は，著作権・出版権の侵害となることがありますのでご注意ください．

ISBN 978-4-89590-362-2　C 3047

JCOPY　＜(社)出版者著作権管理機構 委託出版物＞
本書の無断複製は著作権法上での例外を除き禁じられています．複製される場合は，そのつど事前に，(社)出版者著作権管理機構（電話 03-3513-6969, FAX 03-3513-6979, e-mail: info@jcopy.or.jp）の許諾を得てください．

■本で学ぶ！DVDでみる！レクリエーションのすべて

◉レクリエーションの目的から応用まで豊富なイラストで解説

レクリエーション 改訂第2版

社会参加を促す治療的レクリエーション

監修　寺山久美子
編集　中村春基・香山明美・宮崎明美

●定価（本体3,200円＋税）
ISBN978-4-89590-216-8　B5　頁310　2004年

改訂第2版ではICF（国際生活機能分類）を基盤に、社会参加を促すためのレクリエーションの実際を、疾患・障害別、さらに各種施設別に、豊富なレクリエーション種目で紹介。改訂第2版では疾患・障害、施設、レクリエーション種目も大幅に増え、さらにイラストも2色刷りを用いて理解しやすいように構成した。

■主な内容
I．レクリエーションの基本理念
II．治療的レクリエーションの技法
III．種目別にみたレクリエーション活動
IV．疾患・障害別にみた治療的レクリエーション活動
V．施設別にみた治療的レクリエーション活動
VI．レクリエーション関連情報

◉レク支援者や介護福祉職の実地・教材用DVDの決定版！

DVD 高齢者のレクリエーション
レク指導者の知っておきたいゲームと実施のコツ

監修・指導　米永まち子

●価格（本体10,000円＋税）
41分 DVD 解説書付　1999年

老年者の施設やデイケア・デイサービスセンターでレクリエーション活動の重要性がますます高まっています。本DVDは、目的に沿った14のレク種目を紹介します。このDVDでは、高齢者に限らず痴呆など障害をもった対象者が、主体性をもって楽しみながらレク活動を行っています。レク支援者が対象者の状態を把握し、基本的能力や集団適応能力の向上を意図しながら活動するうえで有用であり、講習会や学校の教材としても最適なDVDです。

■紹介するゲームの種類
いす体操
ゆび体操
舟こぎ
グッとチョッとパー
クーパーバンド
円陣肩たたき
ボールまわし
ひもまわし
もの送り
足送り
集団じゃんけん
パラシュート
うちわサッカー
ベンチサッカー

お求めの三輪書店の出版物が小売書店にない場合は、その書店にご注文ください。お急ぎの場合は直接小社に。

〒113-0033
東京都文京区本郷6-17-9 本郷綱ビル

三輪書店

編集 ☎03-3816-7796　FAX 03-3816-7756
販売 ☎03-6801-8357　FAX 03-6801-8352
ホームページ：http://www.miwapubl.com